古中医学派临床讲记

——气一元论之滴水之旅

吕英 著

扫码可听课

全国百佳图书出版单位

中国中医药出版社

·北京·

图书在版编目（CIP）数据

古中医学派临床讲记：气一元论之滴水之旅 /
吕英著 . —北京：中国中医药出版社，2021.8
ISBN 978-7-5132-7037-3

Ⅰ.①古… Ⅱ.①吕… Ⅲ.①中医流派—研究
Ⅳ.① R-092

中国版本图书馆 CIP 数据核字（2021）第 122576 号

中国中医药出版社出版

北京经济技术开发区科创十三街 31 号院二区 8 号楼
邮政编码　100176
传真　010-64405721
保定市中画美凯印刷有限公司印刷
各地新华书店经销

开本 710×1000　1/16　印张 25　字数 384 千字
2021 年 8 月第 1 版　2021 年 8 月第 1 次印刷
书号　ISBN 978 – 7 – 5132 – 7037 – 3

定价　99.00 元
网址　www.cptcm.com

服 务 热 线　010-64405720
购 书 热 线　010-89535836
维 权 打 假　010-64405753

微信服务号　zgzyycbs
微商城网址　https://kdt.im/LIdUGr
官 方 微 博　http://e.weibo.com/cptcm
天猫旗舰店网址　https://zgzyycbs.tmall.com

自/序

　　戊戌年秋因参加全国中医学术流派传承大会在蓉城与观涛先生相遇，首闻先生之名乃因师父李可老中医生前多次提到，是先生鼎力相助，《圆运动的古中医学》才得以顺利出版。此次虽是第一次相见，犹逢知己，聊至深夜，先生提出了中医传承贵在坚持，并且可以采用多种方式，如老师每天讲十分钟，弟子每天记录哪怕是一句话的体悟。感恩先生指教，第二日便开始了"每日十分钟"讲解李可古中医学派的思维、理论及临床案例。

　　己亥年末庚子年初数位弟子工作在抗疫一线，每日的病例分析探讨开启了这一特殊时期的师带徒讲记。之后根据乙未、丙申、丁酉三年对己亥年客气规律的影响，就每日临床典型病例中难理解的病机规律进行了讲解，共完成144讲。文字部分由第三代门人、在读研究生及志愿者完成，在此表示感谢。

　　气一元象万千乃天地规律、生命规律，一旦患病必是万千象之千万。但一本摄万殊，一本散万殊，故在每一病例讲记中始终围绕李可中医药学术思想七大条，采用"逐症分析，由博返约"的师承方式，将理法方药与药方法理贯为一体，中医思维始终不离气的一元论。

144讲是从李可古中医学派最基本概念开始讲解。师父对元气的认识将彭子思想与钦安思想融会贯通，提出了"先天肾气与后天胃气实是混元一气"，这是后学之辈最难理解的。非常幸运的是弟子明40收集到了师父关于这一概念的两张手稿，于是结合写给三代门人的四张手稿对元气的由来及临床如何应用做了详尽的分析，并通过临床病例进一步说明理论是如何指导临床实践的。如立足天地规律生命之本后天坎卦是如何化生出来的，先天之起点即是坎中一丝阳爻；立足生命规律人身坎卦又对应了水火一家，火不足在临床应如何认识、如何对治，水不足又该如何认识、如何对治；而元气的蓄健对应萌芽厥阴、对应肝胆，此乃人身生机之起点，临床在遇到寒热夹杂时，又该如何找到捷径同时对治寒热邪气之源而无戕伐萌芽之弊等。通过每天十分钟的讲记，感觉如水滴汇聚一样进行中医之传承，只要坚持，必达滴水穿石之效，故将此讲记又名"气一元论之滴水之旅"。

144讲的完成使我更深刻地体会到了博大精深的中医学是一个人穷尽毕生之力亦探究不尽的。一花一世界，一叶一菩提，一沙一乾坤，李可中医药学术流派走出的医路不过是千万条医路中的一条而已，而条条大路通罗马。感恩伟大的中国文化，让人心胸宽阔，宁静致远。感恩伟大的祖国，让我们有幸学习参悟中医学，知之好之乐之！中医复兴，舍我其谁！愿与同道们为中医学的伟大复兴奋斗终生。

吕英

辛丑年季春

目录

古中医学精要之源

1. 李可老中医留给世人的只有一本他的个人专辑，纯中医治疗急危重症和疑难杂病的学术思想留给三代门人的只有 4 页纸，李可中医药学术思想七大条，就是从这里面的内容凝练出来的，而且 2012 年春节他是在广州南方医院与我们一起度过的，留给了基地两页纸，其中写到了"气一元论是我们从事医疗活动的总原则，它的理、法、方、药四大环节是我们必须遵循的铁律，只有这样才能完成我们的伟大历史使命，中医才能复兴并传之万世"。这是当年 2 月 23 号晚上写的。因此李老的学术思想融合了《易经》在临床当中诊治每一个病人。这是医易的结合。他把郑钦安的"坎为水，坎中一点真阳乃人身立命之根"与彭子圆运动的古中医学"中气如轴，四维如轮，轴运轮转，轴停轮止，生命终结"两个人的学术思想融合在一起，提出了本气自病，包括先天肾气与后天胃气。也就是先天肾气跟后天胃气共同构成的混元一气，就是人的本气。所以立足"凡病皆为本气自病"的话就是指的这个本气。那么先天肾气就是钦安的学术思想，坎中这一点真阳它来源于哪里，是来源于先天乾坤两卦，火生土、土伏火，它们化合而成的后天八卦乾坤退位以坎为主的坎为水，李老的观点是坎中一点真阳乃人身立命之本。所以这个火生土说的就是先天这一点真阳，这个真阳是原动力，此火一动，四维升降各循其道，生命欣欣向荣。此火一熄，阳根被拔，生命终结。所以这个火是在我们人身上每一个人的阳根所在的地方，又叫生生之源，这是火生土。那么土伏火呢，就是指的后天胃气，又叫中气，这个（又）是先天肾气之根，生命之延续全赖这一中气的滋养灌溉，这个就是彭子的思想。中气，彭子认为是天地大气所生，是生成万物的根本，名中气其实就是钦安理念说的元气，但是那个时空和我们生存的时空以及人身遵循着同一个规律：土能生万物，无土不成世界。因此在人身上这个中土，（即）脾胃中气，中气左升右降，也就是脾升胃降，斡旋运转不停，首先是五脏得养，生生不息。这一个大的概念就叫作运中土、溉四旁、保肾气法，也就是治病的时候治太阴，保少阴。

2. 除了这两个根本的先后天本气自病的混元一气，人的活力和生机也就是我们活得更好的所需的三要素，也就是生命的三要素：根气、中气、萌芽。难的是中气这一块除了脾和胃，还有一个肺。肺在经脉里面属于手太阴，但是在四季五方一元气这一个时立气布时空里面对应西方，对应秋，西方庚辛金，肺对应的是属阴的那一个辛金，肺具有太阴土、西方金、（具）土金二德。中央戊己土里面胃属于土是阳土，同时在经脉里面胃又属于足阳明胃经，所以胃也具有土金二德。另外一个大的病机的来源就是源于肺胃皆具土金二德，这两个又具有一个共同的规律，二者同主降。因此在右降的道路当中，这两个降起到了非常重要的作用，就是在治疗大病的时候是根本。立足到主气规律，结合肺胃主降的功能，李老提出了阳明之降乃人身最大的降机。但同时他也提出了阳明之燥热永不敌太阴之寒湿。另外一个生命规律是立足脏腑认识，五脏是人身的根本。在中土这一块，用三阴三阳认识，只有太阴和阳明，那么太阴对应脾，阳明对应胃，这个时候阳明的燥热，因为以五脏为根本，在五脏三阴本气不够的时候出现了阳明的燥热，必须记住阳明之燥热永不敌太阴之寒湿。很多肠癌的病人，哪怕是大便很干硬，甚至是黏腻，你要用清解这种燥热火凉药的同时，一定不能伤害了跟它最接近的太阴的本气，那么李老总结出了重剂的白术，借用太阴可以对治阳明燥热，也就是滋液通便也。这是其中的一个大的规律。

3. 东方乃萌芽，源于天地的规律——一日之计在于晨，一年之计在于春。应用三阴三阳理论认识，对应的是厥阴，也就是主气规律里面厥阴初之气它的和缓有序的升发。我们在学校里面学到的肝风、肝阳这一理论与肝有关，其实源于东方两个木，除了肝还有一个木，就是胆。那么胆在春这一个初之气的重要性，（得）回到《素问·六节藏象论》"凡十一脏取决于胆也"（来理解）。因为胆属于少阳，"少阳之上火气治之"，这种少火生气之力，就是晨和春的那种景象，肝是主升，胆主降。肝升得不好往往是源于胆降得不到位，因此李老就提出了甲胆一降，相火下秘，阳根深固。同时甲胆一降，乙木自升，生化无穷。这也是《伤寒论》29 条，芍药甘草、甘草干姜、四逆和调胃承气汤 4 个方放在 1 个条文里面的道理。

4. 甲胆这一个大的概念，这种规律在疚病和方药体现（最典型）就是

《伤寒论》里面的真武汤，真武汤里面的芍药起到的就是这样一个作用。所以李老把真武汤归于理中汤的类方。他说："真武汤用芍药，乃是降胆甲木，酸以敛之，使升发太过的肝气乙木回归肾水之中，成为坎中一阳。只有降得到位才能生化无穷。故十一脏皆取决于胆奥义在此。一切属于少阴太阴两虚之证，真武汤完全可以胜任。"这里面体现出来的包括芍药甘草汤，就是土载木的道理。

5. 二者（生命根本与生命三要素）的融合：火生土、土伏火、土载木，融合起来对于三阴的虚寒证，除了刚刚讲的这些，还有一个三阴虚寒湿，这一块也就是肝、脾、肾虚寒湿出现的病机，（这）一个大的规律，就是李老书上的温氏奔豚汤。基地在经过大量的临床总结之后，总结出了三阴虚寒湿方、三阴寒湿方，源于三阴虚寒之后，三阴自身的本位本气虚化寒化之后出现的水气的上逆，寒湿阴霾的上逆，但是上逆之后变成了一个实证，这个实证的源头是虚寒，所以因为虚寒阳不化阴必有阴虚，但是（寒）湿邪在那里怎么解决阴不足？这里面利用了一个土生金、金生水的药，所以在这一个大的病机框架里面，我们凝练出了古中医精要，这里面的一大部分病机就是源于这样一个规律，阴阳俱损。这（就）是中医学，就是说阴和阳它不是半斤对八两，必有其主次，而且火生土、土伏火。土伏火的这一个概念里面，按照中国文化天圆地方，最稳健的一种方法，它不是绝对最稳健的一种方法，就是炙甘草是附子的两倍这种的用药量。

6. 说到阳明这一块，阳明本位本气是阳明之上燥气治之，但是因为它的气是往下降的，一旦不降，必然逆上，逆上之后就产生热火二邪，这就导致燥热火邪为害。如果怎么清解都清解不了的时候，这个时候除了太阴那一块是一个大的规律，一定要想到《伤寒论》184条"阳明居中，主土也，万物所归，无所复传"，这一个阳土它的本体是什么？相对燥、热、火三个邪，它的本体归结为液、津、血三者为主，当然气津也包含在内。所以恢复阳明本体液津血的匮乏是截断阳明界面燥热火邪的源头。这个方（可参考）《伤寒杂病论》太阳篇的炙甘草汤。《温病条辨》吴塘先生下焦篇的复脉汤就是源于这里，这也是一个大的病机，这个病机用的比较好的还有东垣补土派，比方说他的调卫汤、清胃散，就是源于这样一个规律所创的方而对治的病，尤其是他的调卫汤是卫气的卫，恢复卫气的功能，重在解决液津血的不够，这个阴分的不够，但是不是直接的填阴滋阴，而是通过化合的作用，通过增强阳明本体液精血。

7. 还有一个大的病机规律，一旦有了伏邪，比方说在太阴界面，这个太阴如果是一脏五腑至阴土里面的伏邪、六气皆可以伏。这就是（临床常用的）人参败毒散；如果是以火为主，那么升阳散火汤可用；如果是郁热伏在这里，又产生了其他（邪气胶结），比方是其他地方的癌症，那么杨栗山先生的升降散（可选用）。所以这一个伏邪就像李老书上说的，伤风不醒变成痨，这个伏邪一定要出来。这一种伏邪，六气都可以成为伏邪。所以伏邪是中医病机的一大块。还有一个比较难理解的伏邪，就是阳明界面的伏邪。不管是什么气到了阳明界面，因为居中主土，万物所归，无所复传，全部变成了阳明界面的燥热火的话，这个伏邪停留在这里，因为主气规律，阳明是在五之气，那么下面就是终之气——太阳寒水之气，也就是元气所在的地方。所以这个燥热火邪必耗肾水，也就是阳明伏热必耗肾水，那么肾水的不够又会产生邪热，这样二者互相影响导致（成为）其他界面出现气机乖乱的两个源头，这个情况在一些免疫性疾病里面可遇到。这一种病机往往是你看不到的，需要透过现象看本质，但是在古中医精要里面把这些病机提出来了。这只是说燥热，因为（元）阳和（肾）水之间直接的关系，但是水又为什么少呢？如果说先天一点真阳乃是人身的原动力，这个阴是靠阳来化和、统一的，那么阴的不够也有可能是少阴界面的寒毒，而且阳明的伏热总清解不完的时候，也可能是少阴界面的寒毒而导致的，因为水寒龙火飞、飞到阳明界面就形成阳明界面（的火），它就不是寒了，而是火了，这样就导致少阴元阳不够生寒与阳明界面本体不够生燥热火，甚至直接化火，（这两个）成为疾病的两个主要矛盾，需要同时解决。古中医精要大概的源头是源于这些大的概念，具体的细节，包括络病学说、伏邪详细的（未论），只给了一个精要，在临床当中绝对不是这么简单。

标本中阐释

1. 在这里只能说谈一下我个人的观点。标本中出于《素问·六微旨大论》。首先要明确的它的本不是阴阳，而是天地之间运行的六气，它的标才是阴阳。因为到了后天事物的变化，所以有了厥阴和阳明，三阴三阳。三阴三阳和六气相对，这就形成了天地之间用阴阳认识气的运行变化一定是气的运行变化，所以就是太阳寒水之气。中化从标和从本，容易理解的是从本。阴阳有属性，六气有阴阳的属性，它们是同一类的，同气相求，那肯定是从本了。如果刚好是相反的，那么就是可标可本，所以从本的，那就是太阴和少阳，可标可本的，就是太阳和少阴。难点是从中的两个阳明和厥阴在开阖枢里面，二者同主阖，偏偏在标本中二者同时是从中化的。从中化这一个用脏腑经脉相表里可以理解。但是我个人认为，根据《素问·天元纪大论》中"布气真灵，揔统坤元"，以及《伤寒论》自序里面的"天布五行，以运万类。人禀五常，以有五脏"，那么这两个五与河图的五是相对应的。回到河图，东方三八厥阴肝乙木，少阳胆甲木，厥阴一阖回去不是没有了，阖厥阴、开太阳体现的刚好是少火生气之力。厥阴从中化，正常的。当然因为我们看病是看异常的，那就是中化太过是绝对为火，因为少阳之上，火气治之。同理，中央戊己土，戊土阳明，它也是主阖的。它阖回去降到地下面，这个土就是太阴。太阴之上湿气治之。木从火化，燥从湿化。所以李老就提出来，阳明之降乃人生最大的降机。这个阳明，不光是我刚刚解释的中央戊己土的这个戊土的阳明，包括了十二经气土里面的肺、大肠，属于燥金阳明。但是阳明之燥热永不敌太阴之寒湿，就是源于中化的这个道理。

2. 在这里还要补充一下，燥从湿化，另外一个角度还是在河图这一个层面的认识。昨天讲的河图以土为中心论的中央戊己土的燥从湿化，今天补充一下西方四九。根据气机运行的规律九九归一。在土这里它是不用成数十，只用五，那么四九这一个金气在生成水的过程当中，它必然经过图五这一个湿才能够化生出丽水，天地的规律如此，所以燥肯定是从湿化，这是一个大的规律。生理病理都如此，这就涉及了什么？涉及那天我们讲的对太阴的理解，就是我们对这个最大的阴你是怎么理解的？主气规律是一种，客气规律是一种，在河图这里面那天我已经讲过，那么这里面也是一种。这就说明标本中虽然在《六微旨大论》里面，它已经用简单的几句话，它是一个多维的涉及了不同维度天地运行规律的融合，然后体现在眼见为实的我们人世间的这一个维度理念。那么《六微旨大论》给出了这么几句话。

3. 昨天讲的燥从湿化的临床理论，我觉得仅从理论上这样去传播或者讲解没有落到实处。在临床非常典型的一个症状，老百姓把它叫作便秘。它的临床表现可以少则三天，多则十天、十五天、二十天。我在临床见到一个便秘时间最长的病人，二十天没有大便，但是没有腹胀，正常进食。吃泻药有用，但拉出的大便不是干硬羊矢状，而是稀软的，甚至是稀烂的。吃完泻药之后，症状也是一样，所以这个时候医生就需要找到治病的根本。这种就是阳明的燥，从中太过，从中变成了太阴的湿邪太盛，太阴湿邪太盛，它的临床表现就像一堆淤泥。所以这个时候脾气是呆滞的，病人能装东西，但是它的运化功能是一种呆的状态，所以病人没有任何感觉。治疗的方法就是李可老中医概括的一个病机。阳明之燥热永不敌太阴之寒湿，不去直接对治阳明燥热，而是通过健运太阴这个药，就是重剂的白术，也就是滋液润便或者滋液通便。一味药在健运太阴的同时，可对治阳明之燥热，这就是非常典型的燥从湿化在临床常见的一个症状的对治方法。

另外一个常见的症状是腹胀。我今年治了一个小孩。他肚子胀到青筋暴露，就像小儿胆道闭锁病那样，但是做了检查没有异常。那么之前的治疗右降的、阖阳明的方药几乎都给了，所以当时我用的是通过健运太阴治疗的方法。当时就说这种大实有羸状，至虚有盛候，这么实的一个证，我们所看到的象，如果说右降不行，你再右降也是没有用的，理气也没有用，这个时候就应升脾。脾不升的时候，根据圆运动，脾不升，则肝也不升。所以厥阴和中气也就是肝脾是同时下陷的。那么这个方药是在五苓散的基础上，去掉了猪苓、茯苓，加了桔梗和岭南的一个中草药——鸡蛋花，五个药，桂枝、桔梗、泽泻、白术，常用的药量是桂枝2g，桔梗3g，泽泻5g，白术10g，鸡蛋花根据舌苔，用10～30g。这个小孩吃了药，腹胀就减轻了，很快就恢复了。这看到的是阳明主阖的功能、降的功能失常。那么肺、胆、胃、大肠同时不降，但是对治的方法就是因为它从中，表现为太阴这一个主散精功能的失常。

你看这样会不会更好一点，落到实处？我们有病例，有实实在在的象，又有对治的方法，又有治疗成功的一套理法方药，这样展现出来，跟这样单纯的你问一个大的概念，哪怕我讲到了河图，大家都觉得已经是玄学了，你那个河图在天上，你怎么能跟临床实实在在的病了的人联系在一起，是很难的，但是一旦有个病例的佐证，相对来说，我觉得就容易让大家明理。现在的关键是明理，而不是学这个方药它是治什么病的。同样是这样一个阳明不降，气一元象万千，万千的象在你面前，你如何做到由博返约，回到李老提的以病机统万病，执万病之牛耳，这是目前中医传承的难点。

能够回到这一点，我们很多人就学会了。我想你和我想做的事应该是同样的。

李可古中医学六经判定

下面我从几点大概讲述一下李可古中医学派六经判定。

1. 非常重要的一点，学习李可古中医学派需要掌握的最基本的中医知识是标本中和开阖枢，之后才是十二经气图，比方说肺手太阴辛金之气，有脏腑有经脉，这些都要掌握，但是最主要是标本中、开阖枢。那么对于标本中和开阖枢，虽然很简单就那几句话，但是因为它刚好是六经在一个360度无死角的这样一个动态的圆的过程当中一气周流的最常见也是最主要的，可以说是恒定不变的一种规律。那么这种规律是不以人的意志为转移的，所以没有这样的知识来谈李可古中医学派六经辨证，几乎是无法入门的。

2. 第二点，六经从太阳到厥阴，应该是再转回到太阳，无论是生理还是病理，它都是一气周流，所以我们才有七八日、十一二日、风家十二日（等等），就是指的它在不停地转，那么转这一圈由太阳转到了厥阴，然后厥阴一阖又开到太阳，不停地转一圈，就是内经里面的五十营，一个五十营，所以我们治病能不能快，关键就在这里了。这个是动态的。六合九州这样一个立体宏观的、不只是三维的圆运动，这也是理解的第二点。

3. 第三点，从太阳病到厥阴病，由表入里发展的过程是本气越来越少，这个也是规律，但是表里阴阳、寒热、虚实都是相对的。比方说按照这样一个排序，太阳是表，阳明是里，但是如果少阳是里，阳明就是表，如果太阴是里，少阳就是表，一旦我们这样去理解，就可以将寒温熔于一炉。那么这样的思维不光是伤寒，温病和历代医家学术精髓都可以纳入这个框架里面。相对来说人的立足点会高一些，就是你的格局会大，你看这个病不会在一个面或者一个圆，你会转无数个生理的规律，然后病了，是哪一个正常规律发生了异常，会不停地转这些概念。所以这里就涉及我在《中气与临床》一书写出来，我们怎么来理解这么简单的三阴三阳。比方说厥阴是七个，少阴是二八十六个，少阳是九个，阳明是十个，太阴是十一个，太阳也是十一个，像这些是李老提倡的回归汉代以前的中医之路。那么他又提出了先天乾坤两卦火生土、土伏火，化生出后天坎卦是人身立命之本，但坎为水，我们没有脱离经典《易经》《内经》《难经》《神农本草经》《伤寒杂病论》，没脱离这些经典，抽出来的这几个七、二八、九、十、两个十一，对三阴三阳的参悟，这个也是必须在明白的前提下才能够进到六经判定的体系里面。

4. 那么如何判断呢？我们利用了日出的规律，太阳落山之后它要出来就是日出一刹那这一气的变化就是六气的一个现象，不管你是在山的哪一边，海的哪一边，还是地平面下面，我们按照东方文化这种理念，按照中医学的这种理念，那么阳进入到了地下水阴中，就是每个人的生命之根。晚上营卫之气它在里面二十五周，在这个（夜）的二十五周的过程当中，五脏各拿各的精气，那么我们一睁眼天亮了，就是（对应）日出的这一刹那，我们看到的这一个象，如果按照夜将尽白天将要到来，这个界面叫太阳。如果按照主气的规律（是）初之气，这个界面叫厥阴，但是体现的是少阳少火生气之力，那么这个根在哪里？根就在少阴元气，少阴元气出来借助夜的规律，借助厥阴要阖，微阳一出，开到太阳，阖厥阴开太阳，依据这个就是个治病的大法。那么根源就在少阴，少阴要体现出少阳的象，要经过厥阴。那么这些东西是在哪里出来的呢？是在土里面，所以我们叫地下水阴中，少阴元气在地下水阴中，但是它在出的过程借助的是厥阴的这种生生之力，但是战场是在土里面，这个土对应的三阴三阳就是太阴和阳明。所以日出一刹那的这种气机，它就是六个界面在这一刹那的一个表现。

等到你眼见为实的时候，已经看不到夜，是太阳，但是它主气规律这种生机对应的是厥阴，但是体现的生机的力是少阳。所以通过日出这一个就能够明白每一个点都如此，那么每一个圆都如此，是因为无数个点构成了一个球体，这一个球体如此，这个球体构成了一个更大的圆，大而无外，小而无内的这种思维，那么怎么判定？没有脱离伤寒杂病论的脉证并治，或者后世提出来的四诊合参。

5. 第五个判断方法我们按日出（规律讲），那么第5点，外邪由表入里，按照《内经》皮毛肌肉筋脉到脏腑这样一个过程，在太阳篇，总的一个最容易理解的就是两个证，太阳风寒表虚证和太阳风寒表实证。用一个汗出和无汗判断它是风寒表实和风寒表虚，当然不是这么绝对。但是起码就说我这样永远都是没汗的，皮毛腠理是实的，那么归到麻黄汤，至于能不能用，要根据本气，能用那就用，不能用，觉得是虚人我又怎么用？再回到刚刚讲的六气是哪里虚，是从阳明开始本气就没有，那么阳明它是燥气主之，它的本气（是）液津血，是多气多血，我要给回去，我要加强这一块，还是少阳的，还是太阴的，还是少阴的、厥阴的，这就是整个中医学一气的概念。这就是麻黄汤和桂枝汤。总的来说是太阳（表病）的两个主要的方证判断的标准，可以以这个为基础，但临床并不是这么简单。如果说像我们现在很多小孩发过烧吃过退烧药，等到你见到病人的时候，他已经是无汗高热，但是有过汗出发热（对应的）桂枝汤证，但这个证已经进到身体里面了，即使现在无汗高热也得使用桂枝汤。桂枝汤它是在太阳篇，这个我觉得是必须要理解的，但是依据日出的规律，它是属于厥阴界面气机运行失常，所以它是最主要的，也是最常见的天地的一个规律（的失常）。那么桂枝汤的界面，我们在《伤寒杂病论》看到了太阳篇主打，但是它反映的是厥阴界面的气机运行失常。所以在我的书里面，桂枝汤是厥阴界面的第一方。那么立足在厥阴太阳这两个界面，再结合营卫的认识，不管是营弱卫强，还是营强卫弱，还是营卫都弱，那么这里面有一个非常重要的病机叫厥阴中气营卫血脉，这一条病机线路是很多疑难杂病的一个病机。所以说如果这样判断六经，这里面涉及好多经。

6. 那么阳明篇这个是任何学中医的都非常容易理解的，就是阳明的经腑证白虎汤和承气汤。《伤寒论》就是以渴、不大便为判断标准，那么与渴再结合，因为邪气是从太阳这样过来，有一个白虎的汗出，一些疑难杂病，很明显它是怕冷的，但是它可能某个部位是怕热的、大汗的，那么这个部位就绝对有阳明的经证；还有一个，有些拉肚子的，不论是什么年龄，他经常拉肚子，但是往往这个时候太阴的这种虚寒是因为阳明经的伏热，如果说这些人出现了高热，尽管拉肚子，高热就卡死了，必有阳明经的邪热。当然我们这样一分析，六气是一气的表现，绝对有厥阴中化太过的热，所以这个时候尽管拉肚子，石膏是可以用的。那么李可流派对于白虎加人参汤，它有一个变通方就是去知母加乌梅，因为用到人参（说明）气津已经耗损，病人如果是阴分耗损太重的话，那么就变成了加乌梅再加冰糖。

7. 少阳这一个理论是一个难点，虽然很简单，我们觉得寒热往来、胸胁苦满、默默不欲饮食，或者居身之侧，但是它既是三阳的枢，也是三阴的枢，按照《伤寒论》的排序，它又是阳明和太阴的枢。如果这样理解它，如果说治少阳病，那么太阳阳明很多病解决不了，是靠它（这个）枢的，所以柴胡也是首见于太阳篇，太阳的邪又不是典型的麻桂剂，又不是典型的白虎汤、承气汤，在这个之间的那种变化，既有太阳表证又有阳明里实证，但是我需要解决它，这个时候只能借助少阳枢机，所以这个时候不是单纯的一个少阳提纲证的口苦、咽干、目眩这样一个或者小柴胡汤症的这几个症状，而是对少阳的参悟，九个少阳的参悟。它是三阳的枢，也是三阴的枢，它又居身之侧，再加上厥阴的最大变化特点就是从中、中化太过，一旦中化太过为火，因为从中表里关系，它就从了少阳。那么这个时候如果是厥阴界面的病，出现了从中中化太过我用的同样是小柴胡汤，但是不一定有典型的症状，是从机理这样推断出来，它是在厥阴界面，但是厥阴界面这些解决不了寒热虚实错杂，需要借助少阳的枢，所以后世的柴胡达原饮就是如此，或者是张锡纯的升陷汤也是源于这样一个道理。

8. 那么对于太阴除了提纲证"时腹自痛"这个容易理解。时腹自痛倍芍药，那么大实痛就已经陷到了阳明，所以直接加大黄。除了这一个，太阴的理解必须回到土，《素问》本身就有太阴阳明论第29篇，那么回到土就涉及土的4个度，温度、湿度、厚度、密度，还有它4个功能，即生、化、运、载，这4个功能所有失常的症状都可以归到太阴。还有三阴统于太阴，所以很多时候在主要矛盾，三阴都有问题，但这个时候我们只能立足太阴，这是圆运动的古中医学的观点，土能生万物，无土不成世界，我们用六经辨证就归到了太阴，所以治太阴保少阴这是一个治病的大法。

9. 那么少阴病，当然很简单脉微细但欲寐，这个是提纲证大家都知道，但是还有一个少阴，也是圆运动的古中医学里面的少阴的范畴，除了圆运动还有钦安思想坎中一点真阳，那么钦安提出是立命之根，李老提出立命之本，这个原动力是命根所在的地方，我们说生生之源、阳根之所，这个也归到了六经里面少阴的范畴，但是它是指的点火的力或者是原动力。还有一个重要的概念，温病治病的时候，下焦如权非重不沉的下焦也在三阴三阳中少阴的范畴，最简单的是李老的肾四味对应的肾精。那么重剂黄芪通过在上的宗，那么到了中，一直到下焦的元气，如果是重剂使用，假如没法理解"宗"，我从"中"这里中气入手，那么从中直接贯穿到了下焦，这个时候是启动原动力的，这个药就变成了一个直达元气的这样一个药了。这个范围也叫作少阴。

10. 接下来谈一下厥阴，少阴那就是除了（上面）这些，四逆汤肯定是主打方了，那么太阴的主打方李可流派还是以理中汤为主，当然（若）归到了治太阴保少阴有很多方。（若厥阴中化太过）用小柴胡汤也是没问题。（一旦）到了厥阴这仅有一丝微阳，所以它阴（寒）很盛。如果说单从发生的阴盛为寒、阳不通那么肯定是吴茱萸汤，如果再浅一点就是当归四逆汤，但是如果微阳它不通的前提下，除了虚已经衰了，这个时候必须回到生生之源，刚刚讲的少阴的那一个原动力，坎中的一点真阳，也就是来源于先天乾卦纯阳，我必须启动才能化厥阴界面的冰，这就是李老提出的先天肾气。立足凡病皆为本气自病，先天肾气和后天胃气构成的浑圆一气，一首四逆汤通治百病，此论先天肾气，那么先天肾气四逆汤可以治疗厥阴界面的寒冰。

李可学术思想（肺对应太阳、阳明、太阳、少阳）治疗新冠肺炎 1

大家好！

按照观涛老师的要求和建议，每天讲 10 分钟。

1. 结合目前新冠肺炎这一疫情，今天用云南的一个弟子治的病例来讲述。他治的一个小孩，新冠肺炎。治疗到所有的临床症状基本上都控制住了，但是核酸反复阳性，影像学看到肺部病变未消退。这个时候他就跟我联系，询问这种情况下该怎么考虑？除了大家能够接收到的那些信息，这种考虑方法跟那些都不太一致。我当时首先考虑的是我们通过尸体解剖看到的，肺内的胶黏状痰栓。那么这些病理产物是哪里来的呢？这就对应到了中医的痰和瘀。既然是胶黏状的，就必然有一个燥热之性，这就要找痰瘀燥热的源头了。

2. 首先说痰。李可老中医提出，肺是贮痰之器。这个我们已经看到了，脾是生痰之源，大家也都知道。另外一个，肾为生痰之根，也就是《内经》说的"肾主水""肾主津液"，这在《内经》的原文里面都有，就是源于这一个提出的：肾为生痰之根。针对这个小孩，这个痰已经跑到肺里了，那么从肾上到肺，道理是什么？就是"少阳属肾，肾上连肺，故将两脏"这一个道理，就是这个气，一天当中这个气，太阳落山，降到哪里？降到地下水阴中，这是彭子的圆运动的古中医学的学术思想。一升发的时候，就是我们一睁眼的一刹那，或者日出那一刹那，一升发的时候，直接带着这种东西。如果我们按照上中下这种认识，肺为华盖，顶在了南方，那冲上来的这个水，其实也就是终之气，我们叫太阳寒水之气，也就是这个元气里面的水气，不是我们眼睛看到的水，是水的那种状态。这个气冲上去了，冲上去之后一顶住，然后，"气有余便是火"，顶在南方不动，那么这个水，或者水气就变成了有形的痰饮。

3. 那么它的热在哪里呢？因为心主血脉，肺朝百脉，所以这个热还是从东方这样升，最常见的两种热，木生火顶在那里，本来是正常升，但它发生异常了，一直那么直升。那么南方这一个血脉的热，所以存在血分的热。还有一个，李可老中医和彭子的思想非常一致，就是提出一个甲胆。东方甲乙木，那么顶上来的这个，因为甲木，甲胆是阳木，阳木是应该降的，但是因为不降而直升，顶在这里，它就陷到了营分，也就是桂枝汤里面的芍药，泄营热，是因为这三个：水气逆上之热，血分的热和营分的热，三条病机线路源源不断输送到了肺那里，不动了之后通过气化，形成了这种胶黏的痰。像这种，如果你本身气不够的时候，不打开这一个，胶黏的痰是很难吸收的。因为总的来说小孩的情况是不错的，症状缓解。所以我们认为，立足"凡病皆为本气自病"，这个小孩的本气是卡在了太阴。现在的问题是，这三个源头找到了，那么怎么解决呢？这个时候开肺的这个力，不是我们理解的用麻黄了，因为已经陷进去是热了，这时就涉及对肺怎么参悟了。

4. 因为有形的这个器官肺脏已经明显受损了，这很清晰。肺按照经脉分析，首先手太阴，它是太阴，然后手太阴肺经辛金之气，它是金，那就是阳明，对应四季五方的秋季，那是金气阳明，要降。另外，肺外合皮毛，它又主人身的卫气，所以它又能跟太阳拉在一起。还有一个少阳属肾，肾上连肺，故将两脏，体现的是肾和肺的关系。它又是属于少阳，这就是子午流注的寅时，肺经当令。所以日出的一刹那，由夜到日，我们看到天亮了是最大的阳。然后，这个气升发，我们叫作初之气，厥阴升发，但是主升发看不到厥阴，看到的是什么？体现为少阳的少火生气，这就是我们对肺的理解。所以把这几个概念跟我们在中医基础理论的肺的生理功能（肺为华盖，肺主治节、通调水道，肺朝百脉，肺主气）放在一起来理解，把这些线路打开，这个肺不是单纯指解剖意义上的肺，而是包括了肺、胸、膺、膈、肋所有胸腔里面每一个缝隙。这个方是《金匮要略》的木防己汤。

5. 木防己汤，我们当时的变通方没有按照仲景的量，全是小剂量。有桂枝，因为知道肺胸、膺、膈、肋，比方说血府逐瘀汤，你也会想到这里必定有一个血脉的问题。所以当时我们就合了赤芍。我们刚刚分析了茯苓、赤芍、白芍，就已经有赤芍、白芍了。然后肺这个阳明，如果是这样的热，它又是太阴，按照八纲辨证，阴阳表里寒热虚实都是相对的。同一个肺脏既有阳明的这种燥热，同时必有太阴的虚寒，但是他目前以这种燥热为主，这个虚寒为辅，怎么办？我同时治。这个是伤寒论 29 条芍药甘草汤和甘草干姜汤。所以当时我们把木防己汤变通了之后，就加了赤芍和姜炭各 10g，桂枝用 5g，这个小孩就是按照这种思路治的。截断源源不断输送的能够形成胶黏痰、形成炎症的邪气，我们认为还是个火邪。当然用药你不一定要用凉药，然后呢？现有的要打开，肺要开，开了之后干什么？是让它降。因为阳明是主阖的，主降的，然后一降下去，阳明一阖回去，这个邪就有出路了，源头又得到截断。这样调整了以后，三天后复查 CT，炎症吸收了，核酸检测两次转阴，小孩很快出院了。

6. 这一种思维呢，就是你的脑袋里面只有一气，而六气是什么？六气是一气的变现，变出来的象，那么三阴三阳，它最后归为一阴一阳，一阴一阳之谓道，就变成了一气。就像彭子说的，你在木气里面，木里面有木，木有木金，有木火，木土，木水，每一个里面都有其他的五行之气，我们六经辨证，每一个界面，其实这六个界面都有，只是以哪个为主而已。通过这个病例呢，就讲了对肺脏的界面的参悟是四个，然后讲了这一种我们都知道是痰湿血瘀这一类邪气的源头，针对这个小孩，一定是针对这个小孩，我们归结出这种规律是茯苓、赤芍、白芍。然后阳明呢，没有单纯针对一个肺，而是肺胸膺膈肋整个这个腔，除了大的胸腔，我们因为有现代医学的知识，但是一定不要忘了胸腔里面的每一个缝隙，如果用《内经》的话就是溪、谷、分肉、肉分、腠理，就是所有这些方药都能够进去。进去有什么作用？把这些不归位的气，比方说我们认为他阳明不阖了，让他阖回去、降下去，降下去不是咚一下向你扔一个球直降，它是双螺旋的。双螺旋的气旋运动，和缓有序地降，升也是和缓有序地升。这就是这个病例治疗成功的一种思路和思维。

7. 气一元论就是李可古中医学术思想的一个关键。六气是一气的表现，就是你怎么认识这一个，然后对每一个如果我们按五脏来分，每一个脏，都要分析到它是涵盖了几个界面，就像你是父亲的儿子，你是孩子的父亲，你是太太的丈夫，你是弟弟的哥哥，就是你同时有很多功能，但都是你。要把你所起的这个作用有几方面要认识清楚。所以这种脏腑学说是涵盖在阴阳学说里面，阴阳学说就是整个三阴三阳。

8. 但是这种制定的原理，（指给出的方药）就是除了我刚刚讲的这些，因为这个小孩当时考虑到他没有那种湿热火秽毒，所以就没有合杨栗山先生的升降散，重点就是开肺。那么这一个，上一次观涛老师让我讲，我已经讲了，给大家写了七条，每一条都详细写出来了，其实这一条也有。

今天通过一个典型的病例跟大家再一次进行沟通，希望大家多提问。我希望我能够讲明白，大家能听得懂，然后每一个人在临床就真正地发挥出中医应有的水平。这就是李可老先生最想做的事。好，谢谢大家。

2020 年 3 月 3 日，中医志愿者：谢春梅。

理：厥阴阳明失阖，邪热壅肺。

法：阖厥阴阳明截断邪热。

方：苓二芍甘草干姜石膏桂枝乌梅白术枳壳汤。

药：茯苓 10 克，赤芍 10 克，白芍 10 克，甘草 10 克，姜炭 10 克，石膏 10 克，桂枝 5 克，乌梅 3 克，白术 10 克，枳壳 10 克。

李可学术思想（来复汤）治疗新冠肺炎 2

大家好，今天交流另一个新冠肺炎的病例。

1. 这个病人在湖北荆州。他最不舒服的症状就是大汗止不住，然后常见的症状胸闷气短，这个大家很清晰。还有其他临床症状，还有纳差，口干燥，不欲饮水，大便干，舌红，偏嫩一点，苔黄、白、腻，不是典型的特别黄，非常重要的一个症状：脉大无根。根据李老的学术思想，不管是寒热虚实任何一个界面，一看到脉大无根，就预示着存在元气欲脱之端倪。归到界面是厥阴，对应另外一个概念，李可中医药学术思想七大条里面的萌芽。萌芽怎么理解？就像我们生豆芽，芽冒出来之前的这一段时空的那个豆的状态，这个叫作萌芽的蓄健，相当于我们存钱，而且在这个过程当中我还可以进行理财，但是我没有把它拿出来去做事情，所以这个时候看到脉大无根，第一个，一定要救萌芽。

2. 肝为元气萌芽之藏，张锡纯的观点"凡人元气之脱，皆脱在肝"。看到这一个症状，我们的方就出来了，战场确定在厥阴界面，另外一种理解叫萌芽，我要蓄健萌芽元气，也就是我们在内科书上学的"肝体阴而用阳"。那个阳还没出来，在体阴的这一段时间，或者乙癸同源（水之源，木之根），在储备这个过程就是萌芽的蓄健。这个方是张锡纯氏的来复汤。如果大汗，脉大无根，用来复汤我能够把元气拉回来，问题是仅用来复汤能不能拉回来，我这样一拉真能拉回来这个元气吗？这就需要考虑下一步，道路通不通畅？我们看肯定是不通畅的。

3. 纳差，口干燥：纳差，说明中气不足，脾胃两个方面都要考虑。口干燥，典型的阳明界面，"阳明之上，燥气治之"，足阳明胃经戊土之气，这是个阳土，所以干燥。不欲饮水怎么理解？如果口干燥直接热化，像白虎汤口大渴，这个病人不是，他不想喝水，太阴界面出来了，也就是足太阴脾经己土之气不足，太阴之上湿气治之，就是气和它的阴阳的界面都很清晰。戊己土同时失常，土里面沤出了什么？苔是黄白腻，有湿，有热，舌是红、嫩，气不够，红，又有热，一点点火，吃喝拉撒睡代谢后，里面的大便是干的，一般这样描述就是指干硬的，是一个实热证。问题就来了，我想拉这个元气，阳明在主气规律里面，它是往回阖的，要降的，就是我们说胃本来要降，现在降不下来的，这里已经顶住了。我们就要考虑，这个热，除了阳明的燥，哪里来的气让大便干？所以，这有一个观点，还是回到了昨天讲的初之气，我们一睁眼，日出一刹那这个气，叫厥阴风木，对应春天，春天我要升发出来这种气，所以中医这种概念，比方说肝胆，甲乙木，春天，不是说肝就是那个春，而是指的肝的这种运行的状态，气的运行状态，像春天的那种气的运行状态，是指的气的这种态势。这个热回到规律上来理解，就是你一睁眼气运行，甲胆就是不能够降，顶上来，然后再横逆，我们说就是肝犯胃、犯脾。这个病人如果用基础就是这样理解，我们一旦回归到六经辨证体系，就是甲胆是大便干的源头。

4. 治疗甲胆的这个热，就是29条的"芍药甘草汤"。刚好张锡纯的"来复汤"里面就有芍药、甘草。所以这种思维快，而且能够掐死很多症状。就是因为你高屋建瓴，在高处来一本摄万殊这样一个思维，这已经有了。那么，另外一个就是腻苔，还有胸闷气短，这个肺要打开，这就涉及十二经气图，彭子益的《圆运动古中医学》，或者黄元御的《四圣心源》里面的内容。大的规律主降的，如果立足中气，就是胃；立足五脏，就是肺；立足初之气厥阴风木，一日之计在于晨，一年之计在于春，就是胆。所以肺、胆、胃同主降。那么胆解决了，就是肺胃的问题了。如果说降胃阳明，只是燥，大便干，有热，有火，但是太阴不行，太阴是虚的，那就是选择这个药，我们就利用了中医另外一个医理："气有余便是火。"其实我们用到的吴鞠通的上焦宣痹汤（枇郁通射豉），我们选了结合"气有余便是火"常用的药，选了枇杷叶，肺胃同降。那么这个湿热，用了一个芒果核。芒果核能够同时对治阳明的燥邪和太阴的湿邪，就是两个同时病，燥湿不相济，芒果核能让燥湿相济。同时这个药可以止咳嗽，又能够消积滞，食积的积滞和有气憋在那里的那种滞。这个方吃了一剂，好多天大汗不止的汗就收住了！其他症状也随之缓解。

5. 今天其实讲的也是日出一刹那，但是今天这个病例讲的一样是东方的甲乙木，这个病人体现出来的是乙木已经虚弱了，没力，大汗，而且虚弱到大汗、脉已经往外飘了，然后祖宗的宗气，到了肺这里，它体现出来的这个萌芽蔫儿、胸闷、气短，然后不想吃饭，但是同时在萌芽元气有欲脱的端倪，收不住整个这口气时，在中气这一块脾胃里面，偏偏一个燥、一个湿是同时存在。难的是大便干这一个症状，我们觉得是阳明腑实证，如果是阳明腑实证，不欲饮水这一个就不能够放在一起，而且他的舌红，还有点嫩，苔又黄，还白，所以不是典型的阳明腑实证，但是它这里确实是有腑实的症状，但是比较轻。在这种情况下，在元气欲脱的时候找源头，其实就是王松如的观点："肝胆为发温之源，肠胃为成温之薮。"只是程度较浅，或者掐死病机的线路，就在甲胆不降，肺胃不降，但是各自有各自的邪。这个时候巧妙地用枇杷叶降肺、胃，用芍药甘草汤降甲胆，用人参、生山茱萸、甘草、龙牡来敛元气。这也是日出在这个病人身上一刹那体现出来的萌芽的蓄健，就是我们对应的肝，还有胆逆上的这种热，然后整个中气，厥阴中气这一块，中气里面又有太阴和阳明。如果说大便干，大肠主津所生病，这一个大肠的热，涉及整个阳明不降，涉及肺、胆、胃。今天跟大家就交流到这里，谢谢。

李可学术思想（破格救心汤）治疗新冠肺炎 3

1. 大家好，今天交流一下另一个新冠肺炎的重症病人，经治疗后这个病人已经转出重症病房了。这个病人用的是李可老中医的破格救心汤加了桂枝 5 克，赤芍 30 克，桃仁、杏仁各 5 克。

2. 我们昨天讲的疲劳无力的病例是立足在脉大无根，头汗多，我马上就想到是来复汤。当时因为这个病人病程长，我和弟子就商量说，怎么样能够让这个病人迅速恢复。常规的症状大家都很清楚，他就是累，乏力，氧合指数肯定是低的。像这种没有力的情况，这个就是李可老中医说的原动力不行，启动原动力的方药就是他的破格救心汤。但关键的一点是怎么去理解这个元气。其实元气在我们每个人的身上的状态很难理解，因为是靠我们去应那个象，必须脑袋里面有那个气运行的象，肝对应的就是春天的象。元气对应的是什么象呢？用五行来说就是火生土、土伏火，彭子的思想重在中气如轴，河图运行以土为中心论，但是中气如轴是怎么个如轴法，中气的运行方式是斡旋，又是怎么个斡旋呢，其实就是我们人体 DNA 的结构跟银河系中心图的同一个运行方式，双螺旋的气旋运行方式。

3. 缘于这一个，元气在人或者天地之间都是靠火来生这个土，但同时一定是土伏火。因为相生关系你们容易理解，但是土伏火就觉得很难。理解土伏火必须回到彭子的圆运动古中医学思想，这是用五行的认识。回到用卦象的认识，火对应的就是先天八卦的乾卦纯阳，土对应的是先天八卦的坤卦纯阴。先天乾坤两卦，一旦火生土、土伏火一化合，就变成一个卦——叫后天八卦的坎卦，生成万物包括人这个物种的根，他就不是叫"火土"了，而是叫"水"。所以是坎为水，坎为水里面的气机正常的状态是阴在外、阳在内或者在中，和合的一团气，如果形象地理解就像天上的祥云和合的状态。你看不到太阳，但是我们看到祥云的时候，蓝天白云，晴朗的天。我们的元气在身体里面正常的状况下就是这样一种状态，二阴抱一阳的一团和气，不分阴阳。因为你看到祥云你就知道它里面裹着那个阳，所以坎为水的这一团水不是我们日常看到的那个水，它是指的这种气的运行状态，像一团暖暖的水气的运行状态，因为里面有阳，所以是一团暖水，这就是我们身体那个元气。

4. 通过刚才讲就很清晰了，启动这一个原动力关键是火同时要有土。一旦我要启动原动力，那个火相当于什么？我常打比喻就是像点火量，一定要把这个人的动力先发动，点火量的这个药就是附子。发动起来能够正常的运转，就是火生土之后土一定要伏火。然后我要开到适当的速度适合这个人，这就涉及昨天讲的萌芽。在人身上，一定已经是万物的生命现象，根气、中气、萌芽就变成了生命的三个要素，最根本的就是先天的阳，纯阳，在人身上要化合，不是单纯的这个火，火土一化合变成一团暖水，我们就把这个叫作人身上的元气。这个病人因为时间很久，观涛老师那里有资料。这个时候如果我们想让重症不再发展，一定要强壮这个病人的身体运行的气的原动力。这个就是李可老中医说的"扶阳是真理，八法不可废"，所以用的就是他的破格救心汤。破格救心汤，说是救心，其实就是启动原动力的。大家这样理解他的破格救心汤就不会乱用了。那么，启动原动力之后，这个方里面包括了刚刚讲的人身体的三要素，根气、中气、萌芽，都有了。

5. 用了破格救心汤之后，这个病人大便是干的，我们知道像这一类病人已经很虚弱，转都转不动，怎么解决这个大便干？又回来了，我们再一次讲厥阴起步，元气有了，也蓄健够了，可以升发了，但是大便干说明阳明挡住了，因为病人太弱，我们不能去直接通腑，就利用了开南方的力量。厥阴和阳明就是我们说买东西，一东一西。原来东方升发力不够，再给的元气之后，乙癸同源，所以有一定的升发力，同时挑动这个萌芽，再更强壮一点，但是一强壮了之后，阳明那里顶住了，西方顶住了，所以这个时候我们利用了开南方的力。南方气的运行状态，就像太阳从东边升起来升到最南端，不是一个劲地往高了升，而是要往西降，所以只要把南方打开，西方自降。西方就是阳明金，对应的是肺，西方一降整个大气阳明一往下阖，肺、胃、大肠这三个属于阳明的脏腑的气都会往下降。重点是桂枝和赤芍药量的比例，桂枝：赤芍是1：6。

6. 因为病程久，我们都知道久病多瘀。整个络道瘀滞，加上大便干就用了桃仁和杏仁，桃核承气汤里面有桃仁、桂枝、大黄，用桃仁就是针对深层血分这一块瘀滞，尤其是大便干的更加适合。杏仁可以降肺，为什么我们用桂枝加厚朴杏子汤呢？它降肺的同时还有果仁润的作用，这种润的作用其实是润了太阴和阳明，包括足太阴脾，我们呼吸的气和吃进去的食物都是要在中焦化合，脾气散精，上输于肺；肺朝百脉，再往下敷布。桂枝厚朴杏子汤是通过的这样一个作用平喘的。包括三仁汤也有杏仁，杏仁这个药不是我们简单的理解的止咳平喘、开肺。要回到《神农本草经》的理解，它是一个气药，但是它是气中能理血的药，然后桃仁血分药，但它是血分里的气药，所以李可老中医在治疗这一类疾病，尤其是遇到肺心病这一类瘀滞的时候，就用桃仁、杏仁。如果是心脏这一块，赤芍和桃仁用得多，涉及肺就桃仁、杏仁一起用，之前我们治甲流就是这样用的。只是因为这个病人本气太弱，我们用的量很少。

7. 今天跟大家交流这个病人就是真正的气一元论里面的元气。今天跟大家介绍了李可中医药学术思想七大要点的元气，重要的是怎么理解李老的扶阳，这才是他真正扶阳的意思。前面两天讲到了萌芽，讲到了甲胆，昨天重点讲的来复汤顾护萌芽阴的那一块的蓄健和恢复元气。今天讲了直接启动原动力的破格救心汤，这就是气的一元论，永远记住六气是一气的变现，看到的现象，中医认识到的所有脏腑的功能都是指气的一种运行状态，所以治病我们不管用什么样的术，以偏纠偏其实是以气治气，今天跟大家的交流就到此为止，谢谢！

理：人身元气即原动力（阳阴气津）启动不力。

法：温益元阳蓄健萌芽，启动原动力。

方：破格救心汤加味。

药：熟附子15克，干姜15克，炙甘草30克，山茱萸15克，人参15克，生龙骨15克，生牡蛎15克，活磁石15克，桂枝5克，赤芍30克，桃仁5克，杏仁5克。

学员提问：

您好！

1. 破格救心汤救厥阴证中附子重用，那是不是生附子煮用？煮多长时间？或者用其他附子？

2. 土伏火先天转后天卦，土在中，先天后天火与水的转化能更简明说吗？谢谢。

第一个问题：破格救心汤救厥阴逆。

一般不是这样说，第一不清楚救"厥阴逆"提出来指的是什么？

希望能仔细听一下破格救心汤，这个方叫救心，在生死顷刻，指的是阳亡、阴竭、气脱！就是人身体里面的三个根本的东西它都考虑到了。

在临床当中使用的时候，生死顷刻一般我们是用大破格，但是前提不是每个病人用大破格都能救回来的，这就涉及人的本气。

在临床展开使用时，只要是符合这个"阳气不够"，阳气不够回到六经辨证体系里的"少阴"——少阴元气，元气里面包括了阴阳，就是您提出的第二个问题：火怎么变成了水？

现在把两个问题一起讲：少阴这个元气，首先要知道它是怎么来的？它的源头也就是它的妈妈，我们要溯本求源，也就是说（这是）李老走出的中医路的认识。或者是彭子，或者是郑钦安，或者其他医家，是这样认识。你换一个医家可能就不是这样认识的。当代很多医家立足脏腑学说认识五脏的功能（治病也）行，他们是没有这些概念的。

现在因为我们走回了古中医这个系统，李可老中医提出来：中医四部经典形成了完备的中医的理法方药，但是在临证实践时，在这个基础上要灵活，怎么个灵活法？看他的经验专辑，再就是我们提出了要参考历代医家学术思想的精髓，这个需要灵活的把握。

那么这个元气是怎么来的？它的状态是什么？它的状态就是"二阴抱一阳"，这个就是"坎卦"。坎卦二阴抱一阳，阴是谁啊，阴就是上一个时空——先天八卦中的"坤卦"，这个坤卦即"至哉坤元"，它是厚德载物，它是指的土，不是指的水，一定要清楚这个概念。"二阴抱一阳"中的"阳"指的是上个时空——先天八卦里的"乾卦"（纯阳），这个对应的就是五行中的火。这些跨时空用了阴阳和五行不同的这些词描述的这个东西，心中要知道它是为了描述这个气。先天八卦里的"乾卦"和"坤卦"，一个"火"一个"土"，是永远看不到的，它要进行化合，一化合一定是选一个"冲和之气"的这样一个化合方式，就像我们叫"中国"、"中华"，用这个"中"，或者"中庸之道"，一定要理解这个字。

这个中就是"乾卦"的一个阳爻掉到坤卦的"中""内"这一个地方，形成了这个"二阴抱一阳"到了后天八卦，那两个（乾卦、坤卦）就退位了，变成了的这个名叫"坎卦"，这个"坎卦"在后天八卦里面叫"水"，五行里面的认识就是水。先天八卦和后天八卦的名词是一样的，但代表的内容是不一样的，先天八卦的"乾卦"和"坤卦"一退位，（后天）就以"坎、离"为主了。我们眼睛能看到的，或者你眼睛看不到的，比如说太空，现代科技帮助你看到了，这个万物就叫作"坎卦"，这个坎卦就叫作万物根本的一个气，就叫作"元气"。其实每个人身上的这个"元气"（坎卦）你也看不到的，你是通过这个人的肤色、高矮、性格、声音、学识、聪明智慧等，你是通过这些来看到的。

所以六气是一气的变现，这个"一元气"它显现出来为什么用六啊？为了简单嘛，这是中国文化。他用天地之间流行的这个气——风寒暑湿燥火，对应了四季的变化。但是在人身上，四季的变化每个刹那都是有的，不是说这个人只有春天没有冬天，这是不可能的。人的五脏六腑四肢百骸都是完整的，只是正常情况下我们都不会去探究这个东西，只是病人病了你才需要判断，怎么判断呢？越简单越好，你用六、用五、用四，比方说卫气营血，用三也就是三焦辨证，用二就是阴阳，用一就是一元气嘛，用八纲（阴阳表里寒热虚实）亦可，像胡希恕老先生他的六经八纲辨证，六经就是六个症候群，这样认识都是对天地这个规律的认识。这就是破格救心汤——少阴元气的形成。

对应到方药，元气的根本"火土相生"，人病了常见的规律，一定是普遍规律，常见规律因为阳不够是生寒的，那么这个土总的来说，我们认识这个大地，这个土里面，如果阳不够肯定有一个是"寒"、另外一个就是"湿"，这就是四逆汤的道理。我们流派对此的认识，炙甘草是君药！因为形成万物之后光有阳不行啊，这个阳必须降下来，而且是要降到地下的水阴中，靠的是"土"！这个土对应的药，以炙甘草为主，因为我们把甘草叫作"国老"。

土里面是啥，是因为病了阳不够，自然的常见规律是生寒生湿，这个时候土里面是这个气（寒湿之气），所以配的是干姜！那么干姜的作用不是化这个，是因为阳不够的同时有寒有湿，土要优它的时候，它（指火）要回来

（得）把它化掉，所以干姜的作用叫作迎阳归舍，这就是郑钦安的学术思想，这就是四逆汤这三个药。

在破格救心汤中，有了这个之后了，我跟大家讲过萌芽，（象）生豆芽嘛，要蓄健，蓄健够了就像我睡了一晚上我要睁眼，我要工作，我要体现人的生机，蓄健的过程当中我要有东西，跟大家比喻过就像银行存钱，这涉及我们学过的一个概念，就是肝肾同源，乙癸同源，或者水之源木之根，我要有这个东西（植物）才能开花，这个东西的蓄健在破格救心汤里面就是以"山萸肉"为主，一部分"人参"也同此理论，因为人参还是气津这两个作用，归到土里面——四君子汤、理中汤都是这样的。蓄健够了，只要能升发，就是我们想看到的春天的这种景象，那就是震卦了。

破格救心汤里的活磁石、龙骨、牡蛎，李老把他们称为"三石"，这三石在他的书里面都解释得很清楚了，活磁石功能吸纳上下，维系阴阳，磁石的这种功效我们有耳聋左慈丸嘛；那龙骨、牡蛎功能补益元气，固肾摄精，很难理解的话，可以把它理解为一种水火互济的这种力，上面的后天八卦的离卦的火和坎卦的水，水火互济的这一个概念。

所以最开始提出的"厥阴逆"应该就是说厥阴直升吗？应该是这样吧？！如果是厥阴直升的话，那第一个你要找它的源头，它为什么直升？针对破格救心汤，必须在这个前提下，水之源木之根，水是木之母啊！这个方，针对的是元阳的不足而生的寒——凝滞经脉，如果厥阴是因为水寒龙火飞。

依据肝胆内寄相火也是因为水寒，不光是龙火飞，雷火、龙雷火都不在位的话，这个时候我们要回到源头找，要解决这个水寒。此时关键是对土的把握——这就是药量的问题了。《伤寒论》里面的格局炙甘草是二两，如果按照柯雪帆教授这种度量衡的换算15.625g，我们一般常用30g。李可老中医救治了大量的垂危病人，生死顷刻，一定要记住前提，这种危重病人他的经验60g（炙甘草）足矣。

也就是说我跟大家交流的这几天，一般我们是用30g。如果说这个时候，我如果理解您提的问题是对的，厥阴还在这样无限制去疏泄这个元气的话，源头就掐在了以附子为主了，炙甘草30g不动的话，附子就要加；但是根据病情，危重生死顷刻我们炙甘草仍用60g。

如果不是这种，比方说癌症晚期，他没有到生死顷刻，没有元气要脱，但是他确实不断大汗淋漓、乏力，你找到的源头还是这一个，炙甘草守60g不变的前提下，附子就是逐日逐日地叠加，我们的经验是5g叠加，加到口唇微麻就不再加了，这个时候就达到了"点火量"，能把这个元气点着了，点火量能够振奋了，那么土这一块我紧紧地固住了，蓄健萌芽这一块的能源我也有了，我需要的是发挥出来的就是适合那个病人的厥阴和缓有序升发的力。

现在药物这一块，一般生附子比较稳，因为没有假药，如果是熟附子因为炮制方法不同你把握不准时，那就用生附子。生熟附子一般用2倍换算，如果说生附子用4.5g，那熟附子就要用9g，如果你用10g，那它就用20g，可以替代的，把握好药物这一关。

不同时空表达的五行，如果不理解可以参考李老亲笔写给第三代门人的那些文字去理解中气。彭子的中气，中气本身在中间，不是上中下这个中，一定是个六合。其实我们人的生命，它还不是简单的三维。如果你很想理解生命，用"量子力学"和"广义相对论"融合的"超玄理论"来理解。这样的一个中医的气的认识。不是简单的上中下，它起码有前后左右，圆运动古中医学的中气，它已经说了任何一个地方都是中气，生物生命的由来就是这样来的，它的由来就是大气的升降浮沉化合成的中气，是我们生命的根本，如果我们这样理解至少是六合之内的气的双螺旋的运行，形成的这样一个叫中气，其实就是我刚刚跟大家讲的元气。

我于2006年开始带徒，这一点一直是我和大家所困惑的，一直到去年我们再次把李老的这些东西和彭子、郑钦安的融合起来，再一次讲了"中气如轴，四维如轮，轴运轮转，轴停轮止"，这个轴它是斡旋的，斡旋就是指的六合之内的升降。对应到人的身上，因为有这个概念叫中气，这个中气对应到人的物种身上，这个中气就是以脾胃为主了。整个降的话，如果说一个不降，比方说胃气不降，胃气不降不是单纯的胃不降，人身只有一口气，胃不降往往是肺胆胃同主降，那两个也会不降。比方说既咳嗽、又呕吐、又便秘，那就是肺胆胃都不降了，这就是人这个物种的规律。

所以通过一个病例讲这个医理的同时，大家一定要参悟生命，这个生命它是一个什么样的？就像孔子说的"不知生，焉知死"，一定知道生命正常常态是什么，一旦病了我找规律，找规律下面更详细的规律，这就是中医流派林立的道理，有些人治病效果很好主要是暗合了天地之间的规律了。

李可学术思想（中气、元气）治疗新冠肺炎4

1. 大家好，今天继续交流一个我和弟子治疗的新冠肺炎病例。这个病人经过初步的治疗后病情改善，但没办法完全脱离无创呼吸机。现在最主要的不舒服就是情绪特别差，他觉得这个病能死人，没有信心，胃口很差，大便干，口干，最主要是这4个症状，他的舌头不是很红，但有裂纹，舌苔偏于老黄，苔在根部。

2. 这个病人当时调整的方药是这样的，前两个药是赤白芍，我们跟大家交流过苓二芍，这个病人没有用茯苓，用的是赤芍和白芍，指的是血分的热和营热，和太子参都是15克。

3. 还合用了另一个方，没办法完全脱离无创呼吸机，诊治这个病人的时候是2月26号。当时就意识到这一类的疾病不光是一个肺，而是肺胸膺膈胁这个大的阳明，如果这里面的伏热打不开，需要用木防己汤拓宽阳明的道路，药量很小，防己10克，桂枝5克，石膏15克，太子参15克。

4. 根据我们知道的症状分析，这一类病人局部是实热证，但除了实热证，他的太阴己土之气也是不足。因为虽然出现口干、大便干等燥热之象，但没有典型的腑实的舌苔，所以归到中气不足，土里面气阴阳都不够，不够之后以燥热为主。这时候解决这一个问题还是利用了水之上源，就是"治痿独取阳明"对应的肺，《内经》的风痹痿厥四篇，痿论里面提到"肺为脏之长也"，这概括了整个肺的生理病理，包括前面讲过的内容，肺对应西方，肺为华盖，是手太阴，同时西方秋对应阳明，又是少阳和太阳界面，水之上源，这样从多方面去理解肺。所以针对大便干用的是赤白芍，昨天讲了赤芍开南方西方自降，一旦用到白芍就降甲胆了。甲胆不降，逆上去往往是往上逆或者横逆。因此，针对肺胆胃，赤白芍降的是甲胆，石膏那就是肺胃同降，这个病人是这种方法来开肺。

4. 接下来一组药是五味子5克，菟丝子15克，龙骨、牡蛎各15克，麦芽15克。病人疲乏无力，不想吃饭，情绪不好，我们要振奋这个人的这种

"喜乐出焉"，手厥阴心包相火之气，加上病人劳累，利用了大小青龙汤的部分药物，大青龙汤的石膏，小青龙汤的姜辛味夏，但里面已经不是姜辛味夏对治水饮或者寒饮，所以我用的是石膏、五味子加了菟丝子。在临床，我一般这样用药，要恢复元气，通过右降的道路，一定要降到地下水阴中，就是彭子益讲的阳根所在的地方，一定要利用的是土。这个土里面，第一天讲过土的四个度，温度、湿度、厚度、密度，治土的药很简单，不是说我一定要用中药学里面健脾的或者健胃的药，而是利用了味道，比方说菟丝子、太子参和五味子这三个药就是酸甘化阴。加上菟丝子这个药，味辛能够入肺，产后的病人还有体弱的病人，如果感冒了腰痛腰酸，可以用菟丝子来解决外感的疾病；另外，这个病人大便干，就是大肠主津小肠主液的功能不够，菟丝子诸子皆降，它能够润肠；而且它又能补益肾精、鼓舞肾气，是李可老中医肾四味其中的一味。所以利用了石膏、菟丝子、五味子这三个药，经过了土，通过肺的阖降，直接把这个人的气拉到了地下水阴中，也就是补元气，同时又加了龙骨、牡蛎，龙骨、牡蛎是李可老中医破格救心汤里面三石汤的两个，龙骨、牡蛎用得多的除了李老救治危重症的破格救心汤，还有张锡纯的来复汤；最后一个药，麦芽，也是张锡纯的观点，李老也是这样用，麦芽可以疏肝，调达这个人憋住的气，同时还能够消食。

5. 这个病人舌苔并不厚，苔在根部，一般我们在临床中遇到疑难杂症的病人看到苔在根部，前面没苔又有裂纹，一般这种情况，尤其是苔的颜色越黄的，你越要考虑的是元阳的不够，阳气不够没法去蒸腾运化这个水，水就停留在那里，沤成了这样的苔。但是看这个启动阳的力，昨天讲的是破格救心汤启动原动力，今天，因为这个病人太弱，而且阳明燥热很盛，虽然没有到典型的阳明经腑实热证，但已经向这个方向发展。针对这种情况，启动原动力就用了李老讲的补益肾精、鼓舞肾气的菟丝子，从而将肾气鼓舞出来。这个病人治疗三天之后，基本上就控制住了，昨天说已经转出去 ICU，转到康复区了。

6. 总结一下，今天沟通病例，我们认为给肺传输邪热阳邪的这三个道路，因为它的大便干、口干、胃纳差，没有明显的腻苔，所以苓二芍选的是二芍，太阴这一块用的是太子参，菟丝子很多时候也是放到这一块，因为味甘能够化阴；开肺胸膺膈胁的是木防己汤。肾气肾阳的这方面是利用了菟丝子鼓舞肾气的药力；让元气回来的就单从药来说是龙骨、牡蛎和五味子，药方里面有桂枝，桂甘龙牡汤；解决大便干结通过降甲胆和开南方，同时用了诸子皆降的菟丝子；增加元气用了膏味菟一组药，龙牡一组药，像太子参我们大家都已经很清晰，生脉饮用的人参、麦冬、五味子；对于麦冬这个药，能够凉润肺，比如麦门冬汤治疗火气上逆的咽喉干燥，但如果病人胃纳不好，体力不好，经常乏力，这种情况下有一个不好的作用就是凉心，所以生脉饮用麦冬。但这个病人我们当时判断既然用到桂枝，他心脏的振奋力是不够的，所以没有用麦冬，而是选了稍微温一点的，就是我要振奋这个气，阴又不够是另外一种药物搭配了，就是我们刚刚讲的石膏、菟丝子、五味子；如果病人很能吃，我们就直接就用地膏味，熟地、石膏、五味子。

7. 今天跟大家交流这个病人，一样属于重症，大的病机线路大家看有相同的部分，但在非常巧妙的气血阴阳精津液的化合这一块是选用了另外的线路。

理：阳明实太阴虚、营热、血热。

法：阖阳明益太阴。

方：二芍木防己汤加味。

药：赤芍45克，白芍45克，太子参30克，生石膏30克，木防己10克，五味子5克，菟丝子30克，桂枝10克，生龙骨15克，生牡蛎15克，麦芽30克，乌梅3克。

三阴统于太阴，三阳统于阳明

1. 大家好，今天交流一个新冠肺炎病例。按照国家的治疗方案以及结合当地的气候特点和病人的情况，病人前期的症状都控制住了，这个病人最主要是右眼的出血，基本上是覆盖了四分之三，会看到厚厚的瘀血，成团成条，而且吸收比较慢。病人的其他症状都控制住了，结合这个出血，突出的症状是大便烂，舌淡红，舌的前右侧齿痕明显，左侧不明显。苔黄白燥腻，由前向根部逐渐增厚，舌前三分之一和后三分之一可以看到细碎裂纹。临床上如果看到铺满舌苔，而且逐渐向根部增厚，对应的病机主要是太阴、阳明，就是李老提出的三阴统于太阴，三阳统于阳明。因为湿热火秽毒伏在土里面，既向上又向下，根据舌苔这种情况，苔往根部是逐渐增厚的，但病人对应的症状大便是烂的，裂纹前后都有，中间没有，说明前后都有郁伏在里面的燥热火邪。这种情况下，大家想一个六合球体空间，每个点都可以分一个六合，就是前后左右上下，一个圆运动，这种治病主要是集中在中间来治疗。再加上病人眼睛这样的出血情况，又瘀又暗，出血量多，是血分伏火才能导致这样的出血，所以拿捏的重点在中气——即是土，就是彭子《圆运动的古中医学》提出的根本。

2. 大家比较难理解《圆运动的古中医学》中彭子说"中气者，生物之生命也，此大气的圆运动之所由来也"，天地之气相交形成中气，中气是这样，万物也是这样，生物的生命就是这么来的。这跟我前几天讲的火生土、土伏火形成后天的坎卦是人生命的根本是一致的。用的是中气这两个字，跟元气是同一个内涵，但是这两个字对应到人身上，中气在中，中气的升降对应到人身五脏六腑之脾胃，所以在十二经气图里面我们看到的脾胃是靠中间那一个圆最近的升降的经气，但它不是中间那一个轴，所以彭子说中气如轴。李老根据元气和中气的关系，提出了元气生中气，元气全赖中气的滋养灌溉，因为有这个才五脏得养，生生不息。

3. 针对这个病人，第一组方药给出的是升降散，针对这种毒选用的是大黄和僵蚕。新冠肺炎病人共同的特点一般是干咳，很少咯痰，僵蚕是虫类药，注意虫类药能够入阴分，咳嗽会减少但是病人会觉得胸部憋闷，所以加了桑白皮。因为病人大便烂，大黄换成了酒大黄，用量较少，大黄不同的剂量有不同的作用，是根据每一个病人的本气来用的。用大黄是针对病人里面的伏热，这个伏热立足气血分，气分血分都包括。所以尽管大便烂，针对这种伏在体内的湿热火秽毒，你要给一个孔让它出来，给邪以出路。

4. 第二组药，大便烂但舌苔腻，尽管有裂纹，选用苓二芍，因为病人眼睛大量的出血，所以各用了 45g，苓二芍针对的是火邪，尽管药物并不会很凉。

5. 第三组药，打开肺胸膺膈肋阳明，选用木防己汤，常规小剂量，木防己 10g，桂枝 5g，石膏 10g。

6. 第四组药，大便烂，但结合舌苔向根部逐渐增厚，属于太阴虚寒，阳明的热通过打开肺胸膺膈肋解决了，而且大黄、石膏将经腑热都解决了，太阴虚寒用了太子参和姜炭，气阴阳均不够。再加上大便烂，有裂纹，结合了太子参和姜炭。这个病人药后 2～3 天出血基本吸收，出血仅集中在下眼睑，仅剩三分之一，瘀暗消失，仅有一点点瘀条，由暗红转成鲜红。这就是营血分伏热的一种对治方法。

7. 我们再复习一下这几天讲的内容：气一元论的元气有破格救心汤，有来复汤，有阴分不够的用五味子、龙骨、牡蛎、太子参，如果心脏阳气不够，不用麦冬，可以合桂枝。萌芽就是厥阴，日出一刹那，自然界规律，一日的晨，一年的春，都是指气的运行状态。中医学对五脏六腑四肢百骸描述出来的语言都是指它应有的气的运行状态，所有的治病，以气治气。提出治疗三阴虚寒，但目前表现为热证，有三条共同的病机线路——苓二芍。一旦上下都有，有燥有火有湿有热有寒，立足中来解决，就是三阴统于太阴，三阳统于阳明，立足中土、中气来治，利用的是杨栗山先生升降散当中的配伍。肺、胸、膺、膈、肋这个大阳明道路的拓宽，就是应用《金匮要略》的木防己汤。气一元象万千，针对每一个病人治疗，共性是天地的规律，生命的规律，疾病的规律，每一个个体的特殊禀赋规律，需要我们去精准掌握。不论是治什么病，我们都是用规律来治病，让人法于阴阳，和于数术，法这个道就可以了。古中医这种体系是简单的，学这种规律就可以了，让人顺这种规律就可以了。谢谢大家！

总结：

理：火邪三条线路、阳明主阖、郁热。

法：1. 截断水气逆上之热、营热、血热。

2. 打开肺、胸、膺、膈、肋阳明。

3. 降泄疏散宣透。

方：升降散、明医堂木防己汤加减。

药：茯苓45g，赤芍45g，白芍45g，酒大黄3g，僵蚕5g，桑白皮5g，木防己10g，生石膏10g，太子参10g，桂枝5g，姜炭10g。

破格救心汤详解

1. 大家好，大家提问提到了李可老先生 20 世纪 60 年代创的破格救心汤。这个方的使用源于武汉一线有个中医，他并没有来参加过国家基地师承班的培训，他是看了李可老先生的书，将这个方用于一个上了呼吸机的病人使之成功恢复健康。之后跟我联系已经是好几天之后了。

2. 在生死顷刻，破格救心汤证的病机是"阳亡阴竭气脱"。如果觉得非常难理解就看一下我写的《气一元论与中医临床参悟集》，把四逆汤用一个简单的勾股定理进行了阐释，包括它的药量。这个医生当时用的药量是炙甘草 30g，附子、干姜各 60g，人参、山茱萸各 60g，龙骨、牡蛎、活磁石各 30g，茯苓 60g，白术 45g，沉香 3g。甘草守的是《伤寒论》里的格局二两（30g），附子、干姜各 60g。

3. 火往地下水阴中降的过程当中，这个道路的阻塞是冰凝，所以这个时候用的是破冰通阳，联想气的状态，打开这个道路一定是这样的。如果有燥热就不是这么一个药量的匹配了。那么萌芽的蓄健，是张锡纯的来复汤，李老合用了张锡纯的来复汤变成他的破格救心汤，人参和山萸肉。这个方用到了茯苓、白术，合附子大家就会想到真武汤。因为治疗这类病人干姜能用到 60g，当时病机的判断是三阴的虚寒，阳气的垂危，阳无力蒸腾水液，所以合了真武汤去白芍，生姜换干姜。另外针对呼吸衰竭，用的是沉香。李老在温氏奔豚汤中用的沉香、砂仁、紫油桂，温中降逆破沉寒痼冷，涉及厥阴。书上沉香是落水沉香，现在难以寻觅。这位年轻的医生用了沉香 3g 以纳气归肾，这个方就是非常精妙的搭配。新冠病人有胶黏痰栓形成，这个时候胶痰非常难排出来的。

4. 古中医是回到《内经》《难经》《神农本草经》《伤寒杂病论》的体系里面，也就是六个界面，每个界面都有六个界面。第一个要把握先天肾气和后天胃气，生死顷刻就是救这两个。如果要延续，根气中气萌芽。如果不是生死顷刻，这三个里面以哪个为主就用哪个，但是人只有一口气。

5. 这位年轻的医生用真武汤没有用芍药，对于真武汤参悟，李可老中医把它归为理中汤的类方，他提出来芍药是对萌芽戕伐最少的药，所以看到这个方通阳破冰，这个基础上没有用芍药，就可以知道这个病人的"芽"已经焉了，只能扶助这个芽让它蓄健让它升发，是不可以伤害它的。

6. 另外一个要点，一旦阳不够有寒凝的现象，但同时阳不生阴，阳不化阴，导致阴的不够，阳虚生寒的同时阴虚生热，导致了阳虚生寒为辅，阴虚生热为主，但是热又到了五之气阳明界面，形成了伏热。如果是这样一个病机，阳明是整个右降道路的关要，阳明不降就没有可利用的元气，也就是说肺为水之上源，这个时候需要同时对治。药物力量匹配取决于病人，但是机理在这里，回到李可老中医的古中医思维，他是用病机统万病，执万病之牛耳，关键是明理。有了这个病机，匹配关键在于病人本气的多少，邪正力量的悬殊，给了药方还要拿捏药量。

7. 古中医这条路难走是因为没告诉你这个方是治哪个病的，它是给你解释这个病人现在的病情，四诊合参后能明白在哪里打仗，主力在哪个战场，其他的兵力是怎么协助的，分清病机，找出主要矛盾和矛盾的主要方面，然后派出主力和协调的部队，这就涉及药量。如果看到苔黄腻就清热，睡不着就用温胆汤，胸闷就用小陷胸汤，我们在临床打了这么多年的仗，往往是失败的，如果成功也是前两诊（有效），再吃就没有效了。生命的机理就不是这么简单。

8. 简短讲一下后面三要素根气、中气、萌芽，萌芽我们讲过了张锡纯的来复汤，另外一个重要的方就是桂枝汤，这条病机线路是厥阴中气营卫血脉，之后有时间再讲一下。第三点，萌芽这一块不能忘记甲胆，因为东方甲乙木本来就是一个，天三生木，地八成之，本来就是和合一气的双螺旋的气旋运动，乙木下陷，甲木逆上，甲木降得不好，乙木可能就直升，一旦下陷直升横逆，横逆后再直升再下陷，这样的话气就发生了相应的变化。对于中气，如果气阳为主就是理中，气阴为主就是四君，如果涉及湿热秽浊就要参照薛生白的《湿热病篇》和吴鞠通的《温病条辨》和叶天士老先生的《温热论》。今天的交流到这为止，谢谢大家！

总结：

理：元气。

法：挽垂绝之阳，救暴脱之阴。

方：李可破格救心汤。

药：附子60克，干姜60克，炙甘草30克，人参60克，山茱萸60g，生龙骨30克，生牡蛎30克，活磁石30g，茯苓60g，白术45g，沉香3g。

元阳点火量（破格救心汤）

1. 大家好，今天交流的是新冠肺炎的病例，是一个病程比较长的老人家。弟子跟我交流的时间是 3 月 1 日，病人其他症状都可以，但 CT 复查后病灶还是没有吸收。病人的不适症状第一个是头晕，第二个是精神差，第三个是胃口差。如果听了这几天课，就知道这就叫作元气，元气生中气不够，（以及）萌芽和根气的不够（神疲）。前面用药各方面都有好转，CT 复查局部不吸收如同天空阴云密布，这个时候自然规律或者说用药方法就是太阳一出，阳光一照，阴霾自散，方药就是李可老中医的破格救心汤。因为病人没有舌苔，去掉干姜，附子和炙甘草的比例是 1：3，附子 10g，炙甘草 30g，山茱萸、人参、龙骨、牡蛎、活磁石各 30g，2 剂后精神胃口好转，还是有点头晕。这个时候需要加强点火之力，对应的药是附子。附子一般是逐日 5g 往上叠加或者翻倍。因为病人药后没有出现舌象更红，也没出现口干，大小便亦可，中气起来了（胃口好），萌芽得到蓄健（精神转佳），所以 2 剂后附子调整到 20g，余药不变（3 月 3 日）。今日联系症状好转，头晕消失，精神胃口更好，这种情况下附子调整到 30g，一般再吃 3 剂药，也差不多时间复查 CT 了。

2. 我们看到老人家对话握手皆可，体内的气表现在三阳，比方说阳明多气多血，但是气之根在三阴，只需启动原动力，火生土、土伏火化合成的后天时空里面不叫火土，叫水。后世医家认为肾是水火一家，因为这团水是暖水，水里有火，叫水火一家。启动原动力，合了张锡纯氏的来复汤——山茱萸、人参、龙骨、牡蛎，这是萌芽的蓄健。回到人身上（形成人之后）的中气，（此方中）就是人参和炙甘草。

3. 为什么启动原动力后各方面会好，回到彭子《圆运动的古中医学》，大气降下去之后，能降到这个人应有的地下水阴中，就能合成某年某月某日某时应有元气的状态，就不会生病。那么这个病人为什么降不下去，是因为卜面的阳很少，表现为阳不够变成了寒湿阴霾，寒湿阴霾没有顺着水往低处流，而是随着厥阴风木每一个刹那的升发带着寒湿阴霾顶到了肺——最高位比作天，因肺气通天，顶上来之后，气有余便是火，局部形成了胶黏样的痰栓这样的病理产物，说明一定有燥和热。但是所有的源头是下面的阳的不够！这个时候重在振奋元阳，一旦元阳启动，才能够火生土、土伏火，下面充实了慢慢就能化合，一化合这边蓄健的力加强了，和缓有序升发的力出来了之后就是春天的景象，那输送给肺的就不是阴云密布这样一个气的状态。只要有一线阳光照进去这些阴霾会自散的。

4. 新冠肺炎的一个特点，不像我们呼吸道感染，胶黏的痰稀释就能咯出来，此种情况的治疗肯定着重在内（指三阴），让它吸收、转化、归位。接下来如果说能够继续有效，复查 CT 炎症吸收，病人没有燥热火相应的症状，吃喝拉撒睡正常，还需要元阳的启动力和点火量，可以在药典范围内附子守 30g，减炙甘草的量，把炙甘草得量一点点往下减，肺部炎症吸收了就维持那个量，维持 2～3 天，之后全方药量减倍。一般在临床中，我们的药物一旦取效，如果是急重症，扭转、顿杀病势后药量减半就可以了。

5. 今天再一次交流李可老中医的破格救心汤，但是它匹配的量不一样，用药如用兵，变化虽然不多，内含的机理就是阳气，李可老中医的扶阳是真理，扶阳重在了附子一个药，以它为主将来打仗。今天就交流到这里，谢谢大家。

总结：

理：人身元气即原动力以元阳不足为主。

法：温益元阳，蓄健萌芽，启动原动力。

方：破格救心汤去干姜。

药：附子 10～30g，炙甘草 30g，山萸黄 30g，人参 30g，龙骨 30g，牡蛎 30g，活磁石 30g。

少阳枢至阴土

1. 大家好，今天交流一个病机和之前完全不一样的新冠肺炎病例。当时和弟子的沟通是这样的，病人的临床症状胸闷，口干，口苦，纳差，眠差，小便稍黄，大便略微不畅，日一解，舌略暗郁瘀红，苔厚腻黄白。病人前面的症状都控制住了，现在就是这样一个舌苔，中医怎么去辨证。学过中医的人看到这样的舌苔第一个考虑的是湿热，现在的问题是怎么解决这样一个湿热。因为舌苔厚腻黄白，不是很黄，我们判断疫毒下陷的部位是在土里面，这个土是一脏五腑的至阴土，也就是脾胃大肠小肠三焦膀胱。回到《内经》原文："营之居也，名曰器，能化糟粕，转味而入出者也。"这个至阴土里面，脾这个脏没有问题，关键是胃大肠小肠三焦膀胱五个腑，在临床中的指导意义是最大的，我们的体会是，源于这五个腑"是动则病"与"是主所生病"，尤其是"是主所生病"：胃主血所生病，大肠主津所生病，小肠主液所生病，膀胱主筋所生病，三焦主气所生病，这里面涉及的刚好是人体后天所需要的，化解这种湿热源于这种机理的指导，第一个陷到这个土里面，一定要让气有出路。

2. 第一组药是杨栗山老先生的升降散，选用的是酒大黄和僵蚕，重在解毒，给湿热、给土里面的毒一个出路，李可国家基地总结了"降、泄、疏、散、宣、透"六个字，针对六合的气的升浮降沉或者是升降出入。

3. 第二条线路利用了少阳的枢。湿、热的源头回到初之气厥阴风木，它的升发不及掉下去变成了毒，需要一个药从土里双螺旋地一直升到天上，（邪）一定能够升出来，在三阴三阳体系里面，只有少阳的枢可以从里升到最外之表——柴胡剂的类方。这里选了柴胡和黄芩，虽然没有典型的咽痛、痰黄，我们知道这个病毒的特点，病人有口干、口苦、纳差。李可老中医走出的医路，一看到纳差第一个不是想到山楂、麦芽、谷芽、神曲等消食导滞，而是考虑什么原因导致纳差。看到纳差就要回到中气、土，第一个源头是刚刚讲的升降散，那么第二个源头是初之气厥阴升发不好体现为少阳（少阳之上，火气治之）陷到了土里面，所以选了柴胡黄芩。病人睡得不好，这里面也有火。

4. 第三个是胸闷，前面说过打开这个郁结可以用木防己汤，但病人没有一点点裂纹，没有明显的燥苔，这里开肺选用的是"射干"，就是吴鞠通老先生上焦宣痹汤用的这个药，鳖甲煎丸、射干麻黄汤均有。射干是开肺的，在上焦宣痹汤配的是通草，这个病人睡得不好，小便稍黄，所以换成了淡竹叶。

僵蚕，虫类药都能入阴分，具有通络的作用，抵当汤（丸）中有水蛭、虻虫，或者下瘀血汤的䗪虫。针对新冠肺炎胸闷，这个药进入病所要配其他药，使它能够转出来，要解毒但是活血通络必须让那个气不能停留在那里，要让它出来，升降出入一气每一个刹那、每一个点必须是升降出入同时恢复，此方搭配的是柴胡。所以临床治疗咳嗽，尤其是小孩和老年人就是这样一个巧妙的搭配，咳嗽止了也不会导致胸闷。

5. 第四组药用了淡竹叶，同时针对这种厚腻苔用了滑石，六一散——滑石、甘草。滑石是渗利湿热的，利尿，但是大量的临床告诉我们这个药是开气结的，开气结后往往出现的第一个改善是大便通畅，这个病人小便稍黄，大便欠顺畅，刚好两个症状同时掐死了。

6. 接下来的一组药是桔梗甘草，桔梗甘草汤是治疗咽喉或者是肺痈，吐脓痰的。我们看不到，但利用西医告诉我们里面陷进去的胶黏状痰，类同于中医肺痿、肺痈的一个机理，加上胸闷，所以用了桔梗、甘草。

7. 最后一个药是白豆蔻，前面的药总体偏凉，患者的苔是黄白，这个时候要呵护太阴，化解湿浊，又不伤虚寒的太阴，用的是"白豆蔻"。

8. 这个方讲起来像小柴胡汤合甘露消毒丹，因为在这种情况下，前面症状全都解决了，没必要用藿香、佩兰等芳香化湿，它是陷到土里面，你对病机的把握界面是在太阴、在土、在中气。病人舌苔很快就退了，很快就出院了，这是很早之前的一个病例，今天的交流就到这里，谢谢大家！

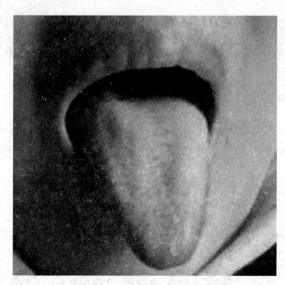

患者的舌象

总结：

理：一脏五腑至阴土，少阳主枢。

法："降、泄、疏、散、宣、透"土中郁热，利用少阳枢机枢转下陷至一脏五腑至阴土之湿热火秽毒邪。

方：升降散、小柴胡汤合甘露消毒丹加减。

药：酒大黄、僵蚕、柴胡、黄芩、射干、淡竹叶、滑石、生甘草、桔梗、白豆蔻。

益土载木—桂枝汤

1. 大家好，今天讲一条病机线路——厥阴中气营卫血脉。前面几节课已经提出了这条病机线路的观点，提出这个观点是源于天地规律，日出一刹那，人早晨醒来睁眼一刹那，一日之计在于晨，一年之计在于春，这样的天地规律和生命规律。这个规律回到三阴三阳的辨证体系里面就是初之气厥阴风木，厥阴风木体现的是人的生机，在正常情况下人是感知不到的，只有病了，不管是生机的萎顿或者是生机的过盛、太过旺盛，都叫厥阴风木和缓有序升发的失常。这样的病机对应的方药就是桂枝汤。许多医家认为桂枝汤是《伤寒论》的第一个大方，就是源于这样的天地规律和生命规律。厥阴风木，东方这一团和合之气里面有东方甲乙木，甲木对应胆，乙木对应肝，一阴一阳，乙木往上升，甲木往下降。一升一降构成了和合一气，体现东方的和合一气，对应的是一年四季的春，治病立足四季五方一元气，相对而言简单。乙木如果升得不好那就会往下掉，乙木之气下陷，所有的气下陷规律就会为寒。乙木下陷为寒，因为甲乙木和合一气，甲木必然是逆上的（病理情况），这就是桂枝汤里的桂枝和芍药配伍的道理。在自然界里面，风木之气异常了，怎么来解决它的源头？

2. 第一个直接的源头我们来治理风沙，植树，退耕还林，依据的都是当地的土壤，中医医理里面叫作土载木。针对人这个物种，益土载木也是普遍规律——姜枣草。小柴胡汤里面的配伍就是多了一个人参。姜枣草益土，通过桂芍的搭配就达到了益土载木的方法，因此桂枝汤在《伤寒论》里面除了少阴篇没有提到，其他每一个界面都有桂枝汤，其道理源于此。

3. 桂枝汤如果这样分析，桂枝是扶益风木之气的，扶益的是乙木，我们说它可以调肝。有些人认为桂枝可以入心通心脉，温养心脉，但是《伤寒论》里面有个治疗奔豚气的桂枝加桂汤，《神农本草经》说桂枝是主下气的，这样不就反了吗？其道理源于桂枝汤不管是临床上治疗下陷还是直升太过的，它根本的作用是起陷的，起厥阴风木的下陷的这个气。因此在厥阴风木原点起步这一块，如果想让起步迈得适合那个人的和缓有序的气的运行状态，那么起步的这个药就是桂枝，它可以治疗下陷的寒，也可以治疗直升的奔豚气。

4. 芍药在桂枝汤里面是等量的，芍药就是降甲胆的。芍药有赤白芍之分，前面几节课讲苓二芍的时候已经讲过了，在临床上如果这个人是桂枝汤证，但出现的喉咙痛，胸闷痛，出红色的皮疹，伴有南方这种气血分的热——赤芍为宜。如果是大便干硬，黏腻不畅，这个是用白芍。如果两个都有，赤白芍同用。这就涉及太阴篇第279条，出现时腹自痛倍芍药，一旦出现大实痛，就在这个方的基础上加大黄——组成桂枝加大黄汤。这里的原理就是厥阴风木之气下陷后出现横逆。横逆怎么理解，一定是六合之内，下陷后往内、往里、往深这个界面就叫作阳明。时腹痛我们基础学的是肝犯脾胃，大实痛就变成了阳明的腑实热证，加大黄，这样就理解了芍药和大黄可以同在阳明界面，但是程度不同，后世也把芍药叫作小大黄。

5. 桂枝汤基本是这么一个道理，是治疗初之气，治疗东方甲乙木自身阴阳和合一气，但是解决的方法是用自然规律土载木的方法。今天的交流就到这里，谢谢大家！

厥阴中气营卫血脉

1. 大家好，昨天讲了桂枝汤土木关系，也就是厥阴与中气的关系。从营卫角度认识，《内经》的营卫观点与叶天士的卫气营血辨证体系的营卫不完全一致，我个人认为叶桂的卫气营血辨证是《内经》营卫学说的临床应用。

2. 针对桂枝汤，我们熟知的桂枝本为解肌，桂枝汤的病机"营弱卫强"，或者"卫气不共营气谐和故耳"。历代还有医家提出来是"营强卫弱"，为什么这样说呢？卫气"温分肉，充皮肤，肥腠理，司开合"的功能失常了，就会出现恶风；营强就会出现发热汗出，从这个角度认识，这样解释也是正确的。另外一些医家提出来营卫都弱，卫气在外的"温分肉、充皮肤、肥腠理、司开合"的功能没法发挥，因"营在脉内，卫在脉外"，在内的营也是弱的，很简单，比方说脉缓。如果这样理解，桂枝汤就有三种营卫的认识，在临床当中，我个人的体会，这三种观点都正确。

3. 如果说营强有热，医家就提出芍药的作用——泄营热；如果说营弱，那么芍药就是养阴的，如四物汤。再加上姜枣草这三个药，尤其是对大枣的参悟就相当于膏汁类的作用，在土里面就涉及《灵枢·决气》里面的概念，液、津和一部分血。我们知道炙甘草汤中大枣是 30 枚，当归四逆汤中大枣是 25 枚，苓桂枣甘汤中大枣是 15 枚，大枣的这个作用能强壮液和津这一块，津液我们觉得属于阴分，胡希恕老先生的观点：津液就是指的阳气，"阳气者，精则养神，柔则养筋"的功能重在人体津和液是否充实强健。因此这样理解，桂枝汤这三种观点都对。

4. 这样学中医就需要"格物致知"，病的机理清晰了，再开始派兵遣将，主将是什么，辅助的兵力是什么，这些兵力各有什么样的优势与特长。对每一个药的"格物"在临床的时候非常重要，药到底是滋阴的还是润燥的还是清热的，必须回到《神农本草经》，药物禀"天之气、地之味"化合而成的天地一气的和气之偏，这样来认识每一味药在临床当中的使用，相对而言我们就会精准一些。因此，学习中医理法方药是一个顺序，药方法理也是一个顺序。我在带徒的过程当中把这两个方法交叉起来，融合起来让大家来学。这样学会一个理，我就知道这个理下面我要用什么样的法，什么样的方，什么样的药，知道这个药和其他的药搭配能够发挥出不同的作用，它的法是什么，理是什么，反复这样临床验证和理论的参悟，就能够明白中医学的（真正）阴阳五行。

5. 因此桂枝汤这五个药把营卫协调了，立足营卫的这个角度，就是调和营卫，调和什么样的营卫，前面讲了三个关系的营卫。关于血脉，昨天讲过桂枝，它能够通心脉的，我们有桂甘龙牡汤，桂枝甘草汤"其人叉手自冒心"，觉得这样按压就舒服一点。

芍药在血脉里面，因为营在脉内，刚刚也讲了，如果你认为芍药是泄营热的，那也到了脉内，如果你认为是养阴的，比方说四物汤养阴血，也是在脉内。卫在脉外，按照桂枝汤这个方的配伍就对应桂枝了。这就是桂枝汤简单的五个药，土载木，恢复厥阴起步，包括了甲乙木的协调，从营卫这个角度认识脉内和脉外的协调，从血脉这一块来认识寒热——它的脉内营热和脉外卫气失用。

6. 这样就把这条病机线路"厥阴中气营卫血脉"通过桂枝汤跟大家进行了交流，对临床的意义是什么呢？如果遇到的是这条线路的病机，因为这个病机引起了其他的问题，比方说高热，吃了退烧药汗出热退了，但是药效一过再一次高热。这时候的高热并没有伴随汗出，你来开方的时候，需不需要给桂枝汤呢？答案是必须要给，因为"汗出、恶风、脉缓、发热"的桂枝汤证这个气已经陷到了病人的体内，即使你在看病的当下，病人高热没有汗出，也要给桂枝汤。所以刘吉人提出了《伏邪新书》的一些观点，这种伏邪的观念在治疑难杂病的时候是需要医者考虑进去的，不是单纯的疗效怎么样，而是怎么样让疗效更快。这种桂枝汤的使用在临床太多了，包括《中气与临床》一书里面有一个陈某患肺炎的，当时我开的就是含有桂枝汤的一个方治疗高热。今天把厥阴中气营卫血脉通过桂枝汤这个方进行了初步的讲解，谢谢大家。

阳明本体与元阳

今天与大家交流一下最近我的临床体会，2020 年春天出现了另外一种病机，其实这种病机应该是在前两个星期就已经出现，源于这个病机非常难理解，没有三阴三阳这种概念，没有阳明是主气规律里面五之气，终之气叫太阳寒水，其实指的就是少阴元气，少阴元气的代表是"二阴抱一阳"，后世医家把它理解成"水火一家"，我们交流的"暖暖的一团水"，没有这样一个概念，单纯从脏腑来理解比较难，但是我们知道我们很多前辈是很厉害的。这种病机如果用一个中医术语的来概括，可以这样说"火极似水"。里面的火基本上我们通过肉眼是看不到的，我们看到的"似水"，这个水就是指的寒，因为是患者生病了，指的寒邪为主，但里面深伏的是火邪。但是这个火邪的源头是源于这些天与大家交流的乾坤两卦化合为坎卦的坎中那一丝阳爻的不足，也就是元阳的不足，元阳不足之后，针对目前体会到的这一病机线路出现的是"水寒龙火飞"，这就是李可老中医提出的一个很重要的观点。

因为水寒把火逼出去了，那么逼到了哪里了，逼到了阳明界面，如果大家有一个六合的观念，终之气太阳寒水之气——少阴元气生生之源——阳根之所，假如这是一个球，就是在球的中心，就是在球心这里，逼出去的火是一个立体的，如果分成六份的话，对应的秋，西北这一个方位的阳明，把火逼到阳明这里，因为《伤寒论》第 184 条"阳明居中主土也，万物所归，无所复传"，以及天地规律（即自然规律）——同气相求的这个规律，这个火因为"阳明之上，燥气治之"，阳明不阖逆上去（成为）燥热火，所以这个火就伏在了阳明阳土这个界面，或者理解成阳明戊土也可以。火伏在这里，阳明这个界面的特点多气多血，火跟多气多血之间的关系必定会耗伤气血，体现为阳明本体液津血（阴分）的不够，阴分不够的话阳明这个界面肯定是火了。阳明界面这里有实火，那么太阴界面常规应该是虚寒湿。今天我们只交流了刚刚讲到的这个病机线路。

这个病机线路相应的方就是生地、附子两味药组成的方，这个方是三个星期前（的病人）昨天回来复诊，这个病人西医的诊断是"胃下垂"，那么他出现的症状是中气不足，我们常规的思维，中气不够，下陷后这些症状他都有。用了这个方，药量是生地30g，附子10g，吃了21天后整个中气下陷的症状均有缓解，比方说腹痛、肚子胀、大便无力、口淡、口干、失眠这些症状，中气不足下陷既然能用到生地肯定有阴分不够的这样相应的症状。21天后回来所有的临床症状都消失了，胃下垂肯定不会那么快好。

　　今天跟大家交流就是当初为什么开这个方？源于刚刚讲的这个道理，生地、附子一化合，化合出来的是阳明本体液津血充足后，阳明的气就能往回阖，往回阖的过程当中不要忘了附子，这个时候附子是截断阳明本体不够的源头；但是同时阳明不往回阖，下焦元气不够，那么元阳肯定也不够，坎中阳爻肯定也是不够的。这二者之间就互为影响。

　　为什么表现为中气下陷，就是太阴"脾主升清"，是源于这两个药组成的方让阳明阖回去，阳明阖回去的前提是增强了它的本体，本体的增强是靠元阳。它不寒了就不会逼这个火上去，增强了元气的同时也让阳明阖回去，这一块的气机顺了，那么为什么恢复的是太阴主升清的功能？除了元气生中气这一个要点，千万别忘记了人只有一口气，阳明实热太阴虚寒，太阴出现了寒湿，脾没法升清，（因阳明太阴互为表里）它的源头是源于刚刚讲到的阳明这个界面的问题，解决了阳明这个问题，假如我们用实热来描述，太阴的虚寒是自然的恢复。因为在中土脾胃一升一降，这就是彭子说的中气的斡旋，只要胃一降，脾自升，那么太阴自然就恢复了。当然方里面附子它是原动力，元气足了，元气生中气，元气是中气的妈妈，有另外一种描述就是脾胃如釜，釜中火我们说的是中阳，釜底火就叫作元阳，元阳足了，那么中阳也必定会充足，中阳充足了，那么太阴就会出现寒湿对应的象，因为没有这样一个气，那么这个气导致的症状自然而然就会缓解。这是最近临床出现的常见的一条病机线路，大家可以在临床试用，今天跟大家交流就是这一条病机线路。

痛风之寒热对治

1. 大家好，今天跟大家交流一个最近治疗痛风的病例。病人的临床表现为右脚大拇指跖趾关节出现红肿热痛。当时考虑到这种炎症反应在少阳、阳明界面，同时有湿热，所以用了大柴胡汤加活血药赤芍，合了四妙散和藤类药，这是大家常用的方法。用了前三剂药效果很好，疼痛逐渐缓解，肿胀消退稍慢，但关节局部颜色由鲜红转为瘀暗，还憋得有一点紫的感觉。当时我考虑到里有瘀热，所以又吃了一剂这个方，吃第四剂的晚上症状还是逐步缓解，但第五天早上病人觉得疼痛肿胀有所加剧，此时再看痛风局部觉得更瘀了，憋紫同前。当时想到瘀热的深层原因应该是寒。因为利用了少阳枢，又有大黄清解阳明湿热实火，有血分的药，又有四妙散，再加上藤类药通经络，如果这些药不能继续缓解（病情），说明虽然存在下注到下焦这个部位的湿热火，但它的源头应该在更深层的部位。这是脾经所过的地方，对应太阴。太阴的寒湿是前面这个方对治的湿热火邪的源头。那太阴的寒湿又是那里来的？太阴有寒湿，四肢为诸阳之本，右脚大拇指（痛风部位）对应筋骨所在的部位。这个时候就转了治疗方向，回到了根本问题：太阴寒湿的源头是什么？

2. 前面已经交流过李可中医药学术思想——坎卦的形成，先天乾卦（纯阳）与坤卦（纯阴），火土相生化合为万物（包括人这个物种）根本的这个元气叫坎卦（二阴抱一阳）。太阴的寒湿找源头就找到了坎卦里面中间的那一丝阳爻，这个再一次强调叫元阳或者肾阳。元阳不够生了寒湿，就是昨天讲过的釜底火和釜中火的关系，釜底火是釜中火之根，釜底火不足，釜中火也不足。太阴之上，湿气治之，太阴己土之气不足，寒湿内生。

3. 厥阴对应木，水生木，木为水之子，元阳不足给到它的也是寒，甚至可以叫作寒毒。木是寒的，自然而然因为风木之气的升发失序，生机萎顿，那么治疗就是扶益这种生机。但是东方甲乙木，扶益乙木的升发——可用桂枝。问题来了，这个病人的瘀看到的是血分的瘀，因为寒导致瘀血凝滞经脉，憋在那里又有点发紫发红，这个热在哪里？这个就是甲木逆上去的热。乙木不能正常地升发，甲木就不能正常地下降，逆上去之后因为风木之气生机的萎顿陷进去了。针对这个病人的病，陷到了营血分，这就是临床看到的瘀加憋的一点紫的感觉。

4. 早期红肿热痛已经热化到了少阳和阳明界面再加上湿热下注，前面的方已经解决了。因此在治疗出现瓶颈之后，就转为了刚刚讲到的几条病机线路，这是治本的方向。对治元阳不足内生的寒邪用的是附子，对治太阴寒湿用的是白术，对治乙木升发不足用的是桂枝，对治甲木失降横逆下陷的药是芍药。这四个药，怎么样能够让气机恢复的同时不会出现这些药的过偏，这就涉及李可老先生提出来的土伏火，土载木。土伏火，四逆汤法，土伏火的这个药是炙甘草，土载木的这个药也是炙甘草，土载木包括了甲乙木。附子甘草、白术甘草，桂枝甘草，芍药甘草。因为是寒（邪）所以用的是炙甘草，就这样五个药组成了一个方。服药半个小时后这个症状明显缓解，再吃三天药，整个肿出来的关节就缩回去了，今天跟大家的交流到此为止，谢谢大家！

理：元阳不足，太阴寒湿，萌芽萎顿，厥阴升发失序，甲胆失降横逆下陷。

法：火生土，土伏火，土载木。

方：明医堂庚子寒毒陷营方。

药：附子、白术、桂枝、白芍、炙甘草（等量）。

类风湿关节炎（黄芪、桂枝芍药知母汤）

1. 大家好，今天跟大家交流一个类风湿关节炎的病例。这个病人2004年就一直找我看病至今，上一诊在春节前用的是李可老中医的大乌头汤，这个方在李老的书上都有记载。这么多年这个病人的治疗是不可能一个方吃到底的，2006年这个病人当时用的方药是黄芪和细辛，黄芪最大用到500g，细辛最大用到120g。李可老中医走出的这条医路，我们的体会是需要结合年运来治，就是"年之所加，气之盛衰，虚实之所起"。

2. 这一诊用了桂枝芍药知母汤，也是缘于春节前后她的身体情况的变化，具体的病史是春节期间随着天气转冷她的四肢关节较痛，双腿发紧，下肢难以屈伸，脚无力，精神稍疲乏，二便可。因为疫情她没有来就诊，是在微信咨询我的一个徒弟，当时想到这么多年的一个治疗过程，加上到了2月24日，在广州春天的这种气息已经是一种往上升发的状态，这个时候就开了小剂量的桂枝芍药知母汤的加味，桂枝5g，赤白芍各15g，知母10g，麻黄3g，蒸附片15g，炙甘草5g，白术10g，生姜10g，防风5g，生大黄1g，生地黄15g。病人一直吃药到昨天回来复诊，药后下肢发紧感明显缓解，四肢关节疼痛明显缓解，站立时间较前持久，精神好转，疲劳减轻，胃纳佳，眠佳，稍口干，大便成形，每日2解，舌偏淡苔少，脉细缓。昨天调整的方药为蒸附片增至30g，生大黄换成了酒大黄3g，生地黄增至30g。前几天我们交流了生地和附子的方在临床的应用，也交流了治疗痛风先从少阳阳明转为三阴的寒湿寒毒，其实桂枝芍药知母汤也可以治痛风的。

3. 变通大乌头汤重用黄芪，我们总结出了18字的功效：运大气、定中轴、健中气、充里气、实肉气、厚土气。大乌头汤重用黄芪运大气进去后推动身体里面所有的六气，我们常理解的气是推动血的，但是重剂使用黄芪就相当于定海神针，如同我们种地翻土的那种力。所以这种药吃了之后，在春天升发的时候病人感觉症状加重了，这个时候要疏导。但是元阳不足、血脉寒凝是这些病人的共性，所以这一诊用了桂枝芍药知母汤，并开了阳明伏热的气孔。桂枝芍药知母汤里有知母，知母这个药作用于阳明界面，但是它作用的界面相对而言较石膏更深，所以酸枣仁汤用了知母。大黄小剂量的使用是源于类风湿性关节炎肿大的关节里面是有阳明伏热的，但是共性是三阴本气不足的，所以这个时候这种伏热你要转每个点六合的升降出入，需要给阳明伏热一个气孔，即给邪以出路，但不能大剂量，因为这样会伤了三阴的本气。

4. 关于生地，之前交流了生地和附子，源于水寒逼火到了阳明界面，火导致阳明界面液津血的耗损，（进一步）导致阳明本体不足，要加强液津血的化生才能对治阳明的邪热，所以选用生地。这个病人就是这样的思路。

5. 防风、麻黄、桂枝。在《伤寒论》的体系里面，桂枝汤是用于厥阴风木起步的；防风是对治风邪陷到了一脏五腑至阴土里，在表的湿和风掉在土里面郁而化热化火。关于麻黄，麻杏石甘汤是有汗出的，阳和汤也用麻黄，所以我们不是以有汗无汗去判断是否用麻黄的。麻黄重在宣通腠理，麻黄汤可以发散在毛皮里面阳气的郁结，毛孔一开，汗一出，高热就退了。曹颖甫老先生认为它能发越血分的郁热。所以《伤寒论》原文中有"衄乃解"，一出血这个风寒邪就解了（《伤寒论》第46条曰："太阳病，脉浮紧、无汗、发热、身疼痛，八九日不解，表证仍在，此当发其汗。服药已微除，其人发烦目瞑，剧者必衄，衄乃解。所以然者，阳气重故也。麻黄汤主之。"）。其他药在前面的交流中已经讲过。小方取得了比较好的疗效，今天的交流想让大家知道，中医的治疗重在当下对每一个病人的辨证施治，没有一个死的方法是说哪个方对治哪个病的，今天的交流就到这里，谢谢大家！

理：

1. 元阳不足、经脉凝滞是根本病机。

2. 伏寒与在深在里在内的阳明伏热、本体液津血化生不足三者相互影响。

法：温益元阳，托透伏邪，增强阳明本体液津血的化生。

方：桂枝芍药知母汤加味。

药：桂枝 5g，知母 10g，赤白芍各 15g，麻黄 3g，制附子 15g，炙甘草 5g，白术 10g，生姜 10g，防风 5g，大黄 1g，生地黄 15g。

用法：每日 1 剂，加水 1300mL，一直文火煮 2 小时，煮取 150mL，分两次服。

复诊调整方药：桂枝 5g，知母 10g，赤白芍各 15g，麻黄 3g，蒸附片 30g，炙甘草 5g 白术 10g，防风 5g，生姜 10g，生地黄 30g，酒大黄 3g。

用法：每日 1 剂，加水 1300mL，一直文火煮两小时，煮取 150mL，分两次服。

精津液方，海陆空三军

1. 今天交流一个补精津液的方子，是《中气与临床》第80页，这个方就是源于已经交流过的桂枝芍药知母汤的参悟，在这个方参悟的前提下，针对身体内相对属阴的这些物质化生不足而创出来的。李可老先生在带我的时候强调如果能把彭子的"中气如轴，四维如轮，轴运轮转，轴停轮止，生命终结"与郑钦安的"坎为水，坎中一点真阳乃人生立命之本"两个医家的学术思想融合在一起进行临床实践的话，起码可以做到少犯错误。

2. 这个方针对阴的不够，在这种情况下，依人以水谷为本，针对部分疑难杂病就重在中气的健运了。因为中气的不足，土不伏火；另外，既然能耗损阴分必有火邪，这个火邪在这个方里面指的是离位的相火，所以有下面一组药"梅二草"——乌梅、生甘草、炙甘草，两个生甘草、炙甘草都是乌梅两倍的用药量，这种用药量是我们经过大量的临床验证和自身尝药体会出来的，这样的搭配相对而言是大众的口味，而且酸甘化阴的力比较强。

3. 第二组就是桂枝、芍药、知母这三味药，芍药针对阴分不够，血分或者血脉里面一定是有邪热的，因此芍药的量是桂枝的三倍以上，（具体）再根据每个病人其他的情况比方说大便很容易干、病人不能吃凉的，（就）利用赤白芍这两个药；知母也跟大家交流了，希望能够记住它与石膏的不同。

4. 接下来的这组药"海陆空三军"的联合作战，海军是熟地黄，陆军是酒大黄，空军是麻黄（三黄）；有引火汤（李可老中医和傅青主的）、钱乙的六味地黄丸、仲景的金匮肾气丸（八味丸）都重用熟地；酒大黄推墙倒壁之功，在这里是因为阴分不够必有阳明的伏热，它用的是小剂量，在5g以内；麻黄按道理来说，根据《伤寒论》83～87条"咽喉干燥者""疮家""淋家""衄家""亡血家"，这些病人是不能用的，但在部分疑难杂病中需要开腠理，比方说阳和汤，因为阴分不够，需要通过和阳解凝，和的这种力，阳和汤重用的也是熟地，麻黄用量小于3g，麻黄和大黄之目的都是给人体一个气孔。气孔的概念需要回到刘河间提出的"玄府、鬼门、气孔、汗孔、毛孔"，这样一个概念其实都是指的腠理，腠理在不同的部位有不一样的理解。麻黄与大家交流过，它的作用重在宣通腠理，除了麻黄汤它的作用部位在毛、皮、肤，在毛皮肤的里面全是充足的元气，因此麻黄汤对治的高热只要把六合之内这一个外面的表憋着的、郁在里的气结打开，通过发汗的方法将症状消除了，因为里面是元气，所以汗一出诸症皆消，本气自然而然很快就增强了，我们叫作太阳风寒表实证。为了方便记忆，我们称这一组药为海陆空三军。

5. 接下来一组药是泽泻、猪苓、茯苓还有前面的桂枝，这是五苓散里面的药，没有白术，泽泻、猪苓、茯苓这三个药针对的是水液代谢失常，但是有阴虚有阳虚，比方说五苓散治疗的是水热气结，但是相对猪苓汤而言它是偏于阳虚的，所以我们用的是桂枝。泽泻这个药常规的理解伐肾浊，还有泽术丸，在治疗一些疾病比方说冲到最高位头部的病邪，如神经胶质瘤，或者是常见的高血压，有一种水气逆上去，这个时候就需要用泽泻。

6. 接下来的药芥子、姜炭，这是阳和汤里面常用的一组药。

7. 最后一个药是升麻，升麻是重剂使用。为什么这样用，不管后世医家有多少种理解（升提、升举、解毒、散火），通过对升麻鳖甲汤治疗阴阳毒的参悟，这个方里面给了重剂量的阴分药，还有相对而言它一半的量——即升麻，我个人的参悟它还是在一脏五腑这个至阴土里面，一方面能够升这个憋着的热毒气结，打开之后的气，能让它升上去；另外一个方面是解毒，升陷汤里面升麻是用的小剂量，因为我们把整个方的格局定在了下焦，恢复的是元气，通过中气的力量，酸甘化阴、辛甘化阳，再开道（海陆空三军），再把中间这些皮里膜外的、血脉的、脉内外的营卫打开的同时，用一个药，不能忘了彭子的中轴的这个力。这种情况下因为它的阳明是伏热的，脉内血热是鸥张的，脉外卫气是不用的，（但）重在解决里面的（太阴、至阴土），所以用了重剂的升麻。我在临床最大的量用到了90g，治疗一些比方说骨髓异常增生这一类免疫性疾病，补不进去就要靠化合，彭子提出的中气的斡旋，再结合郑钦安坎卦里面的"二阴抱一阳"元气的力。

这个方临床上治疗了很多病人，今天我们只讲这个方，今天的交流就到此为止，谢谢大家。

大乌头汤，界面认识，方药

1. 大家好，今天跟大家交流李可老中医的大乌头汤，这个方是前面讲的桂枝芍药知母汤的基础上，结合仲景的乌头汤总结出的大乌头汤。

2. 先分析桂枝芍药知母汤，我们现在对中医的参悟，人只有一口气——元气，六气为一气的变现，六气三阴三阳五行化合成五运六气，统为一气，就是《伤寒论》辨证体系里的六个界面，从太阳一直转，在六合内的六个界面双螺旋的气旋运动，转一个圆运动，这是彭子的学术思想。对于仲景的每一个方，我们都是立足于六个界面和六气为一气的变现来认识的。桂枝芍药知母汤，首先在太阳界面，从药物来说，桂枝、麻黄、防风，防风按喻嘉言的"逆流挽舟"法的认识，这个药除了在表，临床常见的就是气掉到了太阴（一脏五腑至阴土的这个太阴），掉进来的邪就是在表的风寒湿邪，根据气有余便是火，以及对土的四度（湿度、温度、厚度、密度）和土之生化、运载功能的参悟，它会化热、化火，因此有些医家认为防风是散太阴的郁火。

3. 这个方有桂枝汤去大枣，但是其他的药量已经发生了变化，李可老中医认为，药量一变，格局就变了。方中桂枝是四两，芍药、炙甘草的药量没动，生姜变成了五两。单纯从桂枝汤去大枣这个方来看的话，风寒湿偏重。因为里面的风寒湿甚至寒水之气多了，所以增大桂枝用量增强厥阴风木起步的力，大剂量生姜增强散寒水之力。

4. 顺着这样的思路，掉进来的气在太阴界面——白术五两，炙甘草二两。少阴界面——炮附子两枚，阳明界面——知母四两。厥阴掉下来，东方有甲乙木，那么阳明的热源于哪里？这里用了芍药三两，说明还有一条病机线路分析这个方，就是甲胆的不降。

5. 桂枝汤证，汗出、恶风、脉缓、发热，这个证的气掉了进去，气里面的几条病机线路又发生了相应的变化，变化又是什么？桂枝芍药知母汤，首先有太阳的风寒，既然有"麻黄"，就有麻黄汤的太阳风寒表实证，"桂枝"就想到桂枝汤的太阳风寒表虚证，两个都有就想到麻桂各半汤和桂二麻一汤

（这里指麻桂剂，非麻黄汤中的麻黄桂枝），这就是李可老中医很注重的学术观点——伏邪学说，托透伏邪。邪是从哪里来的，进到人体后掉到哪个界面，之后又发生了什么变化？

6. 通过这样的分析，桂枝芍药知母汤，有太阳、太阴、少阴、阳明界面，桂枝的量加了，又有芍药，说明也有厥阴界面。桂枝汤治的是厥阴界面的病，因为日出一刹那，厥阴阖开太阳体现为少阳，生病之后这个气发生了异常的变化，我们需要找到源头，厥阴怎么阖得不好了，太阳怎么开得不好了，那么体现为少阳的这种升发之气怎么异常了。首先找源头，按照一日之计在于晨、一年之计在于春、初之气厥阴风木，就找到这里，这个方刚好是这样一种思路，又复习了桂枝芍药知母汤，今天立足于六个界面对这个方进行参悟。

7. 在《金匮要略》里面，乌头汤的黄芪、芍药、麻黄、炙甘草是等量的，为各三两，这里面非常重要的是主大风的黄芪。麻黄、芍药、甘草和黄芪都讲过了。乌头，仲景是蜜煎后去了乌头的这个汁，合前面四个药煮了之后的汤再一次煮，李老在这个的基础上反复地验证，他的经验是用黑小豆、防风、炙甘草、蜂蜜四个药来佐乌头，其中黑小豆、防风各30g，炙甘草用量是根据所用附子的量而定，蜂蜜是150g，这样就可以同煎。黄芪一般120g起步，重剂可以用到500g。

8. 因为有附子和麻黄，比方我们常用来治类风湿性关节炎，有伏寒的话合用细辛，李老常用的是麻黄附子细辛汤。桂枝汤，如果阳明还有热，首选两个芍，分别对应南方的火——心火，和西方的金——肺火，用这两个芍对治阳明伏热的源头。阳明经热，石膏、知母是根据病人来定的；如果太阴也出现虚寒，有黄芪和白术，如果病人更虚，把理中汤也合进去，那就又有了四逆汤——附子、干姜、炙甘草。基本上（大乌头汤）方的思路是这样，至于再变通那就是根据病人的具体情况来进行辨证用药了，今天的交流就到此为止，谢谢大家！

李可引火汤

大家好，今天交流一下李可老中医的引火汤。有一张图是发给大家的，我个人的体会比较难理解。李可老先生留给我们的这张图（图1），用的是引火汤，这个方的医理，我们一点一点跟大家进行交流。图里面第一个画的是先天八卦乾卦，接下来是先天八卦坤卦，先天乾卦指的是元阳，又叫真火、命门火。先天坤卦发挥的作用为土伏火。也就是，先天火生土、土伏火这个化合之力，到了后天八卦就变成了坎为水，坎中一点真阳乃人身立命之本，坎中的一丝真阳，它的源头就是先天的乾卦。坎卦外面的这二阴，它的源头就是先天的坤卦。一定是在这样的一个理解的前提下，才能够明白李可老先生所说的，引火汤的引火归原指的是什么。为什么他又在引火汤里面特别强调了紫油桂的服法，是用小米蒸熟了之后，跟紫油桂粉混在一起制成丸先服，叫米丸先吞，之后再喝汤药。这就涉及引火归原、导龙归海（之理的理解）。但是如果是单纯的水浅了，就像他打的比喻，一个鱼池里面，如果这个水已经很浅了，这个鱼就会往上跳，这个火在人身上就会（出现）上奔、离位，这就是我们所说的浮越之阳。如果是这样，没有理由用肉桂的。看图里面坎卦的阳爻那里写了一个先天起点。这个起点，又回到刚刚讲的是先天纯阳的乾卦。大哉乾元，万物资始，乃统天。所以，在人身上的阴阳不是对等的，不是半斤对八两，它是以阳为主的。这就说明了李可老中医解释的这个引火汤，水浅不养龙它的源头有元阳的不足。但是，元阳的不足针对这个方已经出现了以肾水（真水）的不足——水浅。水浅了之后又发生了一个病机变化，阳气浮越。在这三个条件下，才能够理解李可老中医提出引火汤所对治的所有的病症。

图上面有，龙火、雷火、君火、相火，实、虚、真、假。尤其写到了"红色非凡并非火"。非凡指的是非常的鲜艳，这个代表的就是浮阳的外越。曹炳章先生也提出了同样的观点"色红非常并非火"，指的同样是浮阳外越。这里面，涉及一个雷火，大家看图，李可老先生在"雷"那里写了肝，肝对应的是三阴三阳里面的厥阴，涉及厥阴就有手足。为什么要这样提呢？因为手厥阴心包也是相火主之。这个是源于《伤寒论》厥阴病寒厥本证危重阶段出现的相应的症状，这个时候就涉及了手足厥阴。单纯的足厥阴没法解释。因此，我们的阴阳五行十二经脉五运六气（等如脏腑营卫气血）都是用一条线来贯穿的，也就是回到了彭子《圆运动古中医学》十二经气图，回到了它的运行规律都是双螺旋的气旋运动。最根本的就是中气的斡旋，所以说，中气如轴。这样李可老先生提出了如果出现这种情况，这个火是亢盛的，这样的火，这样的浮阳外越的情况下，怎么治呢？是用水来克火的，就是《内经》提出的治法"甚者从之"。这个就是指的引火汤。这就提出了另外一个问题，引火汤包括了一点点水浅的源头是水寒，但水寒不是主要的矛盾。

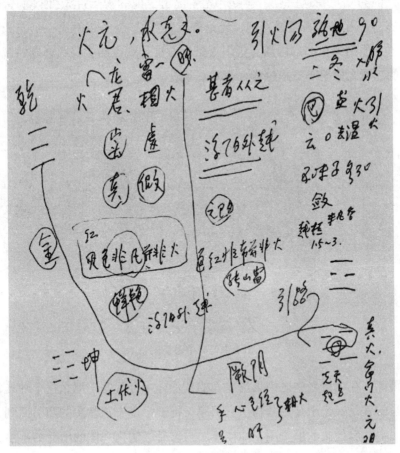

图1　李可老中医的手稿

一旦变成了水寒为主要矛盾，就是少阴篇的格阳证、戴阳证，这个时候出现的病机一样是阳气的浮越，但是它的根本的源头是下焦的阴寒。这个时候要让这个飘出去的阳回来，那是四逆白通或白通加人尿猪胆汁汤。在学李可老先生的引火汤，我觉得最重要的是一定要分清楚这两个点。这就是我们这些天一直交流的很重要的观点，（病）一定是有一个主要的矛盾，这个病机出来之后，要找到这个病机的前的所有源头。这些源头找多少？其实回到自然规律或者天地规律，就是李可老先生提出来的"扶阳是真理，八法不可废"的这个阳，扶的并不是我们人身上看到的，而是指的形成万物的坎卦里的中一阳爻，（这是）它的源头。这就回到了《易经》大哉乾元这一个纯阳。很多医家将寒温思想融合，或者是寒温统一论，就是立足在这一个（根本）。也正是因为立足在这一点，李可老先生提出了他的观点："立足凡病皆为本气自病，一首四逆汤通治百病，此论先天肾气。"就是指的这一个先天的乾卦。这是他指的扶阳的内涵。很多人是反对这种观点的。我跟李老的观点是一样的，看大家赞不赞成这样一个观点了。

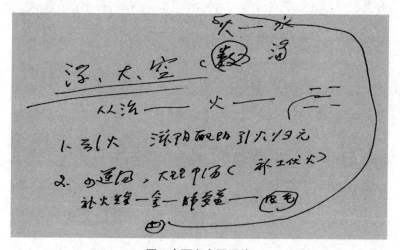

图 2 李可老中医手稿

因此，在李可老中医引火汤里面的紫油桂米丸吞服，那么这个油桂，就像他写的就是一个引路的药物。它引路就把整个药方这些阴的药引回到了地下水阴中，看他画的那个图，油桂能增强坎卦二阴抱一阳的阳爻的不足，又名命门火。

　　熟地需要强调的是补肾水的第一步，这一定是先通过补了土之专精，然后利用土气的充足，也就是中气，再利用了熟地的裹撷渗灌之力，以及方里面酸甘化阴的力，加上油桂的引路，这样才将整个方的力量拉回到了地下水阴中。茯苓的这种导水下来，前面跟大家交流过苓二芍，它其实治的也是水气逆上去的火，治的是火邪，那么跟引火汤用茯苓的道理是一致的。这样，整个方增强的就是坎卦二阴抱一阳，是阴阳同时增强。

　　今天的交流就至此为止，谢谢大家。

麦门冬汤与梅桂附来复汤的区别

今天讲一下你提出的这个问题：麦门冬汤和梅桂附来复汤的区别。两个方子治的方向不一样。

1. 麦门冬汤（六个界面里面）它是以阳明为主的界面，阳明界面最典型的症状就是白虎承气经腑证，但是阳明界面我们交流过阳明多气多血的特点，一旦阳明不阖，直接对应的肺胃不降，很多时候因为胆也主降，肺胆胃都不降的时候，就出现阳明多气多血化合的不够。阳明界面正常主阖功能的发挥需要本体的支撑，里面一定得有东西，就像我们秋收的麦穗要饱满，这个里面的东西就叫阳明的本体，对应到中医可以理解为液津血不够。

2. 麦门冬汤出现了气逆上去不降，"阳明之上，燥气治之"，所以《金匮要略》就有"火逆上气"，有些人认为火是个大字，总体相对来说理解为火逆容易理解一些，"火逆上气"冲在哪里了？咽喉不利。要把上冲的气降回去，就是把阳明要阖回来，也就是肺主气，立足五脏认识肺是主降的，因此这个方重用麦冬七升，在临床上汉代一升麦冬等于130g，按照130g的话七升那不得了。它跟半夏的比例，太师父李可老中医认为是按照7∶1这个比例是适合的。这个方界面一定在阳明，本体不够也就是阴分不够，生成燥热火逆上，走的部位是咽喉，其实一说到咽，这种阴分不够的人不得不考虑到肾。

3. 我跟你交流的那个方，为什么这样开具处方呢？看这类新冠肺炎病人的临床症状，第一个共性：晚上烦躁出汗，汗多的时候要换一次衣服，出了汗之后怕冷，其中一部分病人还伴有晚上发烧。一看汗后怕冷而且是晚上，而且是这样的病人群，第一个界面定下来就是厥阴。再加上有发烧，厥阴体阴而用阳，一旦厥阴体阴不够，"用阳"这一个离位的相火就表现出来了，有的病人相火离位的很严重就会发烧了。

4. 汗后觉得冷，常规来说我们觉得气阳两虚，这一类疾病而且是大汗，这样卡死了厥阴界面的甲乙木，乙木蔫了，甲木逆上，一部分逆上是芍药甘草汤，另外一部分出现发烧对应离位的相火，选用乌梅。应该怎么解决？用自然规律，就是土载木，土伏火。土载木方面，考虑甲胆不降肯定是用芍药甘草汤，土伏火也是利用甘草，病人虚加人参，伏的这个相火就是用乌梅了。这一类人的虚在甲乙木这里，"甲胆一降，相火下密，阳根深固"，同时"甲胆一降，乙木自升，生化无穷"，但因为病人太弱了，汗后怕冷就要考虑蓄健萌芽这一块的病机，要复这个阳必须选用张锡纯氏的来复汤，这就把来复汤、乌梅一起合用，关键是药量。因为病人还有一个共性：口干口苦，但没有出现腻苔，舌苔是干的微黄，甚至有些人舌苔是干厚的，这就卡死了阳明的伏热跟元阳的不足互为影响。阳明阖，坎水足，阳明阖不回来，就没有下面的水，阴阳俱损，病人汗后怕冷就有里阳的不够，他的表阳不够是源于里阳的不足，这个时候已经不可能是太阳的表虚，而是因为里气不够导致汗出后怕冷，是里阳的不够。因此我们用小剂量的附子温煦元阳。

　　5. 方里面芍药甘草汤用到了《伤寒论》的原量各 4 两（60g），附子用的是 5g。再有一个巧妙的办法，这种汗症说明萌芽乙木是蔫的，一定要扶它，除了山萸肉、人参，附子也算一个，附子它是先天的乾卦之阳，坎中那个阳，这个阳启动了，就是在这种病人身上也要一点"点火量"，点火出来有什么作用？有原动力了，因为原动力出来后，地下水阴中的元气，这一个人的元气足了，接下来就是水之源木之根，升发的时候就看厥阴能否和缓有序地升发，不一定要一天的早晨才是厥阴，每时每刻人的气息都是六个界面在转的，在这种情况下加了桂枝，因为甲胆已经降下去，多了本钱了，这个时候就不怕用这种挑的药，当然龙骨、牡蛎、芍药、甘草、山萸肉、人参这本来就是张锡纯氏的来复汤。

　　因此，两个方的界面完全不同。

　　"麦门冬汤用人参，枣草粳米半夏存"，它降这种逆，阴分的不够（我们说液的不够），液的不够多余的是什么？在这个方里面多余的就变成了无形的痰饮，这个痰饮顶上来，你要往下阖，选"辛以润之，致津液，通气也"的生半夏，生半夏对治的界面一个是阳明、一个是太阴、一个是少阴，它就像挖土机，因为土干枯了之后，你要让这个土松散了，然后才有正常的气血运行，一运行土就滋润了，能让干硬的土、坚硬的土变成沃土的这个药就是生半夏，它能够"致津液，通气也"，因为通这个气，津液自然而然生成，邪去后就转为正，邪正是一家。枣草粳米这一类的药看苓桂枣甘汤，用到大枣都是指液的不够，小柴胡汤、大柴胡汤、苓桂枣甘汤都是用的大枣，炙甘草汤大枣用30枚，当归四逆汤大枣用25枚。在《伤寒论》的体系里面，姜枣的用量都是非常非常讲究的，一定是不同的界面不同的邪。

这就是这些病人能够取效的道理，因为方药搭配的作用是让病人顺应天地这个规律：土伏火，土载木。特别要注意的是，少阴这一块也启动了原动力，但是力量非常的弱。关键是根据病机巧妙地搭配方药，谢谢。

庚子寒毒陷营方治疗小儿过敏性结膜炎

1. 大家好，今天跟大家交流一个过敏性结膜炎的病例。这个小孩是今天复诊，她上一次复诊是 2020 年 3 月 2 号，年龄为 8 岁，西医诊断为过敏性结膜炎，这个小孩时不时地来找我调理一下。3 月 2 号她母亲的主诉如下，近一个月其母觉得小孩口气重同时伴有双眼结膜充血、流泪、瘙痒、怕热，入睡后背部汗多，近 5 天睡眠不安，踢被，揉眼睛，纳佳，喜欢吃肉，大便 2～3 日 1 解，成形，舌淡红，苔根部黄腻，同时根部伴有小裂纹，脉细。这个小孩之前的调理效果一般，这一诊我用的是 3 月 11 号讲过的一个方，当时用于治疗痛风，利用少阳枢机枢转之后、最后判断寒毒为病根。这个小孩跟那个病人用了同样的方，治的是不同的病，但病机一样，这就是李可老中医提出来的"以病机统万病，执万病之牛耳"。

2. 通过前两天讲的李可老中医当时给弟子们讲引火汤时写的那张纸的内容，我个人觉得李可老中医走出来的这条医路比较难学，因为回归到了天地、生命、宇宙是怎么来的，人是怎么顺应这个规律的。要认识那个规律，像李可老中医不是很主张用八卦的思维。你真正去理解，要将郑钦安"坎为水坎中一丝真阳为人身立命之本"的学术思想，与彭子的"中气如轴，四维如轮，轴运轮转，轴停轮止，生命终结（我们的生命都是由中气生成的）"的学术思想融合在一起来认识疾病，再遣方用药。如果没有大量的临床实践，走这条医路很难，这也是我和观涛老师共同的感触，但是大家能够走进这条医路，我个人的体会，这是一条捷径。

3. 现在用"逐症分析，由博返约"的方法来分析这个病例：这个小孩口气重是湿热，是中焦的湿热或甲胆的热。口气重的时候同时出现眼结膜的充血即目赤，这个热是往上冲的，从中焦马上到了上焦，既然冲到眼肯定是厥阴。双眼结膜充血同时伴有流泪，流泪这个症状往往提示病人是虚人。中焦这一个湿热或者火热顺着厥阴风木往上冲，这个热伤的是血分。接下来是瘙痒，血虚生风，风胜则燥，燥胜则痒。"诸痛痒疮，皆属于心"或者说是火，就是风和火都有。瘙痒在眼睛，身体里面有这么多的风的症状出来，又回到厥阴，说明厥阴的体是不够的。

4. 怕热背部汗多，如果是从头听到今天的老师们一看到这个肯定知道我们有一个概念叫甲胆不降，这是一个普遍的病机规律。尤其是小孩入睡后0.5~2小时出汗，之后汗自止，这个机理一般是甲胆不降。

5. 近5天睡眠不安，"阳入于阴谓之寐"，既是阳的不足亦是阴的不足，总的来说阳进入的程度比较浅，要想阳入得深就要把阳"往下压"，就像天地相交一样把阳气下压到地下水阴中。睡眠不安则踢被，对应离位相火。揉眼睛就是火出来了，之前讲的李可老中医的那张图（引火汤），就知道根本是坎卦二阴抱一阳的阳爻——这是先天起点，李可老中医告诉我们治疗疑难杂病的时候，你一定要考虑到有没有起点的那种力，如果没有就先救它。

6. 纳佳，一般这种小孩她不是很胖，很能吃，喜肉食，尤其是肥肉，这种人体内就是精不够，喜肥肉就是液不够。大家有小孩可以在生活当中去体会，如果这个小孩很瘦，足阳明胃戊土里面是有燥热的。有些人是邪火不杀谷，火太盛就不想吃，有些人因为停留在戊土的燥热气太盛就不停地装东西，这个需要在临床中由博返约，要跟其他症状结合去判断这个土里面太阴和阳明的关系是什么。如果是足阳明戊土因为燥，阴分的不够而生热，已经变成了邪火，一定要靠后天的饮食去补充，让身体达到中和（协调）的程度，这个时候是用李东垣的清胃散。

7. 大便2～3日1解，成形，每个人都有自己的体质，也不能说特别的异常，大便2～3日1解却不干硬，第一个考虑的不是阳明，是太阴和元阳，动力不够。阳明的燥并没有表现在大便的干硬，在这个小孩这里表现为纳佳、喜肉食，这就是我提出每一个界面的参悟，它有不同的认识点，每一个认识点都有不同的临床症状。病人不是每个界面的所有功效都不能发挥，只是有一部分不能发挥，你要根据这个考虑从哪里去找到对应的病机，这是学中医的难点，没有可以量化的固定标准，你这样治可以，反过来其他的一个医生从另外一个角度考虑，轻轻拨一下病机都有效，这门学问就是这样。

8. 舌淡红，没有看到火，苔根部黄腻，在根部出现了黄腻苔肯定是有湿有热，但是根部湿热的源头就是元阳的不足。很多疑难病寒毒不解决，湿热燥是没有办法解决的。这个小孩同时是在根部伴有小裂纹，有燥有火，一旦有阳明的这种燥火那就说明是下焦元阳的不够，二者之间的关系是互相影响的。

9. 脉细，像这类小孩有这么多的火热燥，但脉是细的你就知道要回到三阴治了，是三阴里气的不够，本证的虚化寒化，存在这种邪热说明是在三阴虚寒的基础上发生了热化变证。

在这之前我帮这小孩调的效果都是一般，但是妈妈比较相信我，还是来找我看。李可老教我们就是不管你能拿下多少病，第一点始终不能忘先后天两本，第二是生命三要素——根气、中气、萌芽，哪怕你分不清，也要把这三个守护住。张景岳也提出当你还没有那么多的临床经验时宁愿补得过了也不要攻得过了，补过了还有救，攻过了把三阴本气伤害则了非常难救。

10. 方名是庚子寒毒陷营方，元阳不足，少阴的寒——治用蒸附片30g；太阴寒湿，就是湿热的源头——白术30g；厥阴冲上来，用的是起陷厥阴的桂枝30g；结膜的充血是在营血分——芍药30g，再加上炙甘草30g。这个方在3月11号已经讲过了，今天3月17号小孩回来复诊，吃了第一剂药后双眼结膜的充血、流泪、瘙痒等症状完全消失，当时和妈妈讲如果能够控制就拉长服药时间，尽量让小孩少吃药，让自身的协调力增强。拉长服药间隔时间，只是轻微的症状反复，中间停药后症状反复明显，继续服药后又得到明显改善，效果同第一剂药。入睡后背部汗多比之前明显好转，口气重得到改善、怕热、踢被、纳佳、二便同前，舌红苔黄燥微腻，根部小裂纹同前，脉同前。通过这个方临床症状得到缓解，病机肯定是对了，这个时候舌头反而变红，腻苔消失，苔燥和舌红显现，这个反映的病机是血分的热和阳明的燥出来了，因此在这个方的基础上加了两味药——赤芍30g，生地黄30g。生地黄很重要的一个作用是逐血痹，在全身血脉包括西医的微循环都被闭住了、流通不畅顺的时候，这个时候一憋就会有热，如同流水不腐、户枢不蠹，这个药是让它流通的，流通之后，我们临床会说清热凉血、生津养阴，它是能够增强身体里的液津血的化生，真正能补的。相反我们觉得阿胶是补的，但阿胶在身体里是导液的，并不能补血，今天跟大家的交流到此为止，**谢谢大家！**

理：①元阳不足，内生寒毒

②太阴虚寒湿

③厥阴下陷直升

④甲胆失降逆上内陷入营

法：火生土，土伏火，土载木。

方药：庚子寒毒陷营方（复诊2020-3-2）

白术30g，桂枝30g，蒸附片30g，炙甘草30g，白芍30g。

5剂。每日1剂，每剂加1200mL水，一直文火煮1.5小时，煮取100mL，分1日，每日3次服。

方药：庚子寒毒陷营方（复诊2020-3-17）

白术30g，桂枝30g，蒸附片30g，炙甘草30g，白芍30g，赤芍30g，地黄30g。

5剂。每3日1剂，每剂加1200mL水，一直文火煮1.5小时，煮取150mL，分3日，每日1次服。

李可变通大柴胡汤

今天讲一下李可老中医的变通大柴胡汤，讲这个方之前要强调一下，理解大小柴胡剂的关键是对三阴三阳里面少阳主枢的理解。一般容易理解的是少阳为三阳的枢，但是如果说少阳除了是三阳的枢同时也是三阴的枢，这个比较难理解。

这种参悟是源于阴阳消长转化规律。《易经》从无极到太极，太极一动生两仪（阴和阳），两仪生四象，四象里面只有太少（也就是太阳、少阳、太阴和少阴）。《易经》里面没有厥阴和阳明，但在中医学的《黄帝内经》里面就出现了厥阴和阳明，厥阴和阳明在开阖枢里面都是主阖的，在标本中里面都是从中的。这是源于天地规律、自然规律，万事万物的发生发展变化都是在矛盾当中进行的，物极必反就是中医的消长盛衰关系，阴极了不是一直极下去，一旦到一个极致它必定会转化，长到极就会转消，（盈）盛极就会转虚，这是亘古不变的规律。

大小柴胡剂在临床上所发挥的作用正是这样，利用少阳枢机，少阳的旋转枢机的功能正常，就能够协调寒热虚实。少阳枢机功能发挥正常，在三阳里面太阳就会发挥正常开的作用，阳明自然而然就会发挥正常阖的作用。

回到《伤寒论》柴胡桂枝干姜汤，这个方同时对治了太阴主开的功能，少阳的枢可以对治太阴的病，也可以对治阳明的病，柴胡桂枝干姜汤里面有桂枝，根据我们前面讲的，用到桂枝肯定是邪从表往里走的过程当中，已经是太阳风寒表虚证对应的桂枝汤证的气掉进去了，或者是回到初之气人的生机显现之后，这个生机升发得不够掉下来了，掉下来之后发生什么变化呢？在柴胡桂枝干姜汤里面有阳明的热，有太阴的寒，当然少阳枢机转得不好了才会有柴胡汤的类方。柴胡桂枝干姜汤这个方就充分说明少阳为阴阳之枢。

如果能够理解这个前提，李可老中医运用大柴胡汤有个变通方法，在

《伤寒论》大柴胡汤的基础上去掉了大枣和生姜，柴胡、大黄、枳实、黄芩、半夏、白芍都有，加了生甘草，加了对治热毒炽盛的疮家圣药——金银花以及连翘。因为大小柴胡汤这个方对应的气是掉到了太阴里面，脾主肌肉，胃也主肌肉，这个土里面主的肌肉里面有热毒，除了清解热毒，还需要一个往外托透的力，加了皂角刺。因为涉及阳明，热毒陷到土里面、肉里面，中焦气需要流动，这个流动气机的药用了木香，还用了一个相当于植物麝香的白芷。白芷、皂角刺等于是托这个热毒，要化脓或者已经化脓的痈，给邪气一个出路，后下的药是白芷和木香。因此这个方中土的药除去大枣、生姜温的药，加了生甘草益土清热解毒，关于方药的量李可老中医这一生的经验（仲景的格局是不变的），柴胡（8两）120g，或者你用到125g都可以，生大黄（3两）45g，枳实30g，黄芩45g，生半夏65g，白芍45g，甘草30g，金银花250g，连翘45g，皂角刺10g，木香10g，白芷10g，木香、白芷后下。

用法比较特殊，按李可老中医给我们留下的资料，我们在临床的体会是这样的，加水5斤，高度白酒200mL，浸药40分钟之后急火煮沸一刻钟（也就是15分钟），少量多次分服，每一次的量是100mL。在临床观察急的时候是60分钟也就是一个小时喝一次，李可老中医留给我们是90分钟一次，我们的临床观察是60～90分钟一次，根据病人当时的情况，一旦缓解后就3小时一次，日夜连服。

这个方治疗一些急重热毒症，常见的比方说急性的牙周发炎（红肿热痛要化脓），（还有一个肠道的）我们很多时候治疗急性胰腺炎，急性阑尾炎，妇科的附件炎。但是需注意，这种情况既然用到大柴胡，腑气部分病人是通的，部分病人是不通，还可以治疗肛周脓肿。这就是所有肉里面的热毒化脓，属于痈疽篇里面痈的这一块都可用这个方，但病机一定是卡死刚刚我讲的以少阳枢为主要的打开气结的作用，然后清解阳明热毒，同时要注意气机的流动，注意给邪以出路（托透），而且因为药偏寒，而且剂量大，所以加了白酒，重在但取其气，而且佐了寒凉药的偏性。这一类病人他的血脉有热有寒，但流动慢的瘀滞的憋在那里的，所以在这种情况下重在火毒的清解，但是血液的流通促进它快速的运行这就是靠白酒了，这就是李可老中医的变通大柴胡汤，今天的讲解到此为止，谢谢大家。

【强调：此方中病即止。不可过剂。】

李可变通大柴胡汤：

柴胡 120g	生大黄 45g	枳实 3g	黄芩 45g
生半夏 65g	白芍 45g	甘草 30g	金银花 250g
连翘 45g	皂角刺 10g	木香 10g（后下）	白芷 10g（后下）

用法：水 5 斤，白酒 200mL 浸 40 分，急火煮沸一刻，多次分服，每次 100mL，90 分钟一次，缓解后 3 小时 1 次，日夜连服。

少阳为阴阳之枢 1——水浅

大家好，今天讲一下少阳主枢，少阳的枢是指三阴三阳的枢，也就是它是阴阳的枢。昨天讲了从《易经》的角度只有太少，太就是阴阳各自发展的本体，两个少（少阴和少阳）事物发展变化就是源于两个少主枢的功能，到了《黄帝内经》再由主枢功能的作用下出现了阴的极致和阳的极致，这就由四象变成了六经（六个界面）。

少阳主枢在临床的应用，三阳的枢大家都明白，但是小柴胡汤并不是首见少阳篇，而是首见太阳篇，怎么理解？源于三阴三阳只是一气，从《伤寒论》体系由表到里的排序太阳、阳明、少阳，少阳是在阳明后面的，但是从温病的角度，温病的本质是郁热，郁热的根源是津液的耗损，温病的对治"下不厌早"；《伤寒论》从太阳一直到厥阴这个排序的体系里面，《伤寒论》提出来如果（太阳之里，尤以三阴界面）本气不足同时有表证未解一定是（先）解表（当然分个缓急），如果是里为重，这个时候比方说有腹胀满、有下利，那一定是先救里，在《伤寒论》体系当中如果按照这样一个症状治疗的话，救里是先四逆，病位在表用身疼痛来反应，原文有的给了桂枝汤，有的没有给，有的医家就提出来身疼痛（麻黄八证之一）应该用麻黄汤。我个人的参悟，根据当时患者的情况，如果按照从表到里能够陷到里，一般规律太阳风寒表实证比较少见，往往是毛皮这一层的防卫没有了，到了肌肤，桂枝本为解肌这一个层次开始，它没有防卫能力，因为肌肉涉及了足太阴脾和足阳明胃，脾主肌肉，胃主肌肉，对应了太阴阳明，又源于"三阴统于太阴，三阳统于阳明"，所以在这个层次，邪气进入身体后，若相对而言这个气是在表的话，则出现的身疼痛这一个解外的汤药还是桂枝汤。这也是源于气的一元论，六气为一气的变现，每一个刹那生机初之气起步不好（首先是气）往下掉，所以起陷的方就是桂枝汤，跟大家交流过，桂枝汤是厥阴界面的一个方。

这样的参悟我们就能够推出来，小柴胡汤首见太阳篇也是源于在表的太

阳的气（一定是指病了）掉下去，掉到哪里了？跟大家交流过，掉到了一脏
五腑的至阴土里面，掉到这个里面它发生的机转不是麻黄和桂枝在表的毛皮
肤肌这个层次，而是掉到了至阴里面并出现了气机不能升发，因为在太阴土
里面有寒有热，而且"中焦如沤"，它就会化毒，但是这个气可以在这里停
留，也可以往上冲，这样就导致了小柴胡汤证的往来寒热。停留在一脏五腑
（人身粮仓这个地方），有一个概念是"膜原"，一脏五腑里面三焦膀胱这两
个因为"腠理毫毛其应"，可以跟表有一个线路，也可以用有的医家理解的
三焦为膜原，或者是所有的网膜（就是所有的缝隙）跟里面的一脏五腑这个
里和太阳的整个最大的皮毛是相通的，所以"腠理毫毛其应"。这种情况下，
小柴胡汤我们可以看到那么多原文提到胸胁，尤其是胸胁满，这个区域从经
脉循行是少阳胆经，少阳胆本来就是"少阳之上，火气治之"，这个少阳代
表人身体的初之气升发之气，阖了厥阴开到太阳体现的是少阳，"凡十一脏
取决于胆"，都是指的这个气的升发受到了限制，这也是小柴胡汤。是回到
了气的一元——这个气的根本在哪里？气的根本是在元气，对应的是少阴，
少阴一定是出来之后升发的不好才可以用小柴胡汤，但是如果说少阴的本体
不够包括阴、包括阳，小柴胡汤是忌用的，否则在临床上病人会出现心脏骤
停，这是针对少阴来谈的。

　　太阴我们昨天讲过柴胡桂枝干姜汤，厥阴很简单，在《伤寒论》379 条
"呕而发热者，小柴胡汤主之"，《金匮要略·呕吐哕下利》中里面也有"呕
而发热者，小柴胡汤主之"，这是源于厥阴最容易发生的中化太过，中化太
过之后病机对治方就是小柴胡汤。另外一种就是出现了离位的相火，这个我
们讲过，用的药是乌梅。还有一个如果只是停留在甲胆逆上这一个病机，不
管是脚疼挛也好，还是盗汗也好（讲过小孩一入睡出汗），或者是便秘、高
血压，这是芍药甘草汤。源于这个机理，少阴少阳同主枢也是《黄帝内经》
女用七男用八的道理，七是少阳，八是少阴，刚好男女阴阳一配，女用的是
七，男用的是八。

　　这个为三阴的枢在临床的应用，我治疗一个暴崩的女性，每年夏至前后
她会出现暴崩，用止血药没效。当时我根据夏至一阴生，就是说在夏至（天
地）阴阳气转化的时候，她本来就是三阴本气的不足，那么她没法由阳转回
到里面的这个阴（生这个阴），导致阴不抱阳，火在这个病人身上出现了暴

崩,这个时候我给的方药是重剂熟地合小柴胡汤。在临床我们体会只要用对了,一般都只需要一剂药就可以把这个势扼杀住(顿杀病势),这个病人就用了这样一个方,三剂药后她的大出血(暴崩)就止住了,今天的交流到此结束,谢谢大家。

少阳为阴阳之枢 2——水寒

大家好，昨天讲了小柴胡汤和真阴肾水搭配在临床的应用，也有临床的病例佐证，大家肯定会想到另外一个问题，真阳不够可不可以用？

回到气的一元论，李可老中医的学术思想里面，跟大家交流过的那张图，（先天）的起点，就是后天坎卦（中一阳爻），生成我们生命的二阴抱一阳的真阳，李可老中医说的扶阳，它的源头用八卦认识是先天八卦纯阳的乾卦，这个不够（就是）在人身上起步的那种力（不够）。

为了让我的徒弟容易理解，当时用了"点火量"来形容，点火的这个力就是李老说的（先天）起点的那个力。如果这个不够会出现两种情况，一种是在人身上阳虚生寒，学中医的都知道，如果是以阳虚生寒为主是当下的主要矛盾，很简单，回归到少阴篇，常用的方药是四逆汤。四逆汤因为君药是炙甘草，虽然这个方比太阳篇的干姜附子汤只多了一个药，但是它的内涵及格局发生了质的变化，之前交流过四逆汤的配伍，它有李可老中医那张图里面除了纯阳的乾卦已经有了纯阴的坤卦，用五行认识一个火一个土，这里面四逆汤的配伍就是自然规律的"火生土，土伏火"。先天乾坤怎么化合成了后天坎卦了？这个坎卦叫作水，大家再翻回去看一下那张图，在这条线上李可老中医写了一个"金"，这种化合的力写的这个金指的是它们的化合是靠大气中金气的下压。如果没法理解，回到彭子的学术思想，正是因为天气的下降，地气的上升，从一日或者一年的规律当中，阳气升浮降沉的过程当中，整个往下降一直降到地下水阴中这个力，就是靠金气的下压。因此天地的生成如此，天地大宇宙，人的生成和人的生机规律是一样的。人也是这么来的，他的生命规律也遵循着天地生成的规律，所以天地大宇宙，人身就是一个小宇宙，其根本是一致的。

现在是生病了，病了阳不够很容易理解，就是用四逆汤；因为阳生阴长，它能够化生这个阴，而且也是统这个阴；如果因为阳不够，阳不生阴，阳不化阴，出现了阴的不够，阴不够之后，阴虚生热，如果是前面阳的不够已经是次要矛盾，现在的主要矛盾是阴的不够又生了火、化了热，方药就是前天讲的重剂熟地或者李可老中医那张图写的引火汤了。这两个都不够的前提下，因为它是命根啊，就是我们做生意的本钱，这个本钱包括了阴也包括了阳，即使在病理状态下也是阴阳一气，只是没有阴平阳秘而已。思维永远是一气，我们在临床就少犯错误了，你不会把阴阳分割开，不会把六气分割开，也不会把五行分割开。这种情况就叫作元气的不够，不够的话水生木，在地下水阴中，它要往出（升）这个气，升的过程当中初之气厥阴风木升发不利，如果元气不够，小柴胡汤直接从一脏五腑往出升散寒热气结是禁用的。

现在临床出现元气不够的同时形成了升发不好掉到了土里面有柴胡剂的症状，怎么办？两个同时成为主要矛盾的时候明医堂有个阴阳双枢方，继续启动原动力，启动了原动力之后合柴胡剂的枢转之力。大家看历代医家的医书里面都有这样的病案，只是我们需要搞清楚病机是怎样来的，知道它的切入点，条分缕析地把它搞清楚，就可以合用。

临床常见的中风、高血压、脑出血，它会有因为阳不够生了寒，而且终之气在地下水阴中，对应着三阴三阳其中一种认识叫作"太阳寒水之气"，或者回到肾（水火一家），里面就会有一个水邪顺着厥阴风木往上冲。阳虚生了寒这个时候又出了一个水，但不是真的我们眼睛看到的水，它表现为三阴三阳我们认识少阴元阳的不够，（此时）太阴也不够，太阴跟少阴是同样的寒，"太阴之上，湿气治之"，这样就出现了元阳不足的同时寒湿阴霾顺着厥阴风木逆上顶在了南方，而且因为这个不够、厥阴本身升发不好掉下来形成了小柴胡汤证，这种情况下就是明医堂的阴阳双枢方，是完全可以合用的。

大家（应）有这样一个思维：人永远只有一口气，一团和气不分阴阳，病了它还是阴阳在一起，只是没达到正常的这个人应有的阴平阳秘；另外一个一旦六气乱了，永远记住六气是一气的变现。因为一气的不好变成了六气失常的病邪，也就是"在其位则正，非其位则邪，迭移其位则邪"，就（是指）它双螺旋运转的速度太快了（或）太慢了，跟正常那个人的气血运行是不一致的，这就变成邪了，如果有这样一个概念，明医堂的阴阳双枢方大家会容易理解。我台湾的一个弟子，用这个方治疗了很多大病（精神失常、皮肤类疾病、高血压），大家可以在临床试用一下，今天的交流到此结束，谢谢大家。

明医堂阴阳双枢方：

柴胡 30g	黄芩 10g	法半夏 15g	大枣 5 枚
生姜 15g	山药 60g	茯苓 30g	泽泻 30g
怀牛膝 30g	熟附子 10g	炙甘草 20g	人参 30g

少阳为阴阳之枢 3——148、230 条

大家好，今天再讲一下小柴胡汤以及少阳枢为阴阳的枢。《伤寒论》148条："伤寒五六日，头汗出。"《伤寒论》里面的"日"各个医家都有自己的认识，我赞同曹颖甫老先生"日，一日指一候"的观点。回到《灵枢·五十营》，每一天"五十营"，代表着天地的这种规律，一日就是转了一圈，六个界面转一圈。"五、六日"如果这样转了一圈，肯定不在三阳界面，应该到了三阴界面。第一个症状"头汗出"，如果我们立足三阴界面这个前提来理解，"头汗出"这个症状已经是阳在外了。如果说按照从太阳一直到厥阴，整个来看这一元气，"头汗出"我们首先考虑三阳里面的阳明。不管是三阴病还是三阳病都可以这样考虑，当然单纯的阳明经证应该是全身的大汗，不会只写一个"头汗出"，如果是已经陷到里面的这种部分阳明的郁热、伏热可以只出现"头汗出"。

"微恶寒"可以是太阳的表。但如果是三阴虚寒，没有寒到一定的程度也可以"微恶寒"。我们看到这几个症状，这样把"头汗出、微恶寒"，不往后看，觉得应该是一个阳明（界面）、一个太阴（界面）。但是我们知道"太阴手足自温"，如果是太阴，"微恶寒"就说明这个太阴里面已经有少阴的元阳不足。这样我们从这三个症状可以推出：①三阴；②也有表；③有阳明。

"头汗出"可以考虑阳明界面，但是如果已经进入到三阴界面，则需要考虑存在三阴阴寒盛的程度。"微恶寒"有太阳（界面），但是也要考虑到三阴里面阳气的不足。

接下来"手足冷"，这一个除非厥阴篇中的"热深厥深"，但是"伤寒五六日"还没有到那个程度，因此，"手足冷"应该还是考虑少阴元阳的不够。原文后面提到的正是少阴！说明这是一种思维模式。

"心下满，口不欲食"考虑到已经是太阴界面。"太阴之上，湿气治之"，湿的运化不利，或者"脾主散精，上归于肺"在膈这里被挡住了，故而"不欲食"。如果太阴没有办法升，（那么）浊、湿、寒顶在这里。但是接下来的

症状"大便硬"，就有阳明了。毕竟大便已经硬了，大便硬代表了阳明腑实，但是有程度的不同。如果这是阳明腑实，而"心下满，口不欲食"对应的气机，我们通过症状分析定为太阴，但气机已经不是简单的太阴脾不升清的问题，而是有了太阴不升导致的阳明的不降。这样，湿和燥加上后面的"大便硬"，（正）是这条原文所反映出来的。

"脉细"就不可能是三阳了，这就推到了三阴里面了，起码可以这样去考虑。原方针对这些症状给了一个概念——"阳微结"。我们按照六个界面来认识，有阳明，前面的症状考虑到都已经是三阴了，那么这个"阳微结"应该是"伤寒五六日"的邪已经出现了阳明界面的实证了。但是没有典型的（经）腑实证的其他症状，比方手足冷就不符合。"阳微结"之后原文"必有表，复有里"。我们先不看后面，先一条一条这样按照"六气为一气的变现"，从六个界面来分析这些症状，已经分析出来既有太阳的表，也有一点阳明的证，同时有少阴和太阴的里。

后面"脉沉"亦在里，这个大家知道。"汗出为阳微"，这样的头汗出是阳明的轻症，后面再排除少阴。"假令纯阴结"进入到三阴里面的气机的郁结，比方说我们在伤寒体系里面的纯阴之脏结。"不得复有外证，悉入在里。"纯阴结（就）肯定是这样的，因为已经进入三阴界面了。

因此原文指出前面所说的"阳微结"，"此为半在里半在外也。"这个里和外是相对的，比如说，太阳和阳明，太阳是外，阳明是里；阳明和少阳，按照伤寒体系，阳明是外，少阳是里；少阳和太阴，少阳是外，太阴是里。"脉虽沉紧，不得为少阴病"，为什么呢？"所以然者，阴不得有汗"，少阴病"恶寒而踡卧，脉沉微"。因为（148 条）这个条文有"头汗出"，排除了少阴，一开始我们分析"头汗出"首先考虑阳明，除非里寒极盛逼阳于外表现为"头汗出"的危重症。原文到这里排除了少阴，这个时候给出的方是小柴胡汤。（利用少阳枢对治）

接下来"设不了了者，得屎而解"，如果阳明能够阖回来，也就是李可老先生讲的"阳明之降，乃人身最大的降机"，只要这个降机恢复就能解决整个气机的逆乱，"阳明一阖，坎水足"增强元气。刚才分析的这些症状，因为阳明与太阴相表里，阳明的热结一解，太阴的虚寒也解了。"微恶寒"太阴的虚寒一解，太阴主开，那么整个中气——太阴阳明能够斡旋，那么那一点点太阳的表也能解。阳明阖回去，元气增强，"脉细"等所有这些不足的元气也能够得到增强。

这一条这样分析就已经说明小柴胡汤对治的证已经不止是三阳，也就是不只是三阳的枢。

在《伤寒论》里面，阳明篇第230条"上焦得通，津液得下，胃气因和，身濈然汗出而解。"和（第148条）是互补的条文，今天我们再一次通过《伤寒论》原文解释了少阳的枢机是三阴、三阳的枢。

今天的交流到此为止，谢谢大家！

肺癌术后放化疗后（六气是一气的变现）

1. 大家好，今天跟大家交流一个左上肺腺癌切除术放化疗后的病例，患者男性，56 岁，在春节前 1 月 21 日来看过，当时给的方药是生地、生甘草、附片、桔梗、猪苓，药后 2 月 24 日回来复诊，精神改善，剑突下胸口堵塞感消失，胃痛嗳气反酸消失，咳嗽减少，黄黏痰转白黏痰，气短时作，无胸痛，纳佳，喜清淡，半夜口干，饮水后缓解，夜尿 3～4 次，大便日 1 解，质烂欠顺畅，舌淡红，苔薄黄燥中有浅宽裂纹，脉沉。

2. 这一类癌症患者总病机是三阴冰凝，虚化寒化为本，但是癌症肯定是发生了热化变证的，关键是这类病人术后、放化疗后，他来找中医调的时候体质已经不是最根本的病机了。这些天我们跟大家交流了很多内容——三阴三阳六个界面、标本中、开阖枢、阳明、大小柴胡剂、少阳枢机为三阴三阳之枢、小柴胡汤为阴阳之枢在临床的应用、黄芪 18 字功效在临床的应用、庚子寒毒陷营方等。依据天地、生命、疾病的规律，寒的本位本气"掐死了"三阴——太阴、少阴、厥阴。解决寒要回到火生土、土伏火——坎卦元气，增强元气离不开四逆汤。有了这个思路后，一旦在三阴虚寒后又发生热化变证，根据"年之所加，气之盛衰，虚实之所起"，热化以阳明界面为主。阳明多气多血，一旦形成伏热就会出现壮火食气，导致阳明本体液津血的不足。阳明的邪热和阳明本体阴分的不够与少阴元阳的不足互为影响，在复杂病机里面条分缕析，捋清楚病机线路。阳明阖坎水足，阳明阖的前提是要有阳明的本体液津血，能够给邪以出路。

3. 在 1 月 21 号病人来看的时候我们考虑到天地之气的一个共性，病人元气不够是肯定的，尤其是肺癌病人，肺为娇脏，很容易燥化热化，黄痰是肺里面有邪热灼津成痰，这个肯定是伏邪。病人剑突下胸口堵塞感，膈上和膈下，以膈为中心的膈理解为阳明的上下，泻心汤就是以膈为中心切入的，寒热虚实错杂，这个病人这里面都是堵塞的。针对癌症患者，中气是不够的，又是热化病人。胃痛嗳气反酸，这个我们常规来看就是寒证，结合舌淡红看不到热，热在哪里呢？热在苔薄黄燥，就是热和燥，中有浅宽裂纹，（太阴阳明）土里面都已经枯了，如果是真正的阳明火热证，脉不会沉的，舌也不会是淡红的。这个病人的邪热揿死了是阳明界面的伏热，虚寒要回到标本中来解释。阳明界面内伏燥热火邪，本体不够，它是一个实证热证，相对而言太阴就是一个虚证寒证。病人大便质烂欠顺畅，一个是湿，一个是阳明阖的功能不够强壮。胃痛嗳气反酸是太阴己土功能的不足，一年中的主气规律阳明阖坎水足，我们把矛盾主要集中在恢复阳明主阖和增强元气等方面。病人阳明的土里面是枯的，有燥有热不解决，阖不回来永远是没有肾水的，阴阳均不够。我们选了生地、甘草和附子，四逆汤中炙甘草换成了生甘草，附子是起点的那个力，即点火量。

4. 桔梗，太阴己土虚寒，虚寒是源于阳明的枯（阴分燥热）。这样病人的土里面有伏火，加上黄痰，我们利用小剂量的桔梗能够开肺，任何地方都有肺，开肺的同时升散郁火，同时升提中气，身体劳累同时得以解决。黄痰方面，结合这类病人的舌象，我们没有清热化痰，而是以地黄这个药派出去的这个战场——阳明，痰的源头是水，但是已经枯了，想到了猪苓汤的配伍，在增强液津血不够的同时，能够让脉内外和谐，如果这个充足了，多余的看不见的水逆上去了化成的热是需要出路的，所以用猪苓。这种思路的给药方法不是说见到小便不利就要去利小便，而是为什么会出现这个症状，源头在三阴三阳哪个界面，又发生了什么病机，以病机统万病。

5. 病人药后2月24日来复诊，效果很好，在这个方的基础上，这种思维就像我们面前有个苹果，我们是以苹果的中心核来治的，把核外面的一圈通过这个方把元气增强了，增强的元气为本钱再转这个圆运动。利用了"桂枝、芍药、知母"——厥阴、阳明以及血分，这一诊用了桂枝芍药知母汤：桂枝5g，赤芍15g，知母10g。

6. 3月17日复诊，患者吃药后精神体力进一步增强，咳嗽频率减少，白黏痰易咯出，气短，偶有剑突下胸口堵塞感。夜间口干减轻，温饮后解渴；汗出正常；纳眠可；大便日解1～2次，时成形时烂，排解顺畅，夜尿多如前。舌淡红苔薄微黄浅裂纹，脉沉。3月17日这一诊在守方的基础上，大家一边听一边思考，这个时候，白黏痰易咯出，需要加的药反而是针对阳明太阴少阴的药——生半夏5g，生半夏打开土中的阳明燥结，辛以润之，致津液通气也，化生出津液，通气的目的是什么？肺胃主降，阳明主阖，阳明阖坎水足，所以用这个药还是增强元气，同时把道路打开了。今天跟大家的交流到此为止，谢谢大家！

理：三阴本气内匮，六气郁结成形，大虚致大实，局部阳明阳土之火热燥

法：温益元阳，清解阳明伏火，增强阳明本体液津血。

方药：

地黄 30g，甘草 30g，蒸附片 10g，桔梗 5g，猪苓 10g，桂枝 5g，赤芍 15g，知母 10g。

14 付。用法：每 2 日 1 剂，每剂加 800mL 水，一直文火煮 1 小时，煮取 60mL，分 2 日，每日 1 次服。

复诊：2019 年 3 月 17 日

方药：

地黄 30g，甘草 30g，蒸附片 10g，桔梗 5g，猪苓 10g，桂枝 5g，赤芍 15g，知母 10g，生半夏 5g。

14 付。用法：每 2 日 1 剂，每剂加 1000mL 水，一直文火煮 1.5 小时，煮取 90mL，分 2 日，每日 1 次服。

感冒发烧——六气是一气的变现

大家好，今天跟大家交流一下这两天治疗的一个病人。（这）是一个 7 岁的小孩，开窗受凉后出现了高热（一天），在烧了 24 小时之后，第二天找到我，找到我的时候，因为前一天晚上体温 39.2℃，家长就给（小孩）吃了退烧药（热渐退），过了 4 小时后和我联系（家长感觉又要烧了），（前一天）小孩无胃口、吃东西（很少），也没有解大便。高热的时候伴头痛，全身是滚烫的，没有汗。吃了退烧药后，体温下降还是通过汗出（这一症状），（和我）视频的时候脸是郁红的，舌红，苔黄，时不时会清一下喉咙。

我当时给了小孩子这样一个方，石膏 60g，太子参 30g，乌梅、冰糖各 15g，赤芍、白芍、炙甘草各 45g，桂枝 5g，厚朴 10g，杏仁 5g。

一般情况下是这样考虑，吃了退烧药汗出热退或者汗出热渐降，一旦出现再一次体温升高的端倪或已经再次出现了高热，不管有没有汗，桂枝汤证已经进到人的身体里面了，就会形成桂枝汤证的伏邪。这个时候的（桂枝汤证）是不是就是原方原量的桂枝汤证呢？不是每个人都是这样，还是根据当下看到的，回到六气是一气的变现，用六个界面通过症状，逐症分析、由博返约。当时（视频时）小孩脸还是红的，我们看到这个小孩面颊部的郁红，一般就是阳明的热，（那么）用的第一个药就是石膏，我们在临床治疗这种急重症，尤其是急症的时候，李可老中医教给我们这个时候需要顿杀病势。石膏的用药量大的时候会用到 250g，就是伤寒论的原方原量（指白虎汤一斤），针对这个小孩没有用这么大的量，用了 60g，也算（量）大的了，因为所治的病人不同。我这边急重（危重）的病人比较多，有时候他（病人）的三阴虚极、寒极后发生热化是非常热的，要是想快速（顿杀病势），还是需要仲景的药量的。这个小孩 7 岁用到 60g（120g 的半量），我当时是这样考虑的，快速给药才能够遏制住这个病势。用了阳明界面的药，接下来就是护太阴的药，尽管舌是红的，但是小孩不吃饭，这样的高热，气、津肯定（已经）是耗损的，（因此）加了 30g 太子参，尽管（病因）是因为受凉，但是病人马上出现这样的高热，就要立刻回到彭子的圆运动的古中医学——土伏火，这种离位的相火就会让人觉得头痛，有些大人会觉得头上的血管在跳动，走一下路头就会很痛，这个就叫离位的相火。（那么就）用了彭子的乌梅冰糖水，即乌梅、冰糖各15g。没有大便，病已经在向阳明腑那里聚集（指发展），但是舌苔并不厚腻也不黄燥，只是有一点薄黄，这种情况因为有桂枝汤证，就会考虑到截断病势向阳明腑实证的发展。之前也和大家交流过，（这时）第一个要利用的就是南方，（南方）对应的火、对应的气要打开，那就是心主血脉（之理），重用赤芍45g。（病人）不大便，热又要出来，没有典型的阳明腑实证，另外一个病机线路——王松茹《温病正宗》中的"肝胆为发温之源，肠胃为成温之数"，（因此）用了芍药甘草汤。这就把目前我们看到的这些症状，（症状）所对应的这些界面，以及为什么要给（病人）这些药，分析了一遍，而且这些（症状）都是以热为主，用太子参、冰糖和炙甘草护住了中气。

那么形成桂枝汤证的这个气，肯定是在身体里面，如果我们想尽快（清解），比方说小孩烧退了，会不会因为开得太厉害出现大汗？大汗经风一吹又会咳嗽？会不会之后更加不想吃饭？或者喉咙干、痒、痛？所以这个时候在前面这组药之后用了桂枝5g、厚朴10g、杏仁5g，也就是桂枝厚朴杏子汤的变通。患儿以脉内、血分或者营血分的邪热为主，按照叶桂卫气营血辨证，患儿的气分也是有热的，但是卫分相对而言应该是虚寒的，但是（这个）小孩没有显现，因此桂枝这味辛温的药给的是一个小量，厚朴和杏仁能够滋脾和肺，杏仁又能够开肺降气润大肠，这些药物向下降。在打开肺的前提下，肺气再一降，就避免了小孩之后（可能出现）的咳嗽，如果有哮喘的小孩，就可以截断哮喘的发作。而为什么要死死护住中气呢？如果大家有小孩的话，会有这样的体会，小孩退烧之后，有的小孩会出很多汗，另外一部分虽然没有（汗出）症状，但是不停哭闹，这种多汗哭闹，就是中气的不够——土不伏火（的表现），这是一种虚的热和烦，但小孩不一定能够表达。这个情况下就是利用土伏火的这种力，因此这个小孩相对而言，太子参用到30g是大量的，冰糖15g和炙甘草45g都是用的相对大剂量。这个病例拿出来和大家交流，吃了药以后，（患儿）保持微微汗出，脸慢慢不红了，一般这种药如果打开（气结）的话，很快小孩就要吃东西了，一吃东西，肺气一降，阳明一阖，大便一通，就不会再反复发烧了，这一剂药在喝了一半之后就基本上没什么症状了，剩下的药就（给小孩）少量多次分开喝作为善后就可以了。

今天和大家的病例交流就到此为止了，谢谢大家。

理：太阳风寒表虚证、阳明经腑热、厥阴中化太过为火

法：阖厥阴阳明（辛寒清热、益土伏火）开太阳

方药：石膏 60g，太子参 30g，乌梅、冰糖各 15g，赤芍、白芍、炙甘草各 45g，桂枝 5g，厚朴 10g，杏仁 5g。

感冒（六气是一气的变现）

1. 大家好，今天讲一个感冒的病例。病人的临床表现是吃了燥热食物后汗出吹风，然后出现了咽后壁干燥，鼻塞流清涕，汗出怕风，同时从牙床到眼睛酸胀痛，头憋胀，精神佳，纳佳，二便如常。舌稍红苔薄白，脉较前略大。这个病人的特点是吃了这些燥热食物后出现的是咽后壁干，这个首先考虑到阳明之上，燥气治之，考虑到燥偏热。鼻流清涕，临床有两种情况，一种是风寒感冒，另一种如果这一年的年运是土不伏火，整个阳偏盛，那么一部分阳明体质的人往往会鼻流清涕，甚至鼻水像清水一样往出流、滴。这是临床的难点，是因为鼻腔里面血分或者说（营在脉内，卫在脉外）脉内的营已经被邪热侵犯，出现营分邪热壅盛，脉外卫气虚寒，就会出现这种情况，这是温病，不是外感风寒麻黄汤证。首先考虑阳明经热——石膏。

2. 当时的方药：柴胡 45g，黄芩、生晒参、炙甘草、生半夏、生姜各15g，大枣 4 枚，石膏 15g，乌梅 10g，生甘草 30g，蝉蜕 10g，酒大黄 2g，赤芍 30g，桂枝 5g。膏梅一用，根据前一天讲的那个小孩的高热，石膏是清解阳明的，如果按"开阖枢"理论就是把阳明阖回来，乌梅阖厥阴，是因为厥阴阖得不好导致开出去的太阳变成了离位的相火。比方说这种热，高热用的是土伏火的方法，这个牙床到头的酸胀痛是顺着阳明界面出现的邪热的上攻，为什么用乌梅？需要人家学习彭子《圆运动的占中医学》温病和寒温统在一起的情况下，只有一气，六气是一气（的变现），这种邪热邪火都要考虑到初之气，就是刚刚讲的厥阴阖得不好开到太阳，体现为少阳少火生气之力的异常。这位患者是成年人，石膏 15g、乌梅 10g 相对是小剂量，那么这种阳明的邪热，明显有个太阳表证的桂枝汤证（汗出恶风）。

3. 怎么去更好地快速地治这个病，我们交流了三次的小柴胡汤少阳的枢机，这个病人就是用了小柴胡汤，给了三分之一的量，同时合用了升降散的蝉蜕、酒大黄，是源于他吃这样的食物。人和万物一样，都是禀天地阴阳五行之气而生的，万物禀赋的天之气和地之味进到人体里面，不生病是没问题的，一生病就要考虑它的因素。但是，他的苔是薄白的，反而给了清胃肠湿热火秽毒的酒大黄2g，小剂量就是给这种湿热火秽毒这种气能够出来的一个孔，但是重用了蝉蜕，因为患者从牙床一直到头、眼睛酸胀痛，这里有虚，也有风热的（上）扰。头憋胀，给了柴胡汤、升降散、赤芍30g、生甘草30g、桂枝5g，药后汗出，解了臭秽便，眼到牙床的胀痛消失，头憋胀减轻了，但是晚上睡到接近一点钟的时候就醒了，醒后（有点）烦躁，病人就继续喝药、喝水、吃水果，到了早晨6点入睡，睡得很安稳直至早晨9点（醒来），这个时候人觉得轻松，但苔由薄白转薄黄，口水多，到了下午自觉有点热，但体温在37℃以下。这种情况下加了附子、干姜、生半夏各10g，药渣加了这三个药继续煮，喝了后到晚上9点基本上口水多消失，第二天睡醒后症状基本消失。口水多考虑到是元阳不够，命门火蒸腾气化无力导致水液代谢功能下降，直接启动原动力——四逆汤。

4. 为什么加生半夏，因为这种水饮在人体里面很容易转化为痰饮，而且生半夏是阳明太阳少阴（三个界面）的药，提前用药，附子干姜把这种水饮化掉后，如果说在上焦已经有这种水饮痰湿的话，那么生半夏一挖，（附姜夏合用）痰饮水湿瘀就同时化掉了。

5. 苔转薄黄用这些温药是大家的困惑，这种热是伏热，它的源头是源于原动力的不够，先天起点的不够，这种治病思维是反的。

6. 今天的交流到此为止，这个病例有点难理解，谢谢大家！

理：

①脉内血热鸱张是脉外卫气不用虚寒证的源头

②厥阴失阖导致太阳失开，体现为少阳少火生气之力的异常的火

③少阳为阴阳之枢

④元阳不足，命门火蒸腾气化无力导致水液代谢功能下降。

法：

①阖厥阴阳明截断邪热

②借助少阳枢机对治太阳厥阴阳明太阴少阴五个界面的病证

③"降泄疏散宣透"土中湿热火秽毒

④通过"厥阴、中气、营卫、血脉"线路对治血脉中的邪热，并批透

伏邪

⑤温益元阳，启动原动力。

方：小柴胡汤合升降散加桂芍膏梅

药：柴胡 45g，黄芩、生晒参、炙甘草、生半夏、生姜各 15g，大枣 4 枚，石膏 15g，乌梅 10g，生甘草 30g，蝉蜕 10g，酒大黄 2g，赤芍 30g，桂枝 5g（复渣时加的药：熟附子、干姜、生半夏各 10g）。

三阴大方（邪正是一家）

大家好，来跟大家交流一个今天复诊的病人，我把主要的治疗经过和用药的变化跟大家交流一下，（这）是一个 43 岁的女性，诊断为卵巢早衰、复发性口腔阿弗他溃疡、外阴白斑，简要病史：患者 G1P1A0，2002 年足月顺产一胎，2006 年到 2013 年期间反复功能性子宫出血，行诊刮治疗后，月经量少，周期不规则，周期短则 20 天，长则 90 天，经期 7 天。2017 年体检发现卵巢早衰，曾经行激素治疗，治疗期间月经周期正常，停药后再次出现周期不规律，最近一次行 B 超检查提示无排卵。

第一诊为典型的舌象红（极红），根部薄黄燥苔并且布满裂纹，当时用大剂量黄芪翻土，因为有燥热火（口腔溃疡），考虑到阳明的经热、腑热（导致）形成在体内的伏热，还有离位的相火，一般是（考虑）在重剂黄芪翻土的同时会给这些伏邪以出路，在舌苔有好转之后，慢慢出现了（由）三阴虚化、寒化的舌，变成了嫩红、水滑、苔少（的舌象），这个时候就转为了李可老中医国家基地的三阴大方。到今天为止，一共（给这个病人）开了三次这个方，第一次用了当归 45g，桂枝 45g，赤芍 90g，细辛 30g，黄芪 300 g，制吴茱萸 30g，乌梅 10g，醋五味子 15g，茯苓 90g，生地黄 30g，炙甘草 60g，白术 45g，人参 30g，蒸附片 30g，白芍 60g，黑枣 25 枚。

既然是三阴大方，一定要回归到三阴本位、本气的虚化、寒化，厥阴的寒（考虑应用）当归四逆吴茱萸生姜黄酒汤，太阴的寒（考虑应用）理中汤，少阴的寒（考虑应用）四逆汤，这个病人因为有阳明界面的伏热，所以没有用干姜、生姜和黄酒，重剂使用黄芪，同时君相二火对应的两个酸药（乌梅、五味子）都用到了。还有一个病机线路，和大家交流过的水气逆上之热、血脉的热和营分的热——苓二芍（茯苓、白芍、赤芍），因为病人三阴本气不足，白芍的用量没有像赤芍和茯苓一样大量地使用。患者服药后精神佳，多年以来口腔溃疡发作次数减少，溃疡面积较前稍减小，愈合速度较快，舌暗郁嫩红，体胀（临床上反应有虚、湿或者水气，自觉伸舌憋胀），苔薄白，脉好转（左脉细缓，右脉细小）。这个方（三阴大方）虽然剂量很大，但是六日才服一剂，间隔时间很长，要的是药物进入身体之后能够直入到三阴地界，再将三阴界面本气增强、充实之后，（希望能）将不归位的气能够各自转化归位。这一类病人寒热虚实都有，六气都有不归位（的情况），只不过（病人）目前的矛盾集中在我们看到的口腔溃疡（阳明的燥热火），但它的源头在之前跟大家交流过（李可老中医的那张图），在先天起点的元阳，当然治病并不能全靠这个（界面）来解决，我们要立足六个界面来分析。

因为前方有效，在第二诊的治疗中，（改）动的药——黄芪从 300g 至500g，吴茱萸 30g 至 45g，乌梅 10g 至 30g，生地黄 30g 至 60g，生地黄之前和大家提过，阳面界面有燥热火这个邪，阳明本体的液、津、血肯定是不够的，想增强阳明本体液、津、血的化生，按基地总结的经验，首选生地黄。

今天（03-25）来复诊（三诊）的时候，各方面进一步好转，三月份月经自行，月经的量和色都恢复了正常，病人也很开心。今天诊见病人舌暗郁、嫩红、（舌）体胀较之前好转，舌苔转为薄黄，脉进一步转为和缓，我在临床中黄芪的用量最大用到 500g 就不再加量了，吴茱萸增至 50g，五味子减为 5g，重点是乌梅加到 40g，余药不变。这就是立足于厥阴界面，厥阴体寒的同时发生了厥阴热化变证，表现为离位的相火——吴茱萸、乌梅的组合搭配。

通过这个病例，（说明）临床有这么一类病人，适合三阴大方这个证，三阴大方用药以温药为主，（只是）针对这个病人时，我们把助阳明燥土、燥热火的生姜、干姜、黄酒去掉了，合了重剂黄芪——由上焦到中焦直达下焦，像定海神针一样定住这个气，因为黄芪本身就有少火生气之力，一定会有升机出来，这个升机是六合之内的少火生气之力。重剂使用黄芪是温的，如果用作翻土的话，在临床上翻出来的六气都有，病人在六个界面伏了什么样的邪，翻出来的气就会展现出相应的症状，所以需要我们给邪以出路，我们判断到会有水气、湿、血分的热、甲胆的热，那么用了苓二苓给邪以出路，但如果是因为寒而憋住的这种火，当归四逆汤就已经给邪以出路了，这种治病方法，是从地球的中心，二阴抱一阳，每个人阳根所在的地方，守着元气不断增加本气的前提下，来开六合，这样来治病的，而且不是去直接对抗邪，是让邪气去转化归位，这样也就体现出一个观点——邪正是一家。

今天的交流就到此为止，谢谢大家。

理：三阴本气不足（虚化、寒化），厥阴热化变证，阳明伏热，阳明本体液津血不足

法：充实三阴本气，阖厥阴阳明，敛降相火

方：三阴大方（当归四逆吴茱萸汤、理中汤、四逆汤、芍药甘草汤）

药：当归45g，桂枝45g，赤芍90g，细辛30g，黄芪300g，制吴茱萸30g，乌梅10g，醋五味子15g，茯苓90g，生地黄30g，炙甘草60g，白术45g，人参30g，蒸附片30g，白芍60g，黑枣25枚。

药食同源治小儿高热、五虎汤

1. 大家好，今天讲一个高热的病例。病人是一个澳洲的三岁小孩，高烧5天，吃退烧药后烧退，但不久高热复现。两天前解过一次干硬臭秽的大便，目前小孩的情况是高热无汗，烦躁，哭闹，不吃东西。针对这样的情况，我们之前讲过只要是通过发汗能够退烧，但是再一次出现高热，不管有没有汗出，桂枝汤证都已经进到人身体里面了。因为家长很难买到中药，就想到了看看能不能通过食疗解决。

2. 现在病人是高热无汗，既然吃退烧药出汗后烧能退，那么第一个要打开毛孔，第二个烧了五天，通过大便的分析，里面已经有一部分阳明腑实热证，而且反复高烧，因为小孩是稚阴稚阳之体，中气肯定是不够的，如何让小孩把中气振奋起来，然后通过汗法把高烧退下来成为了关键。

3. 没有汗，开毛孔的食物（是）北方大葱的葱白；中气若能振奋，就有了汗之源，脾阳能够动起来，就可借葱白的力一鼓作气，通过发汗退烧，但是不能再一次让邪往里陷。想到了白虎汤里配伍的粳米。这个邪热想到了可以利用猪瘦肉（偏凉的性对治），振奋脾阳想到了生姜。（于是）告诉家长用适量的米加多点水，煮成米油200~300mL，不要米只要米汤（广州人叫米油），然后将猪瘦肉切碎后，锅里热一点油，先爆香姜、葱、蒜，后加入猪瘦肉，最后再加点盐和几滴酱油，把这个食物放到煮好的米油里面，这个就相当于桂枝汤。开表的葱白取了1寸，放到食物里面焗三分钟后把葱白拿出去，因为很多小孩是闻不了葱味的，一闻就恶心。

4. 一晚上只要小孩能喝，家长就不停地喂，等到第二天早晨收到信息，小孩晚上持续微微汗出，早上醒来烧就全退了，精神转佳。这种疗法就是中医的药食同源。

李可老中医给我们留下了一个五虎汤，他说是甘肃民间老百姓口传的一个验方，黑小豆30g，核桃6枚（带壳打碎），生姜45g，葱白1根（切4茎，后下5分钟），红枣12枚。李老认为这个方是轻证的麻黄汤，可替代麻黄汤，那么在临床什么时候用呢？感冒初起，风寒在毛皮肌肤，尤其是在毛皮，一鼓作气，扶助体内的正气，把邪赶出去，一发汗就好了。

5. 另一个临床应用是给有基础疾病（如糖尿病、高血压、肺心病）的病人，这类病人三阴本气是不够的，病机是寒热虚实错杂的，若吹风受凉出现了风寒感冒的症状，你在充实三阴里气的方药的基础上，判断此时不适合用麻黄汤，就可以用五虎汤来代替。注意，痛风病人不能吃黑小豆的，可用菟丝子代替黑小豆。菟丝子是补益肾精、鼓舞肾气的一个药，因其味辛，对应秋天（指西方和阳明），因此能通肺，肺外合皮毛，因此老人、虚人、小儿、产后、人流、药流后虚弱的妇女，如果出现外感，都可以用这个药，而不敛邪。

6. 这个方还可以用于治疗风水，比方大汗后进了空调房，汗收了，没有出现感冒，但是脸浮肿了，或者（有的人因）这个时候病机在上，病人会出现呕吐，这种情况下，在充实里气的同时重用葱白，一发汗，邪气一出去，这个浮肿或呕吐就消失了。

今天跟大家交流了药食同源，这是一种非常轻柔的方法，这也是中医的一大特色。今天的交流就到这里，谢谢大家！

黄芪不同剂量的参悟

1. 大家好，大家提出了药量的问题，如果是走这条医路——回归到汉代以前，用《内经》《难经》《神农本草经》《伤寒杂病论》四部经典形成的理法方药来认识中医、参悟病机、认识疾病，李可老中医建议大家遵循《伤寒杂病论》的方药格局。中医不传之秘在于药。除了我们需要不断地积累经验，我们还要能够真正认识到看不到的这些东西，之前跟大家交流过，就相当于量子力学和广义相对论的融合，即超弦理论。我个人觉得很多中医的医理和我们在临床看病的时候一刹那的顿悟病机是什么的时候，你没办法用很精准凝练的语言把它（顿悟过程）描述出来，因此在传承李可老中医的学术思想时，我是想尽办法用生活当中的事例和自然界的现象让大家先明白这个象是什么，对应的气是什么。因为这个是共性，大家用肉眼能够看到并感知的。（比如）说厥阴你认为是这样的，另外一个医家认为厥阴是（那）样的。胡希恕认为厥阴是个枢，对不对？在临床确实是这样，它一阖就开到太阳体现为少阳，这是一种枢转的力量，这样理解在临床也对。但是按照《内经》三阴三阳开阖枢，厥阴是往回阖的。

2. 生命这门学问我们有太多未知的东西，如果说大家不敢用那么大剂量的话，我们回归到正题，那就同等比例地缩小。其实药量的多少是根据病人的本气以及邪正的势和力而定的，但是因为方药是医生来驾驭的，所以还涉及医者的思维和对这些方药的熟悉程度。既然大家提出来这个问题，（临证时）可以同等量地缩小。

3. 临床上有一部分病人，比如妇科，我们那天讲的就是有的病人不排卵，卵泡一个劲地往大长，但是不排。另外一种就是多囊卵巢综合征——为什么这么多小卵泡呢？我跟弟子讲比方说就这（么）大一个房间，你把它隔成几个小房间，（相当于）卵泡（在每个小房间）出不来也长不大，这种情况下怎么办？就要把这些墙打掉、同时让空间大一点。想让空间大、空气能够流得畅顺，这个时候就对应到了重剂黄芪，（比如）墙有土制成的结构、有钢筋水泥的结构、有建太空的材料，完全是不一样的。

因为这个不一样，用的药量就不一样。打个比喻就是这样的理解的。

4. 针对这类病人，常规的活血祛瘀、理气散结、通经活络都解决不了的情况下，如果你有这样一个思维，我把它形容成翻土，就像种庄稼，一定要翻土翻到一定的深度，然后土松软了，再种庄稼，这个种子才长得好，就相当于这样一个医理。

那推墙倒壁的那种力就相当于打通中医学阳明土里面的燥热毒，（临床）这种非常难打通，其实（还）有一部分火的。

（常用）黄芪、大黄、乌梅3个药，先翻土，把气结打开，打开后如果说有些人卵泡壁不破就（再加）芩二芍；如果偏寒，小剂量的细辛往出托，让那个气进去一透，芩二芍一打开（芩二芍对应的三种火之前跟大家交流过就不再重复了），这种情况下往往能成功，相当于奇招，出奇制胜。这是指的重剂。

如果病人比较弱，大家看李老专辑书上有个老人家肠梗阻，这个时候用的黄芪是60g，如果想更加详细地学习黄芪的剂量，大家看《气一元论与中医临床参悟集》和《中气与临床》这两本书里面有很详细的解说。《中气与临床》一书中记载了有个鸡胸（漏斗胸纠正术后）的小孩，他要正这个胸骨，放了钢板后有一边脱落，就开始化脓，小孩是直不起腰的，弯得像个虾一样，我刚开始想着充大气充进去，肉气足了把气撑起来就好了，但是没效。后面突然明白，用了黄芪10g，白术10g，挑了一下萌芽——用桂枝，小孩吃了药后很快好了（详见书中第193页）。

我在2012、2013年已经参悟了"小荷才露尖尖角"之理。是源于很多朋友要去西藏，去了（担心有）高原反应，肺不舒服，要我开点药带过去吃，当时开的是生生不息加黄芪，附子3g，干姜6g，炙甘草9g，山茱萸6g，黄芪6g，大家去到那里基本没有高原反应，不需要吃高原安和红景天。就这样去理解这个方的小荷才露尖尖角，只需要一点点往上挑的力，挑了之后就变成了宗气，贯心脉以行呼吸，这个宗气一足了心和肺就都保护了，从而避免了高原反应。

5. 我跟大家交流的这种思维一定会有一部分《易经》的思维融合进来的，因为我走出来的这条医路能够说清楚，而且临床验证了有效我才拿出来跟大家交流。今天的交流到此为止，谢谢大家！

乌梅丸治疗皮肤瘙痒症

大家好，今天交流一个乌梅丸治疗皮肤瘙痒症的病例，这是一个50岁的女性，这个病人从小就有这个问题，在春节前她有一个特别典型的症状就是腰部怕凉，通过艾灸热敷、局部觉得可以缓解舒服一些，但是她觉得腰骶里面一直到颈部的冰凉感一点也缓解不了，因此当时我毫不犹豫给了3剂李可老中医的大破格救心汤，吃了三剂之后病人感觉非常好。所以这种方法就是破冰通阳，那么今天顺便讲到这个方了，大破格救心汤很多时候并不是用在生死顷刻，除了在那个时候用，很多时候如果是先天起点这个力不够的时候，需要这样去振奋这个力，这就是振奋元阳的力，是完全可以上这个方。当然这需要大量的临床，需要你去体会，能够明白这个医理，能够驾驭这些毒药的前提下是可以这样用。

因为我们用的久，（而且这些药）李可老中医在带我们的时候二三代门人都是要经过试药这个过程的，目前我们不主张，大家可以慢慢学。

今天交流的是3月9日和26日来复诊的情况。3月9号来的时候诉：雨水节气，腹股沟出现皮疹瘙痒溃烂，后可自行缓解，仍有少许瘙痒。惊蛰节气后出现会阴处瘙痒伴有渗液亦可自行缓解。刚刚讲的腰部的冰凉感时轻时重，这个病人睡觉一直不大好，之前白带很少，几乎是没有（这是一个50岁的女性病人），这样调理之后白带明显增多，病人会感觉舒服一些，吃饭正常，二便正常，舌暗红，苔薄黄，脉细缓。今年到目前为止，皮肤瘙痒很多时候归到厥阴界面（治疗）效果很好，所以今天拿出来跟大家交流，如果大家在临床有同样病机的病人，你可以用一下这个方，再强调一下药量你可以根据病人当下的几个界面的情况自己去拿捏，小剂量也可以。当时给的方药是这样（乌梅30g，当归6g，细辛9g，蒸附片10g，干姜15g，人参10g，桂枝10g，炙甘草30g，黄连25g，花椒或蜀椒5g，黄柏15g），开了7剂，一天一剂，一次服。这个方的调整是乌梅丸转为汤，乌梅300枚是690g，

（此方）大部分是十分一的量，减的量是乌梅减下来至 30g，因为乌梅丸的制作用了大量的米，这个对应我们讲的土气、中气，因此李可老中医教我们、这种情况下要加适量的炙甘草，我们加的是 30g；黄柏 15g 是我们医院没有其他的包装（这个是调整了），其他 9g 的药量（没有 9g 包装）就用到了 10g。吃了药之后回来复诊，整个瘙痒几近消失，病人舌苔转为黄白苔，她的脉经过这些年调整一直是可以的，没有随着节气阳气升（出现厥阴风木直升）。等到复诊的时候，调整的方药加了甘草 30g，砂仁 5g，细辛减为 3g，（前两天广州非常闷热），她觉得在那种天气下她会有一种呼吸不畅的感觉，就这一个症状的病机分析，胸部的闷热，说明这个人是厥阴风木出现了直升，直升出来按照乌梅丸这种格局它是离位的相火为主，闷热的情况下舌苔又转为黄白，厥阴风木就带着湿冲上来顶在南方，但不是说有湿就加去湿的药，而是回归到"土伏火，土载木"这样一个大的自然规律法则下，因为是热、火，所以加了生甘草 30g。加砂仁是因为黄柏、砂仁、炙甘草就是封髓丹，封髓丹这个方能够将离位的这种火（既然是封髓）回到元气所在的地方。（又）因为寒而导致的气结顶在那里减少了，所以细辛就减量了。其他方药没动，这是这个病人的具体治疗情况。

李可老中医带我们的时候就分析过乌梅丸这个方，这个方里面寒热或者气机升降出入的搭配刚好是反的，共有有三组药，如果里面的桂是桂枝的话，那么这三组药是：黄连干姜（第一组）这是共性（没有人会有疑问的），第二组药就是黄柏和附子，第三组药乌梅和细辛，一个往回收一个开，一个寒一个热；如果这个桂是肉桂的话，学中医的都知道有个滋肾通关丸，这个时候我们认为肉桂和黄柏是一组药，乌梅和附子是一组药，黄连和干姜是一组。

李老在世的时候用乌梅丸这个方治过男性的乳腺增生，我治过一例男性的乳腺增生，能消下去。（因）这个方的意就是离位的火依靠土来伏，还有一些无形的邪热（所以我用其加减方来）治小儿的性早熟。今天的交流重在乌梅丸，跟大家交流到此，谢谢大家。

理：土不伏火，厥阴寒热虚实错杂。

法：土伏火，土载木。

方：乌梅丸合封髓丹加味。

药：乌梅30g，当归6g，细辛9g，蒸附片10g，干姜15g，人参10g，桂枝10g，炙甘草30g，黄连25g，花椒（蜀椒）5g，黄柏15g。7剂。

复诊：上方加甘草30g，砂仁5g，细辛减为3g

食道癌（萌芽、来复汤、元气欲脱之端倪）

大家好，今天和大家交流一位门诊（病人）的情况。（这个）病人目前诊断是食道上段的癌症，病人是去年 11 月份自我感觉患感冒后出现咳嗽，但是就医按感冒治疗后，咳嗽没有缓解，之后出现吞咽困难，经检查后确诊为食道上段的癌症，后行放化疗治疗，第一次行化疗后，效果明显，咳嗽完全消失，吞咽困难明显改善，后转至中山肿瘤医院继续接受治疗，其间放化疗同步进行，治疗期间病人自觉尚好，治疗结束后，病人感觉较差。3 月 19 日出现胸闷，急诊就诊后转入院治疗，因气道狭窄行支架植入术。

今天（就诊）的时候，（病人）非常的疲乏，汗出，气短。就诊时（因诊室开窗，受到风吹后）出现痉挛性咳嗽不止，我当时觉得病人可能是受到穿堂风吹后出现这种情况，就关了窗户，关窗后病人症状就缓解（下来了）。（病人）做了胃造口术，每次注入 300mL 食物可接受，过量病人即觉接受不了。每天有用乳果糖防止大便干硬。

基于以上情况，（结合）病人舌象并不像其他接受化疗病人的舌象表现为暗、瘀、水滑、嫩，（这个病人）舌象是偏红的，苔有一点薄黄，因为气道的狭窄放了支架，是可以感觉（病人）气是吸不进去的，中医说"吸入肝与肾，呼出心与肺"，呼气的时候，气道狭窄可以听到有点类似于哮鸣音的声音，其实就是气道狭窄造成的这样的声音；脉飘在上面，不敛。

相信大家听到这里，经过一个多月的学习，在这种情况下，（病人）已经出现了汗、累、气短，就要想到李可中医药学术流派思想七大条的其中一条——萌芽，所以再加上脉象的佐证，第一个方就是张锡纯氏的来复汤。怎么能把顶到上面的气——局部这一个（造成气道狭窄）气结给它打开呢，这其实是一个实证，怎么能够缓解打开呢？能让病人舒服一些。

来复汤里面，芍药甘草汤缓急止痛，这个缓急已经有了，这种情况下，配了小剂量的 3g 吴茱萸，吴茱萸这个药开的力是很强的，要配合病人的本气，因为病人的本气太弱了，厥阴体阴（用阳不论寒热）要有这个体才能够用，因为在来复汤里已经有了30g人参，所以用3g吴茱萸我个人认为是恰当的。中间出现的这种苔（不像一般人做了化疗之后的那种血瘀、寒凝久了，憋住后又有热的舌象），这个病人应该有阳明的热化，因为病人现在不像我们正常（人）那样摄入食物进去，而是直接注入胃，但是病历上提到要用乳果糖就说明他有中医说的阳明腑实证的那种气在局部，（故）用了酒大黄5g，这样吴茱萸的温、开、降和大黄的这种降泄作用（都是小剂量的），就把往上输送给食道的这种逆气截断了，通过听到病人就诊时咳嗽的声音（病人想控制咳嗽，想向下吞咽，但能感到病人控制十分困难），用了生半夏10g。生半夏之前和大家交流过，它是太阴、阳明、少阴三个界面的一个药——大小柴胡汤、黄连汤、泻心汤类、苦酒汤、半夏散及汤、半夏秫米汤、大小半夏汤，（半夏）这个药进去之后像挖土机一样，（将）里面的寒热（挖出来），但是我们很清楚这种（导致）痉挛的是肌肉这种肉气，要让肌肉（肉气）恢复正常的话，非常重要的一个概念就是中医学的液和津，有液和津的濡润和滋养，这个肌肉的弹性才能够恢复，那么胡希恕把这个叫作阳气，"阳气者，精则养神，柔则养筋"——《素问·生气通天论》。生半夏辛以润之，致津液通气也。在这个时候用生半夏作用于太阴阳明这个土，阳明能够阖，阖回来（气）一通（之后），津液化生出来，其实起到了恢复阴阳和合一气（元气）的作用。小青龙姜辛味夏也有生半夏这味药。

这个病人大概给了这样一个（治疗）思路的方药，两星期后病人来复诊之后再和大家交流。关于吃药的方法大家也要注意，因为这个病人的中气内匮，因此药量不宜多，因此我们让病人把组方中含生半夏的药煎煮1.5个小时（重病患者煮2个小时），浓缩成100mL，每天打50mL，每天一次，这样就不会增加病人（胃肠）的负担，同时利用病人现有的本气恢复中气斡旋，因为有来复汤就相当于存钱——蓄健萌芽。这样是调节了木和土，又因为萌芽的蓄健，通过肝肾同源、乙癸同源这样（的原理）也能够增强人的元气。

今天的交流就到此为止，谢谢大家。

理：元气欲脱，萌芽委顿，阳明腑实热。

法：收敛元气，温益萌芽，清解阳明伏热，阖厥阴阳明。

方：来复汤加味。

药：人参 30 克，山茱萸 30 克，白芍 30 克，生龙骨 30 克，生牡蛎 30 克，炙甘草 30 克，吴茱萸 3 克，酒大黄 5 克，生半夏 10 克。

溃疡性结肠炎

大家好，今天交流一个初诊的病人，病人的诊断是溃疡性结肠炎。

病史如下：在 2010 年之前，患者经常出现颌下淋巴结肿痛、咽痛，口腔溃疡，尤其是咽痛和淋巴结肿痛的时候，一定要去吊针才能够缓解。口腔溃疡反复发作，服消炎药、西瓜霜、外用喷喉药、包括牛黄解毒这一类药，用了之后口腔的溃疡缓解不明显，但是会出现腹泻，反反复复。到 2010 年出现了大便次数增多，无力放屁，没有气力，放屁非常困难。严重的时候，因为大便次数多，就会出现便血。后确诊为溃疡性结肠炎。用了很多的西药消炎，包括 2019 年底用地塞米松和庆大霉素灌肠，尝试了很多种方法，情况时好时坏。在这种情况下，病人尝试看中医，自己也看一些中医的书。在河北一个老中医那里，吃中药调理效果很好，慢慢大便能够恢复到每天 3 次。但这 3 次大便都集中在早上。起床第一件事肯定是解大便，然后活动，活动之后又解一次，吃完早餐之后还有一次，控制在这个时间段 3 次大便。由最初的稀烂不畅，到基本上稳定之后偏烂，自觉有时候不畅但有时候又可以。

那么在那个老中医那里吃的药，老中医跟他说有一个药治你这个病很好，就是秦皮。

他这种情况，这么多年他自己也说不知道在什么情况下病情会反复，今年已经是将近十年了，稳定几年然后诱发这个病明显加重不舒服的，就是有一次是受凉之后出现的。其他方面，他觉得饮食不慎他也说不清楚，但是受凉是能够说清楚的，有一次就诱发了，然后自己就再找医生这样调。其中有一段时间，他自己吃附子理中丸，效果很好。但是吃到一定程度又不好了。

基于这样一个病史，我在脑袋里面就开始思考。附子理中丸跟受凉疾病再一次发作，这个是清晰的。那就是阳不够了——里寒。但如果是服用附子理中还有那种受凉突然发作，我们会考虑到也不是单纯的太阴，应该是三阴，太阴、少阴、厥阴都有。像突然的那种（发作），那还是元阳的问题。

附子理中我们说是少阴釜底火和釜中火，但是反复这样，有寒又有热，（因为）服秦皮的白头翁汤就是厥阴热化，再加上便脓血。但是便脓血少阴也可以，桃花汤。少阴便脓血是寒，厥阴便脓血是热复太过，是热。所以当时考虑他还是一个厥阴病。如果是单纯的虚寒，那附子理中通过元阳（釜底火）的增加，那么釜中这一块太阳阳明的升降斡旋功能恢复，那这个病人是不会再反复的。

我是结合了 10 年前的病史，已经有热往上走，那（说明）已经不可能是三阳病，三阳病他不（会如此）反复。但是，像喉咙痛、颌下淋巴结肿痛，他一定要输液才能好，而且很快就好，那说明局部已经热化成一个实证了。起码是少阳、阳明才能够好，但是虚的还是在三阴。这样矛盾就出来了，有三阴虚化、寒化，但是目前已经出现热化变证。但热化变证又不是很厉害。他厥阴升发的时候，每天晨起第一件事是解大便，一疏泄的时候就是这种偏稀烂的大便。那就是厥阴有点直升，但直升时又带着这种湿，起码是有一点点寒湿出来。如果土能够载木的话，他不会有第二次和第三次，尤其第三次是吃完早餐之后，但是他也仅限于早餐，他没有说每餐饭后都会。那么（厥阴之）微阳肯定是不够的，而且土（也）载不住这个木，木又不停地这样去疏泄。所以在早晨这个气——太阳升起来的时候，他会这样疏泄三次，对于这个溃疡性结肠炎的病人就是表现在利，大便的这种次数增多。

我反复考虑之后，给了两个药物的处方。微阳要让他强大，要有这个阳出来，但阳出来不能阳复太过，那就需要把这个火伏住。但是同时，中气又是不够的，土载不住这个木。如果先天能够启动，启动了之后土能够伏住这个火，同时先天启动了，启动之后厥阴会顺着这种启动力继续升发，这个土还得去载这个升发的木，大家想是什么方？

我给的方是，生甘草 30 克，蒸附片 10 克。其他都没有给。如果将舌分三份，这个病人他的舌苔在前三分之一处有很深但是很短的裂纹，其他地方没有特别的异常，薄白苔，舌淡红。十四天的药，每天一剂。这种药因为药少，煮一小时 10g 的蒸附片（一般煮够一个小时），浓缩成 45mL 一口喝了，其实 45mL 对于大人来说，不到满满的一口，连服十四天，十四天后我们再跟大家交流效果。

今天的交流就到此为止，谢谢大家。

再论溃疡性结肠炎

1. 大家好，今天继续讲一下我在临床中治疗溃疡性结肠炎的一些体会。前天交流的这个病例，因为病人反复发作，病人自诉非常典型的特点就是这个和受凉有关，吃过附子理中丸是有效的，如果是纯粹的太阴或者是少阴的虚寒，这个方是能够治好的，但病人10年多次反复发作，这就是李可老中医提出来的有一个伏邪的问题。针对溃疡性结肠炎伏邪的治疗，有一个常用的方法，在新冠肺炎治疗的过程当中有些医家也会用到这个方法，就是喻嘉言老提出来的逆流挽舟法，这个方就是人参败毒散。

2. 人参败毒散它的三阴三阳的界面是以太阳和太阴为主。如果拉肚子我们看到是实邪的话，你可以这样分析，在表之湿陷到了在里之太阴，这个太阴我个人参悟就是《素问·六节藏象论》第九篇"一脏五腑至阴土"对应的太阴土，至阴之类通于土气，至阴指的是最大的阴。再一次强调中医学里面同一个词代表了不同的含义，我们在《中气与临床》一书里面对六经，从太阳到厥阴界面参悟做了一个归纳总结，规律如此，从不同的角度和层次切入进去，它能够反映天地之间的部分规律。气一元象万千，或者是一元气千万象，它也逃不出这些规律，因为平时我们没有病感知不到而已，一旦病了，即使是同一个人同一个邪在不同的时间表现也不一定是一致的。因此提出来因人因时因地，这样来考虑问题。

3. 人参败毒散托透伏邪治疗溃疡性结肠炎，逆流挽舟法是其中的一个。另外一个需要注意的是溃疡性结肠炎的病人就相当于《伤寒论》里面的"下利"，这个"利"不是单纯的虚寒，大多数人出现大便不畅，严重的时候出现里急后重，一旦出现这两个症状，就对应到阳明界面的实证，因此气结的打开就非常重要。根据历代医家的承气汤的类方，对治这类病人的大便次数多和里急后重，一样可以选用大黄这个药，重在降泄，它是湿热和实热，火可以在气分和在血分形成气结，因此需要用开气结的药，而且医者需要根据当下这个病人本气的多少和邪正力量的匹配去拿捏药量，常规我是这样配的，这类病人有寒又有热，需要用酒大黄的时候第一个用的是姜炭，就是《伤寒论》第29条甘草干姜汤复太阴之阳，这个太阴包括手、足太阴。这是第二个需要注意的。

4. 第三个，我们都知道这类病人中气是虚的，涉及了太阴阳明。如果是太阴虚寒湿，气阳不足为主，首先考虑理中汤。如果拉久了，因为在一脏五腑里面，胃主血所生病，大肠主津所生病，小肠主液所生病，涉及阳明本体化生的不够对应的一类疾病。土里面会出现气阴的不够，这时候首选四君子汤。如果在四君子汤的气阴的不足同时有一点点阳虚，合上姜炭，这样气阴阳能够打平，这样病人吃了能够适合他个体土里面失常的圆运动对治的方药的力。如果是太阴的虚寒湿服用理中汤之后解决不了，万病不治求之于肾，或者就是李可老中医提到的少阴根本那一个坎卦里面考虑元阳的不够，这个时候需要用到附子理中，如果寒得更厉害要用到大桂附理中，如果这两种情况都有，用了有好转但还是大便次数多，可以用紫油桂、赤石脂，就是《伤寒论》里面的理中汤不效，下焦有点滑脱就可以合用紫油桂、赤石脂，李可老中医专辑里三畏汤当中的其中一对。

今天的交流到此为止，谢谢大家！

小儿自闭症 1

大家好，今天交流一个小儿自闭症（也就是儿童孤独症）病例最近两诊治疗的思路和方药。

3月16日的病史是这样的，53天前进食油腻、燥热食物增多后，出现凌晨2∶45至3∶45易醒，哭闹，白天脾气暴躁，鼻塞等，儿童医院中药调治后夜醒、鼻塞改善，易解烂便，家长停中药遂转服李可培元固本散6天，睡眠转沉，脾气暴躁转平和，多动、尿频改善，入睡时间长，昨日进食虾、面包，夜间凌晨4点早醒，但未哭闹，持续1小时后再入睡，晨起口臭，发脾气较前减少，肢体表达较前增多，但自主语言少如前，理解力、听指令、眼神对视、反应能力较前增强；与家长互动可，但无主动社交，大便日1解，成形，舌淡红，根部白腻苔，指纹沉紫。这是一个五岁的小孩，小儿自闭症这一类小孩不是我们常规理解的外感、内伤、情志这样去判断，到目前为止原因不明也没有特效药，如果说重金属超标很多人采用了排除重金属的办法，不是百分百都能够好，有一部分能好有一部分也不行，所以这种小孩的治疗我这边相对多一些，就不能用常规的医理去判断。大家听到了这样一个病史，它是矛盾的，寒热虚实六个界面哪个界面都有，你在这一块有"三大症状"，如果说这一块解决了，另外一方面又增强了，这些就像太阳光它是七色的，但我们看到的是白色的，只有七色的光全面推进，这个小孩各方面才能够改善，起码能够独立生活，如果说某一方面好另一方面差，这都不是家长和医生想看到的效果，但是这个病非常之难治。

我从2011、2012年开始接触这一类病人逐步增多，一直想总结有没有一个方能够通达，我经过这么多年的临证发现是没有的，而且看得越多，每个小孩他的表现不一样，哪怕是一样的表现在不同的小孩身上它的机理是不一样的。比方说有的判断就是离位的相火，有的就是元气不够，有的就是萌芽蓄健不足，这样三个酸药应用都不一样，而且小孩你看着没有气力软塌塌的，但是他突然间尖叫起来、动起来，一进入那个状态，不是常规我们能够沟通说服的。

针对这个小孩，他妈妈跟我沟通说吃了中药容易拉肚子，她非常细心每个医生开的药方她都会总结，跟我沟通她总结出来睡得不好用麦冬，用了麦冬容易腹泻，然后医生再调了方用了生薏苡仁后容易腹泻，在接受了跟她交流沟通的信息之后，给了这样一个方。还要说一下，我们正常小孩三岁之后是看不到指纹的，这类小孩不是，年龄大的都可以看得到，而且有一小部分这类小孩的手掌皮肤非常粗糙，摸起来就像我们干了活起老茧那种粗涩的感觉。我也没有很成熟的方药，但是每个病人来了就尽力想办法来辨证治疗，大家有好的方药可以跟我沟通。

这个方是盐菟丝子 30g，白术 15g，桂枝 5g，桔梗 5g，泽泻 10g，乌梅 3g。桂枝、桔梗、泽泻在刚开始跟大家沟通的时候就已经讲过它的道理，这三个药加上白术来源于五苓散三焦缝隙水火道路，打开水火道路能够发生正常的生化化生。这个方刚开始我有一个突破的认识是源于一个高热、拉肚子的两岁小孩，你要退烧用凉药，但是小孩不停地拉肚子，所以这个时候既要解决拉肚子也要退烧，用的是宣降散，当时配的药用了桂枝 2g，桔梗 3g，泽泻 5g，鸡蛋花 30g，白术 10g，那个小孩喝了一两口药就控制住了，不拉肚子了嘛，因为有鸡蛋花，鸡蛋花是岭南的草药，因为它能通达三焦，所以高热也很快就退了。还有两个药能通达三焦：一个是黄连，一个是茯苓，大家体会一下，看看这样跟你们的沟通对不对。菟丝子这个药，如果大家看过我师父李可老中医的《经验专辑》就知道了，我们也多次交流过这个药，能够让虚人活力增强，但是只要你给一个回到生生之源的酸药，这个药"诸子皆降"，它有金生丽水、乙癸同源的力，很多虚人包括一些老年人和小孩，觉得又虚大便又不畅，"诸子皆降"这个药能够润肠通便，但是一旦我配一个酸药，往下降的同时双螺旋的圆运动，一旦是双螺旋这种力就回到了地球的中心，不是直降（咚一下掉下去），它也是双螺旋能够回到生生之源这个地方，增强的就是元气。

为什么这样给药？这一类小孩他的先天不足，跟大家交流的那个图里面讲的那个东西没法直接给到他，哪怕是引火汤或者四逆汤或者白通汤这一类，或者跟大家讲的牛甘草和附子都没法给的前提下，再往后一步，它化生出来人身上"精者，身之本也"，这个时候比较好用的一个药就是菟丝子，菟丝子 30g 配合 3g 的乌梅能够"君火之下，阴精承之"，把这一类小孩（现在针对这个小孩）离位这种火，比方说他的妈妈写得那么详细几点到几分都写出来了，这一些回到子午流注对应的哪个经当令，它的界面以及那个当令的时辰阴阳气的变化，考虑到是离位的相火就给了菟丝、子乌梅。因为生薏苡仁吃了都会拉肚子，这就证明了太阴己土之力升清运化不够，用了白术，桂桔泽刚刚讲过，重在水火和"元气之别使"，水热气结打开之后，桔梗升提中气、升散郁火，同时能够开肺，一开肺，水之上源就多了，增强了元气。

今天交流到这里，明天接着交流他的第二诊，谢谢大家。

小儿自闭症 2

大家好，讲一下自闭症那个小孩复诊的情况，那个药的吃法是开了 7 剂，每 2 日 1 剂，每剂加 500mL 水，一直文火煮 1 小时，煮取 60mL，分 2 日，每日 1 次服。这一类小孩的服药方法也是比较特殊的，如果能够拿捏得很准，多吃肯定是相对好一些，但是因为这个小孩还存在一个问题就是食物的不耐受，因此开药的时候尽量能够契合身体里面失常的气，同时也不希望过多的干预导致胃肠道负担（过重），只有这一类小孩的父母才知道带这些小孩的辛苦，我作为一个医者希望能尽量减轻家长的负担。

复诊的时候睡眠明显好转，较前安稳，入睡时间较之前好一点，但还是稍长；尿频较前减少；心情转佳，发脾气减少；大便量较前减少，每日一次；就是这个方没有出现拉肚子，这个妈妈很紧张，就怕拉肚子，家长认为肢体表达增多，语言与认识能力无明显进步，平素鼻屎多容易鼻塞；舌淡红少许薄黄苔（上一诊舌淡红，根部白腻苔），也就是根部的白腻苔没有了，现在是少许的薄黄苔，不腻了；跟大家交流过，一旦看到根部苔，不管是什么颜色的苔，这里第一个考虑李老讲的先天起步的那个力不够，没法蒸动气化这些后天的东西，是什么样颜色的苔就对应的什么气，然后再结合其他症状由博返约，但是这个思路的规律是不变的。

舌苔转成了薄黄苔，但是大家看小孩整体觉得离位的相火烦躁这一类睡得不好、心情不好、发脾气都好了，这样我们就推导出来看到的就是小孩身体里面他本来就有这个薄黄苔对应的邪气，如果我们认识是热那就有，如果认为火本身就有；吃的药好与不好肯定是把握住"生命三要素"根气、中气、萌芽，如果这三个都好了，然后有一些其他症状跟你的判断是相反的，那么需要医者来分析在他的身体里面是怎么样的气机失常。其实在我们生活当中也有这样的情况，比方你在这个地方下雨，但是再走两公里那个地方是没有下雨的，我们生活当中都有这种现象，那么一个人是一个小宇宙，可以出现五个地方是寒湿另外一个地方是火，这种思维就是回到人乃禀天气阴阳五行之气而生，本来就如此，因此中医的思维不能去分割，只有一气变现为六气，六气又怎么郁结，相互之间又发生什么样的变化，再进一步分析就好了，是病了才会这样，不病没有这些问题。

这种整体观，人体是一个整体观，因人因时因地（当地的包括你的饮食）还有天人一体观，把这几个放在一起才是中医学的整体观辨证思维。如果是这样一种情况，当时我们就考虑要想益智，小孩要开智（语言的表达），不是我们觉得开窍化痰，用益智仁、菖蒲、郁金，这些药几乎是没有效的，而是怎么能够让这个药力增强生生之源的那一个元气。

针对这个小孩这一诊前面六个药不变的基础上，利用泽泻升清降浊配的药，大家想一下我们之前讲过升麻、泽升是一组药，这一组药合为济川煎"济川归膝肉苁蓉，泽泻升麻枳壳从"，这就是泽泻、升麻在一脏五腑这个土里面它的清浊之间，寒热之间，火湿（或者是水火）刚好相反的，如何让他们各自转得更好就是这组药的作用。这组药不光是治这个小孩，很多消化道和很多肿瘤的病人，气结没法打开，病人又很弱，用这一组一组的升清降浊的药，把中气先斡旋起来是很重要的。

另外一组药大家很熟悉的赤芍、白芍，是利用了方里面的桂枝，这就是桂二芍，再重复一遍桂二芍的医理，桂枝是起陷的，如何起陷？具体部位是哪里？初之气厥阴风木的陷，哪怕是奔豚气，桂枝汤再加桂二两那就变成了五两，气已经往上在冲了，你还用这么重的桂枝，当然那个方有的认为是油桂，有的认为是桂枝，根据病人不同的情况，我个人认为这两种认识都是对的。为什么你还这样用了？就是因为奔豚这个气往上冲是因为它先掉下去了，为什么？是因为规律，一日一年规律如此，因此必须先起陷，然后一起陷厥阴原点起步的力是和缓有序的话，那么再协调甲乙木这一阴一阳，就能够恢复厥阴风木之气和缓有序的升发，这句话很简单，但是里面涵盖了很多东西，大家没有走这条医路会觉得很难，慢慢琢磨就好了。二芍理解不了，直接赤芍红色的南方，白芍白色的西方，打开南方西方自降，西方再给一个力，因为厥阴起步力度不够，导致了甲胆的直升壅阻在南方的血脉里面不降，这样来理解桂二芍就好了，因此桂二芍可以治疗很多病，你觉得有这样一条病机线路，你这样合方就好了。

这个小孩相对来说在春天这种升发的时候，我们用这种方法调，没有出现家长担心的拉肚子，各方面都好的前提下，吃完这个药就会让小孩停三个月的药，然后配合服用李老的培元固本散，我个人认为医的力不度可以太过，不管是什么病，一定要让人体恢复自身的协调力是靠自己的身体机能，而且这种协调力是与生俱有的，今天的交流到此结束，谢谢大家。

小儿自闭症3（毛脉合精方）

大家好，今天继续和大家交流一个复诊病例，这个病人是一个典型的自闭症患儿，从外地过来的，最后一次就诊时间是去年10月份。这个小孩是典型的社交障碍，语言、大运动、精细动作包括情绪暴躁，进入自闭孤独的状态后，就没办法与人进行沟通，他是典型的谱系都存在问题的一个小孩。

当时给了（病人）这样一个方，基地称叫这个方为"毛脉合精方"，是源于《素问·经脉别论篇第二十一》，"食入于胃""饮入于胃"最后都要通过肺（相傅之官、肺朝百脉的功能）再全方位敷布这个气。我个人在临床的体会从2016年至2019年的治疗中，其中治疗这个小孩的一个方，叫再问天方，就是这几年总结出来的治疗一些疾病的方子，单纯从这个个体去辨证治疗的话，没有考虑到"年之所加，气之盛衰，虚实之所起"，临床疗效达不到我们想要的效果时，这时就要想到，通过年运的分析，结合年运、天地之间一气在这一年总的规律对这个病人的影响，如果以这点为主，就一定要先治这个气（年运所加之气），没有这个气对病人的影响，这个病人的病自然而然就会好转了。因此，昨天和大家提出的整体观，一定是脚踏实地落到每一个病人身上，（年运之气）有一个总的规律，但是到了病人身上体现的症状是不一样的。毛脉合精方里一共12味药，大部分大家都已经听过了，都是经常提到的（膏参梅二草），石膏10g，生晒参10g，乌梅5g，五味子5g，生甘草、炙甘草各30g。

这个小孩考虑到君相二火（失常），上次也和大家沟通过，这一类小孩，要增强元气（君火以明，相火以位《素问·天元纪大论》），君相二火在这类小孩身上都是失常的，（用了）酸药乌梅、五味子各5g这样来匹配病机线路，这是第一条线路；第二条病机线路，有了五味子（敛四季五方离位相火），如果有阳明的伏热，想增强元气，又想利用肺为水之上源这个力，但是这种小孩神志、智力水平都落后于同龄人，也就是我们常说的络病学说提出来的如"瘀、痰"（存在）这种情况，我在临床上参考《伤寒论》提出来的大小青龙汤、越婢汤（桂二越婢一）这一类的方对应的东方的"龙"（通调水道之力），这种气运行状态的失常导致了南方不开、西方不降这一类（病机），用的是石膏、半夏和五味子这三个药抽出的一条病机线路，如之前提过的用石膏 10g、五味子 5g、生半夏 10g，这是第二条病机线路；第三条病机线路，就是平时反复和大家提的，也是基地在去年通过大量反复实践得出来的，治疗一些局部实证、热证，但是在中气不够、阳根又浅的情况下，怎么样去打开局部的气结——（用了）苓二芍（茯苓、白芍、赤芍），这就针对了水跟火（因为水气逆上而已经形成的火邪）。

扶正的方面，用了人参、生甘草、炙甘草——中土、气、阴阳，但是重在中土，加了菟丝子 15g、蒸附片 10g，所有的热还是用回了我师父李可老中医先天起点的那个力——即元阳的力。因为有二草，所以不用担心附子（10g 量）会热，最终达到了火生土、土伏火（的效果），并且土气内溃、土气虚后会既生寒又生热，通过这几条病机线路给了（病人）10 剂药，每 3 日一剂，每剂加水 1300mL，文火煮 2 小时以上，煮取 120mL 分三日服（每日40mL）。

这个小孩今天由其父来代诊，药物调整之后，加上这对父母非常耐心，家里面对小孩每日的训练、沟通再加上每天的饮食调理，从 2019 年 10 月开始，直至今日来就诊时，患儿大动作、精细动作都较前明显进步，可以自己跑、跳，可以自用勺子吃饭以及独自玩玩具，理解能力较上诊明显进步，模仿动作较上诊明显增多，语言可发 1–2 个音同前。语言方面往往是家长最关心的，有的小孩会出现语言倒退（发病后语言能力下降），（该患儿）社交沟通描述如下：现在会注意到外界的变化，眼神接触较前明显增多，纳食正常，但无法食用较大的块状食物，需要切碎食用，大便正常，不太好的地方就是发脾气的时候会咬人，流涎跟之前相同。

我曾经治疗过一个深圳的患儿，来找我看的时候已经 12 岁，患儿是表现为自残，自己咬自己，明显看到病人手臂上全是牙印，这种就是相火（失常）的表现。

因为十一诊用了两草、人参、菟丝子有效，那么这一诊方药如下：黄芪 120g，乌梅 3g，五味子 5g，生山萸肉 10g，桂枝 5g，赤芍 15g，菟丝子15g。这种（思路）就是利用小孩随着年龄的增长，所增强的本气（土气、中气斡旋能力的增强），让小孩所具有的内在的少火生气之力外出，只有这个气出来，才能有胆识，也就是我们说的聪明才智出来，所以直接换为了黄芪。黄芪用量120g，即456(4×5×6=120)，刚好是洛书里面最大的一个数，当时我在参悟河图洛书的时候（画一个立体圆），我个人认为120刚好是人法地的力，这个量在我们现在的这个时代（用的是克），那就用120g（就）好了，这个量能够让人的中轴稳定，再让四维如轮去转就好了，这个用药的思路是没有翻土的力的，看大家能不能接受了。因为前面用的君相二火对应的直接能够理解的两个药，到了今年这个时候（春气生发的程度），小孩没有出现问题，就把三个酸药加进去了，这三个酸药就是萌芽蓄健的力（就是存钱的力），同时山萸肉具有调畅之性，大家看我师父李可老中医经验专辑里面对破格救心汤的解释，（山萸肉）是只敛正气不敛邪气而且因其具有调畅之性，就能够恢复厥阴风木和缓有序地升发，怎样来理解呢？就是存钱理财必有利（息）的同时，还能保住本钱。接下来用的（对治）厥阴下陷的起陷的力、顶到南方是有热的力——血脉，然后是补益肾精、鼓舞肾气的菟丝子。

这个小孩的病例就和大家交流到这里，谢谢。

黄连汤 1 讲（治失眠）

大家好，今天讲一个两年来失眠的病人，用的方是《伤寒论》里面173条黄连汤1/3的量。首先我们看一下原文173条"伤寒，胸中有热，胃中有邪气，腹中痛，欲呕吐者，黄连汤主之"。听了前面的课如果有气一元论这样一个中医思维，涉及腹中痛第一个想到的就是初之气厥阴风木的下陷，乙木的下陷，甲木（常规来说乙木下陷）它会逆上，但是下陷之后，厥阴风木既然是风，它"善行而数变"，下陷再直升，我们说治疗奔豚气的桂枝加桂二两，如果再横逆比方说小儿肠系膜淋巴结炎的腹痛用的是芍药甘草汤，这样一个思维就能够理解这个方里面与黄连、干姜等量的桂枝，用的都是三两，腹中痛就是指的厥阴风木之气掉下来了，用的是桂枝那么肯定是乙木之气的下陷。那为什么会掉了？回到了自然的规律——土载木，因此（这个方）黄连汤里面尽管有欲呕吐，大枣没有去掉，大枣和炙甘草都保留，而且用了人参，但是跟小柴胡汤比较它是少了一两，为什么？源于这里面这个方"胸中有热"。（我个人认为）在整个伤寒体系里面一旦有热这一类的，像栀子豉汤虚人加的是甘草，一旦有邪火虚人也不是用人参，就是你可以这样去理解，当然我们要判断气、津、液、水、寒、湿，根据这些痰饮水湿瘀积滞导致这些病理产物的产生是源于哪个界面，哪个界面什么气主之，就有哪个相应的气停留，这个气停留导致了身体阴阳气血精津液哪些方面不够就给哪些扶正的药，但是它是有规律的，这个规律对于东方在后天我们治疗它（厥阴风木疏泄失常）最常用的就像治理自然环境一样用的土载木的方法。

本来是"呕家不喜甘"，我们在临床很多老人、小孩吐的时候，我们就会减少甘药的使用，但是这个方用了欲呕吐，同时说明这个欲呕吐它是有热的，它的寒在哪里？（土载木）这个方里面干姜、炙甘草，太阴里面直接就是寒湿而不是水寒之气，就是阳气的不够而导致邪热的上冲，所以胸中有热。

那胃中这个邪气，从黄连汤我们联想到小柴胡汤和五个泻心汤，一个共同的规律，为什么柴胡不中与之，就是源于回到李可老中医他的学术思想里面一个先天一个后天，这些方都是后天胃气虚了，那么虚在哪里了？像很典型的这几个方以膈为中心，生姜泻心汤胃气虚了之后，（风、寒、水）寒水之气多了，直接用生姜泻心汤；一旦是这个戊土里面它的气虚了，那直接就是甘草泻心汤。关于甘草泻心汤有的医家认为是炙甘草，但是很多人在治疗白塞氏综合征的时候直接换成生甘草，而且有的用人参、有的人不用人参，我个人觉得如果是土虚气虚生热，用生甘草的话，道理上是不用人参的，就根据推理是这样，但是你要根据当下就诊那个病人的情况，如果是用炙甘草，反而是可用人参的，看大家赞不赞同这个观点了。

针对黄连汤，它胃中的邪气，太阴己土之气，胃中是指中土这一个后天胃气，己土之气是虚寒、阳的不足，那么戊土之气，阳明胃它是降的，但是不降现在反而升上去了，升上去这个热不光是在胸中，我们看香连丸、左金丸、交泰丸这些药，包括大黄泻心汤用沸水浸泡一分钟然后喝，但取其气，以及厥阴病篇的干姜黄芩黄连人参汤，用到黄连的这些方，黄连这个药是通达三焦的，这个跟大家交流过。因此 173 条有人就认为胸中有热的源头是丹田有热，也就是下焦的热冲上去的，如果我们这样理解，大家看都能够解释，每一个医家从他的角度认识，但是（如果）能明白六气是一气的变现，知道三焦缝隙只有一气（水火道路、元气之别使），那么黄连通达三焦（可）解释为：①上焦的热；②胃虚了之后的邪热；③丹田的热都可以，只不过这个热在原文里面表现为胸中有热。

我当时根据这个病人的情况，他的失眠是源于刚刚跟大家沟通的这三个地方都有热，但是它顶上去了，顺着（元气之别使）三焦之缝隙或者是所有的这些网膜，扰神出现的失眠已经两年了，就给了这个方，这节课先讲了原文和黄连汤的分析，半夏跟大家交流过就不再讲了，也说过五个泻心汤、黄连汤是以膈为中心分上下来认识的，今天的交流到此为止，明天接着交流，谢谢大家。

黄连汤 2 讲

大家好，接着讲黄连汤治疗的这个病例，再复习一下，从小柴胡汤到五个泻心汤，大黄黄连泻心汤也是因为后天胃气的不够，所以直接取其气，但是一旦出现李可老中医说的先天起点元阳不够，那就是附子泻心汤，这样就能够将寒热承接起来，寒热熔于一炉，如果我们是这样一种中医思维，元阳的不够完全可以出现上焦的邪火。

整个《伤寒论》113 方和 397 法给的是整个宇宙当中大的规律，病机是什么？主要的症状是什么？这些症状所反映的正是这一气失常的规律。

这样我们来读整个"内难本伤寒杂病论"，包括仲景为什么要放这个条文？这些条文前后为什么这样去连接？

《伤寒论》形成这个痞证说是发于阴，这个阴是代表什么——胃气胃阳。可对应到李可中医药学术思想的先后天两本之一的后天胃气。不是单纯一个寒一个虚还有邪火的，这就能够解释五苓散形成的水痞了。治病相当于站在地球的里面来恢复这个人气机的失常，是从里往外护住你现有的本钱——元气，恢复人体双螺旋气旋运行的，一定是护着里面然后往外开的，往外开的对应到三阴三阳就是太阳和太阴，因此泻心汤是放在太阳篇。

对太阳界面的理解不止是表，不止是三焦膀胱，不止是终之气——少阴元气，整个都能够拉起来包括肺，以及它是一个"老阳"，它是"太"啊，它是最大的这个体，如果把《中气与临床》里面写出来的太阳界面的参悟能够融合到临床当中，遇到一个病人你会判断这是这里面说的多少个立足点所认识的太阳失常了，就能够把整个《伤寒杂病论》这样贯穿起来，贯穿起来不是从前往后而是交叉进去，用一气来看每一个界面仲景给的条文所涵盖的内涵，而且不能忘记李可老中医说过的：从太阳篇到厥阴篇整个疾病规律的认识，它的本气是越来越少的。因此到了少阳界面，这些条文里面所对应的本气就要比阳明界面对应的要少了。跟大家之前也交流过，柴胡汤不可以随便用，一定是有本气的，小柴胡汤中有参草姜枣（这个可补土）。

　　那么还有一个小陷胸汤，小陷胸汤黄连用的是一两，泻心汤黄连也是用的一两，陷胸与泻心均用到了黄连半夏。而乌梅丸与泻心汤则是黄连干姜组药。之前讲过。

　　再说一下黄芩，比方说大黄黄连泻心汤有的人认为是没有黄芩，有的人认为是有，那我们在看病的时候觉得这个人的邪热是从东方来的甲胆不降逆上去形成火毒了，最典型一个症状比方说扁桃体化脓，咽喉剧痛，吐黄痰，这个时候不管别人理解为肺热也好，上焦热也好，但是你知道它的源头是这个，那么遇到病人有这样一个气逆上来，你就应该用，本气不够就少用，急危重症顿杀病势就重用，如我们讲过的李可老中医变通大柴胡汤，这样就能够学活了。

　　现在看一下这个病人来找我看的情况。她是最近一个月的睡眠差伴反复右眼皮跳动，这一类跳动是风木但是别忘了火，患者近半月右眼皮跳动，睡眠差的时候更加明显。最近一个月难入睡，有时彻夜不眠，眠差的时候烦躁，大家好好听这些症状，出现烦躁而不是躁烦；梦多，偶有噩梦，跟大家讲过一旦噩梦很多是离位的相火；口臭，晚上8点以后自觉饥饿感明显，这要对应子午流注这个时辰阴阳气规律了，利用这个规律分析这个时候患者为什么出现饥饿感。右上腹时有隐痛1年，近一月发作频繁，时有下腹坠胀感，与经期无关，这就排除了妇科这一块；易疲劳怕风，受风容易出现头晕，这个我们一般就要往太阳太阴靠了；后背易出汗，这个要想到元阳，汗后怕风更加明显，这个表阳是不够的；双肩部怕冷。

　　口干思温饮，解渴，这是太阴界面了；偶有口苦，纳可，大便一到两日一解，成形，睡得不好的时候容易出现大便烂，那就是太阴这一块阳是不够的，阳飞出去之后太阴的阳不够生湿，出现大便烂次数增多，再加上口干思温饮，这样干姜这个药就出来了。

　　小便是没问题，月经痛经只是轻微的，有血块。

　　最近一个月少许咽干痛，这个跟大家讲过一定要问咽部的"干痒痛"，她是干痛，那就是燥热火了（只是程度轻重不一），舌暗郁红，有齿痕，苔薄白；脉沉。

　　这些症状是不是跟黄连汤的原文非常接近啊，"胸中有热"有热扰了，然后"胃中有邪气——太阴阳明，腹中痛"，就是根据这些症状对应了原文的病机，给了1/3的量，原方原量，用1/3的量，我用的是生半夏，没有按照原方那样去吃，而且大家知道有的人认为这个方不是仲景的，每剂加1200mL水，每日1剂，一直文火煮2小时（这个跟大家交流过，有生半夏我们一般煮1.5至2小时），煮取100mL，分1日，每日1次服。

今天来复诊，药后是两年来第一次（她自己形容）酣睡，右眼皮跳动消失，右上腹抽痛未发作，停药后睡眠转浅，但是一样可以一觉睡到天亮。出现了一个症状就是我们这一次所加的药，一为服药前3天间断性下腹痛，之后消失。二为第3天下午膻中穴疼痛，之后未再发作。补充遇到阴雨天气头皮发麻、胸闷，一般第一个考虑是寒湿阴霾，也就是浊阴窃据阳位。上腭痒不痛，这个痒，一个是"诸痛痒疮，皆属于心"（属于火），还有这个痒要考虑到阳明的燥、元阳的不足。纳可，大便正常，小便调，看一下舌头的变化，舌暗郁红变成淡红，齿痕是一样的，苔薄白是一样的；脉由沉转为细小滑。元气增强了，但是这个人目前还是实证，因为有效因此守方，根据她出现过的腹痛，那么这是深层的厥阴的寒，因此加了3g吴茱萸。下雨天闷的这一个症状刚刚讲过，在这里还是考虑到是一个湿、水逆上来顶在这里的，而且你加药要考虑你之前给这个方的格局。当时看病的时候我第一个想到苓桂剂，再加上齿痕、舌淡红，脉细小滑说过还是一个实证，失眠好了，睡得较浅这样加了20g的茯苓。服药方法由一日一剂改为三日一剂，煮成150mL，分3日每日一次，嘱咐病人说不需复诊。这就等于是善后的调理了，那么这个病例就跟大家分析到这里，谢谢大家。

立足后天胃气治疗儿童多动症

大家好，上一次我们交流了五个泻心汤、黄连汤，是从小柴胡汤变通来的。那么尤其在黄连汤提到了胃气，"胸中有热，胃中有邪气"，这个胃中有邪气，立足李可老中医后天胃气来理解的话，我们对太阴阳明这一个中气的升降清浊以及斡旋就更容易理解一些。因为中气，从彭子的圆运动古中医来说，本身就是因为大气天气地气相交而形成的。中气的斡旋功能也是与生俱有的，所以生命之所由来就是源于中气。比较抽象，但是大家慢慢这样跟着理解这些东西，在临床就会更容易理解中气这一类的方药。

今天是源于八、九年前（2011年10月）一个小孩，当年被诊断为儿童抽动症，也就是多动症，有些小孩（为）抽动秽语综合征，稍微重一点。一个病人来告诉我这个小孩当年治好了，但是因为我们没有去做这些（随访）工作，所以不知道，把这个病例又调出来看了一下。刚好是李可老中医提出来的先天肾气跟后天胃气这两方面直接在临床的应用，所以拿出来跟大家进行交流。

这个小孩主诉是不自主张口五个月、痰多一个月。现病史：患儿五个月前无明显诱因出现不自主张口、眨眼、摇头，于深圳市儿童医院诊断为儿童抽动症，经口服中药及针灸治疗后不自主眨眼、摇头消失，但张口频率增多。自觉咽中有痰，喜清嗓子。无口干口苦，饮水量少。一般我们在临床看到没有口干口苦，那就是少阳和阳明的邪热相对来说少一点；关于饮水量，很多小孩是不怎么喝水的，如果说病了，我们来分析这个症状，前面少阳阳明没有邪热，这个饮水量少就会归到太阴界面，是什么气呢？太阴之上，湿气治之（那就先这样来一边看症状，一边分析），治疗时以祛湿为主。

无明显怕冷怕热，汗出正常，这个跟大家交流过，在毛皮肤肌——麻桂剂，还有厥阴风木这一块都是非常注重病人冷热的感觉，还有汗出的多少、汗出的部位、出汗后有没有怕风怕冷、还是喜欢吹空调？基地源于师承教育，想让年轻医生快速地成长起来，就摸索出了这样一条逐症分析、由博返约（的师承之路），所以在问诊的时候事无巨细，我们下足了功夫，希望在问诊的过程当中，你脑袋里面只有一气，一气散为六气，在六个界面他们是怎么转的？所以是顺着你的思维这样来问诊。基本上问完了，整个病机也出来了，哪个为主，哪个为次。

吃饭没问题，难入睡，夜间易惊醒，但自己不知道。这就是离位的相火，难入睡，阳入于阴谓之寐，那就是阳入得比较慢，那么飘出去的阳多，里面的阴也不够，要两方面一起来考虑。这一个症状就要这样考虑，再结合其他症状。大便一到两日一解，成型，略干，畅顺，这个没问题，小便没问题。平素易上火，出现口臭、嘴唇郁红。看到这个症状就要想到《六节藏象论》里面的"其味甘，其色黄，其华在唇四白，其充在肌"，嘴唇这一个要联想到"至阴之类，通于土气"的一藏五腑的至阴。喜辣香口食物，看到这个症状，第一个反应，这个小孩土里面寒湿比较重，但吃了以后容易引起上火，那就是食物进去之后运化得差了一些，其他没问题，单纯这个有问题，我们会判断出来，土气偏薄、土不伏火。舌润属于阳的不足，淡属气阳不足，暗红说明运行的慢，苔薄白，脉沉，他的舌苔没有显现出刚才想的湿、湿热，或者湿热火秽毒，这些都没有显现出来。

但脉是沉的，小孩的表现是风动、阳动，也就是邪阳在上，那么这就说明刚刚分析的那些邪气全部是伏在身体里面的。

给的方药是理中汤加味，刚刚大概这样分析下来已经出来了。益土伏火。生晒参三十克、干姜十克、白术六十克、炙甘草三十克。理中汤像刚刚已经分析过了。有一点点阳明的燥，但是以太阴的湿为主，有一个药在健运太阴的同时可以对治阳明的燥热，这个药就是重剂白术。本身太阴里面就有寒湿，因此干姜减量，白术加量，这是在等量用二两的前提下的变通。抽动症和睡眠的症状，判断为离位的相火，用的是乌梅，它的源头是来源于甲胆的不降，用的是白芍。除了这些病机线路，小儿抽动症尽管没有多汗疲劳，还有一条病机线路，我们交流过的，具有调畅之性，敛正气而不敛邪气，这个药就是生山茱萸。小儿九岁稚阴稚阳，在这个阶段出现的火，"君火之下，阴精承之"，利用了这样一个医理，山茱萸之后配的是30克的菟丝子。最后一个药，有18字功效的黄芪，本身具有少火生气之力，可以走到人身体的任何一个地方，重剂使用就有翻土的作用，这里用的是150克。那这样我们大概就把这个小孩的症状进行了分析。今天就讲这一诊，接下来我们再讲她复诊的情况。

再论立足先后天两本治疗儿童多动症

复诊的时候，当时是开了15剂药。用法是每日一剂，每剂加水1300mL，一直文火煮两小时以上，煮取150mL，分两次服的。复诊的时间是一个月之后了。病史是这样的，服上方后不自主张口消失，服药第二剂咽中有痰明显好转。这就说明了这条医路它是从地球的中心，也就是人体的中心往外治的，昨天跟大家交流过，是守着患者可利用的本钱，这个叫元气，一定记住，元气是阴阳都有的。然后立足不同的界面，也就是你的病机来打仗的。

第二剂患者的痰明显好转，其实是气化的作用，这里面没有祛痰的药。但是服第三剂后咽中的痰反而增多，那么这一个症状就说明了这个小孩体内还有伏邪，痰的源头就是湿邪，再根本一点就是李可老中医说的，"肾为生痰之根，脾为生痰之源，肺为贮痰之器"，也就是《内经》说"肾主水，主津液"，这个是根本。补充的症状：时有声音易沙哑，说话多时明显，这个症状，大家带过小孩就知道，有些小孩在外面疯玩半天回来嗓子哑了，中医的医理归为中气的不足。嘴唇郁红同前。近一周出现感冒，症状为鼻塞，打喷嚏流鼻涕，其他没什么特别。舌转为略暗红，那就气阳的不够的症状消失了，苔薄白，脉转为了细滑。包括整个《伤寒论》的脉象的改变，一定是在前面的气的基础上出现的。针对这一个小孩前后的变化，就证明打仗不是药去打仗，是人的本气，也就是那个元气去打仗的。脉象的增强、症状的好转，尤其是主症，就证明这个小孩元气增强了。那么出现的这些症状，我们在这个增强的可利用的本钱的基础上，根据出现的症状再分析病机，再一次排兵布阵。

讲到了咽中的痰增多。如果说单纯是太阴这一个原因，那么前面的方已经达到了应有的效果，因为主症消失了。那就会推到太阴之母是谁，我们跟大家交流过，太阴之母就是釜底火，那就应该是元阳。因此这一诊直接转为李可老中医说的先天起点的那个方子，也就是少阴篇的四逆汤。处方是四逆汤加味：黑顺片 30 克，干姜 20 克，炙甘草 60 克，生山茱萸 30 克，白芍 45 克，九节菖蒲 15 克，生半夏 5 克，乌梅 5 克，黄芪减为 60 克。这种格局一变，比方说黄芪的药量一变就知道了，主战场已经改变了，回到了先天，启动了先天，先天釜底火足，火就能煨土，能够给到中土应有的阳气。那么锅和里面的食物，它就能够发挥正常的作用。

加了半夏乌梅，之前我们总结过一组药对，叫吉祥三宝：龙骨牡蛎，梅夏归芪（乌梅、半夏、当归、黄芪）。生半夏这味药与大家交流过啊，在这里以阳明为主，但是阳明一阖坎水足，肺胃能够降，乌梅敛降离位的相火，因为病人不自主张口已经消失了，所以乌梅用量马上由上一诊的 15 克改为 5 克，黄芪由 150 克改为 60 克。

60 克在五运六气中有特殊的含义，刚好我们说一个甲子 60 年。之前跟大家应该是交流过 60 克黄芪，在我师父的书上治疗老年不完全性肠梗阻用的是 60 克，我们目前总结出来的黄芪这个药量，之前也交流过"小荷才露尖尖角"用 6 克，也交流过重剂使用，我们有个三阴大方。60 克和 45 克，这两个药量按照普遍的规律，但不是绝对的，60 克相对能够作用于腑气的下降，重在通大便；用量 45 克，重在恢复小便，也是指的中气的作用，45 克重在小便不利的情况下（使用以）恢复（小便正常）。

这个小孩又过了四个月才来复诊，复诊时候声嘶就没有再出现，嘴唇的郁红几近消失，睡眠也好转，口臭消失，吃了上诊的药，感冒的症状消失，偶有眨眼，偶有清嗓子，脾气容易急躁，舌暗红，苔薄白，脉滑。

第三诊又回到了"人以水谷为本"，还是立足于中气，理中汤加味：生晒参 30 克，干姜 30 克，白术调到了 90 克，炙甘草 30 克，山茱萸 60 克，黄芪 150 克，菟丝子 90 克，茯苓 45 克。这种药物的变化就非常的精细，精细到每一味药。其实这些药，经过这一个多月，大家都已经知道了，都是常用药，就是这种稍微的变化来起到立竿见影的效果。中气跟元气之间的关系是这样解释的，元气全赖中气之滋养灌溉，所以先后天两本互为其根。而且我们讲过重剂黄芪能够从上面的宗气到中间的中气一直到下焦，它能够直接贯穿到下焦，像定海神针一样，虽然是一个药，能够从上一直到下，黄芪这样重剂使用，就是三焦照顾到了。

通过这个病例，其实没有脱离李可老中医教给我们的内容。关键时候这个病的认识，大的方法就是一个以土载木为主。至于说怎么恢复土载木，在这个病人身上就是利用了先后天两本相互之间互为其根。增强了中气，一旦增强又回到原动力，启动了原动力便又回到了人后天生存之本，生存是靠我们自身的呼吸和饮食。这个病例就跟大家交流到这里，今天的交流就到此为止，谢谢大家。

肺结核高热土伏火 1

1. 大家好，今天交流一个肺结核的病例，是我一个徒弟的妈妈，老人家 78 岁，简要的病史给大家介绍一下：间断咳嗽、咳痰 3 年，加重伴夜间发热 1 月收治入院，入院症见：头晕乏力，咳嗽，干咳，五心烦热，恶寒发热，夜间无法覆衣盖被，纳食差。胸部 CT：右肺继发性肺结核并空洞形成；左肺慢性支气管炎、肺气肿，右侧少量胸腔积液；左肺多发结节。抗酸杆菌 2+；CRP：126mg/L。白细胞：9.2，中性细胞比率：92.8；现西药用利福霉素、异烟肼、吡嗪酰胺、乙胺丁醇四联抗结核，患者夜间及晨起发热，体温波动在 38.8–39.1℃，后加用莫西沙星 0.4 口服，每日一次。现患者每日早晨 8 点左右发热，体温波动在 39℃。发热时剧烈咳嗽，热退后咳嗽停止。每次发热均是通过出汗热退。

2. 之前是晚上和早晨交替发热，找到我的当天是早晨发热，那个时候是上午 11 点，只能搏当天晚上能不能不发烧了。患者每一次发烧用的是退热栓，退热的有效方法是通过出汗，大家想一下，患者年龄这么大，肺结核这个疾病有共性。之前讲过三观四律，四律就是天地的规律，生命的规律，疾病的规律，个体禀赋的特殊规律；肺结核的规律大家都知道是阴虚发热，病人没有完全按照这个疾病（的规律）出现（发热），它的发热是在一早一晚，而且是高热不是低热。而且这一个月来的发热是越来越重的，病人发热之前是伴有寒战的，像疟的发热。

3. 我当时是这样去考虑的，既不是简单的外感，也不是简单的内在体质的虚弱，而是两个融合在一起。因为毕竟是通过汗出热退，开始前几节课跟大家交流过，只要是通过汗出热退（之后发现热反复），桂枝汤证已经进到病人的身体里面了（伏邪）。发热的时间是晚上和早晨，刚好是阳气往地下降被挡住了，阳气从地下往出升也被挡住了。这是哪个界面？而且病人高热寒战，这个不是外感的寒热往来，寒战（当地名打摆子）发热（加）肺结核体质，加上这个年龄，病人里面是里气亏虚，已经出现了李可老中医学术思想七大条的萌芽——萌芽欲脱之端倪。病人纳差，说明后天（胃气）也不行。

4. 热往下降降不下去，往出升升不出来，变成了异常的火，集中在土气——太阴阳明界面。所以第一个药给的是黄芪250g。第二个药乌梅36g。接下来必须是截断病势，不能无限制地疏泄元气了，给了来复汤——人参、山萸肉、生龙骨、生牡蛎、炙甘草各30g，没有给白芍，因为出现了元气欲脱之端倪——寒战。接下来又一条病机线路是桂枝汤，源于这种热没有给白芍，给了赤芍，而且是倍芍药——小建中汤和《伤寒论》第279条的桂枝加芍药汤，这样一变通就掐死了脉内的营血分之营热，这一块的邪热。同时尤其是配合重剂黄芪，把方的格局定在了中土中气——太阴阳明界面。还有一条病机线路，因为患者是通过汗出热退，于是我给了一个食物，葱白二根，每根切四茎后下5分钟。最后一条病机线路——姜炭30g，温益太阴的阳和温通血脉。一般这些人（的血脉）不会是单纯的热，是寒热都有，是《伤寒论》第29条芍药甘草汤和干姜甘草汤的合方。

上药加水2000mL大火煮开转小火煮90至120分钟。煮取300mL，每次50mL，只要想吃就服，不限次数。喝完体温控制后可以复渣继服。这是李可老中医提出来的急重症关键时候不分昼夜，因为患者纳差（没有大量）我们就让她不停地喝。

今天的交流到此为止，谢谢大家！

理：土中寒热虚实错杂，厥阴已现疏泄太过元气欲脱之端倪。伏邪形成，脉内血热鸱张，脉外卫气不用。

法：厚土伏火，收敛元气，通过厥阴中气营卫血脉线路以托透伏邪。

方：芪梅、来复汤、桂枝加芍药汤。

药：黄芪250g，乌梅36g，人参、山萸肉、生龙骨、生牡蛎、炙甘草各30g，桂枝45g，赤芍90g，大枣12枚，生姜45g，葱白二根（切四茎，后下5分钟），姜炭30g。

肺结核高热土伏火 2

1. 大家好，继续前面肺结核老妈妈病例的交流。我是 3 月 29 日开的药，当天晚上没有发热，31 号当天管床年轻的徒弟与我微信联系：口服师父中药后，3 月 29 日夜晚无发热，3 月 30 日晨起发热，但热势不高，最高达 37.9℃，口服中药后 30 分钟退热。3 月 31 日早上 8 点 10 分发热 37.5℃，患者于昨日夜间解稀水样便一次，无腹痛腹胀，目前服中药后精神状态较前明显好转，面色较前红润，乏力之症较前明显好转，言语有力，五心烦热之症较前明显减轻，脉由浮数而芤转为平脉略数、有根。服药后身上略潮，即微微汗出，发热时无明显畏寒症状（当地说的"打摆子"），即厥阴风木无限疏泄的症状消失了。

2. 3 月 1 日早晨八点，我是在接近九点钟才有时间调整了方药。

因为厥阴萌芽和缓有序的升发跟之前比恢复了一大部分，元气能够蓄健了，土厚则伏火之力增强。乌梅本来也是厥阴界面的药，敛全身离位的相火。黄芪、乌梅益土 / 厚土伏火，首先达到了元气增强，（二是）来复汤的元气增强，（三是）桂枝加芍药汤能够托透出去一部分伏邪（邪少正必增多，但不是一对一）。加上葱白，以食物代药物，起到开腠理的作用，不可以单纯理解为皮毛，回到《金匮要略》对腠理的认识，打开之后又加了姜炭，温益太阴的阳。又有 90g 的赤芍同时对治脉内外的寒热。

整个这个方元气增强，厥阴风木疏泄虽然没有恢复到正常的和缓有序，但较前恢复，而且这样重剂使用药物，患者胃口没有转差，而是肺结核相应的症状全线推进，取得了疗效。

3. 我按时间顺序跟大家沟通：3 月 31 日 11：01 徒弟微信说老太太喝完药胃有点痛，有点打嗝，没有提及体温。等到我看完病回复的时候已经是 12：16，嘱上方药汁加砂仁 15 克煮 5 分钟，转减量服，一次 30mL。

13：10 我吃了中午饭后问了一下体温，徒弟说："老太太这时的体温已经恢复正常。每天只烧一次，前面一直是高烧，昨天和前天吃了中药都是低烧，吃完中药就退烧了，今早烧到39.2℃了，吃完药也退了。"我又问有没有用退热药，徒弟微信回复说："昨天、前天都没用，今早有点高，中药还没接上，用了半粒退热栓，前面一直用的一粒，发热的时候头不烧，主要是身上摸起来较热，但老人家的精神较前明显好多了，前面可以说是有点嗜睡了（元气欲脱之端倪），从前天（29/3）服完中药后，白天已经正常起床和家属聊天，看起来精神了好多，面色也好了好多！而且前面的烧不用退热栓是没法退的，打柴胡、安痛定没有作用，昨天、前天都没用任何退热药，今天发烧也没有明显寒战。前面发热寒战特别的厉害。"之后我嘱服药时间为下午5点、晚上9点各服30mL。明早5点如果有条件服30mL，之后9点服一次。

4. 这种服药方法一旦控制住之后病人再次高烧也是可以预料得到的，因为是按照《灵枢·岁露论》《灵枢·卫气行》以及《灵枢·五十营》这样的一日阴阳气变化的规律而出现的发烧，一旦判断出来后就要按照这种阴阳气的规律，病人身上哪一个时辰容易出现阴阳气不相顺接，就确定了一天当中阴阳气升浮降沉的规律而给的服药时间，具体我就不讲了，因为这个一展开讲十分钟很快过去了。徒弟对于这样一个机理有这样的理解，他是这样回复的："3月25日以前发热基本在晚10～12点，服用莫西沙星后发热时间波动在早晨7～9点，停用莫西沙星后发热又在晚8～11点，口服师父中药，发热均在早晨，且昨天、前天热势均不高，可自行退热。我在想午时到子时正是阳气渐衰、阴气渐盛的时候，其发热应该是由本气不足，邪气相乘而致，而早晨阳气渐复，此时正气渐足，正邪交争。发热由夜间转至早晨，应该是患者阳气渐复，病情向好的表现。"

5. 李可老中医的学术思想是彭子和郑钦安的学术思想的融合，尤其是老先生给我们留下的那张纸，之前已经讲过了。尽管我们恢复的是整个的元气，看我们用的药还是以恢复阳气为主，但是对这一类病人附子是不可以使用的。这就是"扶阳是真理，八法不可废"，大家看到我们治疗的过程和疗效，牢牢记住中医何为中，不偏不倚之为中，这才是真正的中医。

今天的交流到此为止，谢谢大家！

肺结核高热土伏火 3

1. 大家好，接着讲肺结核老妈妈接下来的治疗，我还是顺着和弟子微信交流的时间顺序跟大家讲治疗的思路。

4 月 1 日，星期三

早上 07：58 弟子发过来的微信："昨天早晨是 10：30 发的烧，至现在无发烧现象，解大便两次，偏溏，这付药服后无腹痛、打嗝现象，方还需要调整吗？"

09：03 我答："不用，每次 30mL，守着这个方按昨天的时间点服药。"

4 月 4 日，星期六

早上 08：03 弟子发过来的微信："4 月 2 日没发烧，4 月 3 日早晨 11 点烧到 38℃，毛巾敷了一下就下来了，没用药，再没做其他处理，精神明显好多了，吃饭也有胃口了，C 反应蛋白由 126 降到 58 了，继续守方吗？"

08：11 我答："熟地 90 克，五味子 10 克，当归 30 克，柴胡 10 克，黄芪 250 克，乌梅 30 克，人参、山萸肉、生龙骨、生牡蛎、炙甘草各 30 克，桂枝 45 克，赤芍 90 克，大枣 12 枚，生姜 45 克，姜炭 30 克，去了葱白。加水 2000mL 大火煮开转小火煮 90 至 120 分钟。煮取 300mL，每次 50mL，只要想吃就服，不限次数。（后因病情变化，嘱其每天早 10 点和晚 10 点，下午 5 点服药各 50mL。）

我问：昨天烧了 30 分钟？如果是的话现在尽快煮药，10 点钟不管药煮了多久给老人 50mL 先喝，看一下中午的体温如何？"

弟子答："大概就烧了 10 分钟。"

12：23 弟子回复："10：10 测体温正常服的药，11：10 测体温 37.6℃，刚刚是 37.8℃。"

我答："加服 50 毫升。"

14：49 弟子回复："12：30 体温 38℃，口服中药 50mL。13：30 时降到了 37.2℃，这会儿是 36.8℃。"

我答："今天晚上 9 点服一次。明天上午 10：45 服一次，12 点服一次，即体温升高前服药。"

17：59 我问："今天是通过出汗退热的吗？"

弟子答："没有出汗，药喝完热就退了。现在出汗很少了，前面是一发热就得用退热栓，一用就大汗淋漓，现在不用退热栓，也再没高烧，精神状态好得很，胃口也好了很多！指标都在好转！"

4 月 6 日，星期一

08：12 弟子问："前天烧退后到现在再无发热，继续守方还是变方？"

我答："守方减为 36mL/ 次，服药时间同前。"

2. 这里面的调整大家都应该明白，之前讲过李可老中医给我们留下了的那张纸，前面用的是引火汤里的病机线路——熟地和五味子（这一条），加了当归合上之前的黄芪就成为了当归补血汤。柴胡主治心腹肠胃中之结气，能够打开寒热气结。《素问·阴阳类》79 篇提出的少阳为游部和《素问·五运行大论》提出的"火游行其间"，（参悟《内经》这两篇指导临床）那么出现异常的火就是柴胡的使用指南，就是后世医家提出的膜原的概念。

3. 前面的线路能够控制这一个病，但是她的发烧从晚上一直延续到早晨，最后看看在中午时分，即天地间阳气最盛的时候，如果身体里面还有伏邪，病人的正气在不断增强的情况下，她一定会发生邪正相争，就会出现高热。作为医者欣慰的是用了这些方法，由于之前一定要大汗退烧，现在不是大汗淋漓了，我们在临床都知道这种大汗是不恰当的，大汗既亡阳、伤津又耗气。现在退热不是通过汗出热退，因为这个老妈妈是肺结核，结合这种体质证明是对了。因此我们利用天地的午时一阴生，阴气在里面长，阳要往西方走，这个时候出现的邪热，第一个要加强的是里面的阴（生不出来）；第二个要加强的是在正午最大的阳（可以理解为太阳和阳明，离卦位，二阳在外），阳明由最大的阳转为一阴生的时候，这个转就叫作少阳的枢。因此重剂熟地黄加了小剂量的柴胡。真正用到枢的这种力，因为患者里气亏虚，这种力不可以大剂量，要用什么样的一个力合适呢？就像要恢复停止的钟摆，你要让它再一次摆起来是不需要多大力的，不单是判断邪正力量的匹配，而且还要判断出来扶益这个正、驱那个邪的巧妙的力，这个没有脱离《黄帝内经》的开阖枢和标本中。

这个病例到今天刚好 7 天，目前情况是稳定的，拿出来跟大家交流是因为很欣慰我们能帮到这位母亲。今天的交流到此为止，谢谢大家！

理：土不伏火，真阴不足，不能正常发挥"君火之下阴精承之"的作用；厥阴已现疏泄太过元气欲脱之端倪；伏邪形成；脉内血热鸱张，脉外卫气不用。

法：引火归原，加强少阳枢机之力，厚土伏火，收敛元气，通过厥阴中气营卫血脉线路以托透伏邪。

方：引火汤、归芪梅柴、来复汤、桂枝加芍药汤。

药：熟地 90 克，五味子 10 克，当归 30 克，柴胡 10 克，黄芪 250 克，乌梅 30 克，人参、山萸肉、生龙骨、生牡蛎、炙甘草各 30 克，桂枝 45 克，赤芍 90 克，大枣 12 枚，生姜 45 克，姜炭 30 克。

黄连3转厥阴寒毒方

大家好，顺着前面的黄连汤讲到了黄连这个药。今天跟大家交流一个焦虑障碍、睡眠障碍、结缔组织病的病例。这是一位女性患者，春节前来看过一次，她主要的症状，第一个是心悸，心慌；情绪低落；不安不宁；胸部憋、闷、堵；（第二个）难入睡，容易醒，醒后再难入睡，自我感觉彻夜未眠。从医学上是不可能的，但是她有这种自我感觉，醒了之后腰酸背痛、疲乏、口苦。其实从这一个症状即可判断，这种睡得不好，醒了之后又这么累，又有口苦，就有一个壮火食气（的病机），首先考虑的是火，而不是虚。因为这一类病人虚是肯定的，不可能是三阳病，肯定是三阴的病。汗多，汗后怕风加重，她本身就怕风，怕冷以下肢明显；怕风，头部吹风后针刺样疼痛，以头顶和双侧颞部为主；有时候她会觉得头顶是冷痛。大家在临床遇到这样的病人基本上情况差不多。接下来是关节痛，表现为足底、脚踝、足跟、手腕、肘部为主。夜间觉得双脚是冰冷的，这是自我感觉。双胁肋部胀痛，喜欢捶打，通过喘大气，她觉得这个症状可以缓解。（应该是两三年前，我有一个患者也是这一类的疾病，他是觉得不舒服，来的时候要怎么样呢？他要像熊一样在地上爬，这样爬这么几个小时，人就会觉得舒服）。有过敏性鼻炎的病史，表现为晨起的打喷嚏，流涕。没有饥饿感，食量稍减，多食后腹胀；自觉上腹部压痛，有饱胀感；腹部怕冷，吹风后则容易出现解大便的情况，这个就是一个阳气不够的情况了。

但是这一类焦虑症的病人，不是常规的这种辨证治疗能够解决的。

眼睛干涩，外阴瘙痒，痛经，经过热敷是可以缓解，持续半天，就不算太重，周期是正常的。她觉得经量比患病之前要增多，如果这样去考虑，结合这个病史，也要考虑有火邪。

大便平时正常，有时候会出现三到四次，有时候偏烂。舌暗红，苔薄白。

她的左脉比右脉会略微大一些。在临床上，我的感觉是这样，如果右脉偏大就要回到李可老先生讲的这些右脉偏大，这个时候气都在上面，要赶快往回收敛了。尤其是危重症或者一些大病，比方说一些癌症病人，一旦摸到这样的脉，病人如果是我们（总结的汗出伴喘）、面舌脉符合厥阴萌芽出现了欲脱之端倪，不管是什么样的情况，这个时候第一个用来复汤先把元气敛回来。再有其他湿热火秽毒寒，你再加减就好了，但是必须以这个为主。但她偏偏是左边，那相对而言，这个人包括醒后的腰酸背疼，这种心神受扰的这种邪火，她的阴精肯定是不够的，但我们首先考虑还是火。加上眼睛的干涩，外阴的痒，这个按照经脉循行，我们会考虑到厥阴。阴分的不够，有风有火。

这个病人当时给了一个黄连阿胶鸡子黄汤合黄连汤。黄连45克，生半夏30克，大枣7枚，炙甘草30克，桂枝30克，干姜30克，白芍20克，黄芩20克，阿胶31.3克。因为黄连阿胶鸡子黄汤中的黄连用的是四两，那就是60克，那么黄连汤用的是三两，这样适当地进行了调整，同时加了30克的高粱米，就是半夏秫米汤，开了14剂，每两日一剂，每剂加2000mL水，文火煮两小时以上，这是缘于有生半夏，煮取300mL，分两日，每日150mL，烊阿胶15克，稍冷加鸡子黄一枚，搅匀一次服。这个是进行了调整的。这样就吃了一个月。这是春节前的12月底。那就吃到春节，然后近期回来复诊。

大家看一看，服药之后，心慌、心悸未再发作。容易出现情绪低落、情绪不安宁没有了。生闷气，胸闷，这是体现在情绪这一方面，就是主症消失了，情绪这一块能够缓解一些，但是现在看来是以下陷为主。月经前上述症状会加重，她在心理科看过，给阿普唑仑口服后，情绪转平和。平素经期是第三天痛经，热敷半天后可缓解，这个跟之前是一样的。平素有外阴瘙痒，这个跟之前也一样。怕冷怕风，周身关节疼痛，手腕不耐劳动，头顶冷痛感，降温时双侧颞部冷痛明显，经前两天头痛亦加重，这个跟上一诊基本上差不多。汗多，汗后怕风加重，与之前也一样。食欲不佳，入睡难，思绪多，易因双上肢发冷而醒，醒后精神疲乏，气短后背疼痛，肩胛区大椎穴疼痛明显，眼睛干涩，过敏性鼻炎，春季打喷嚏，鼻涕晨起明显，打喷嚏时漏尿。晨起咽部有痰，刷牙时干呕反酸，大便软烂，每日一到两解，这个后面的症状跟上一诊是差不多的。舌淡红苔薄黄，由薄白转为薄黄，脉转为细缓。

病人来复诊的时候她的精气神就不一样了，然后能跟你主动地沟通，说一些情况。这一诊给了一个我们最近总结出来的厥阴寒毒方。源于庚子年春季阴阳气变化在临床的一些共同的规律。之前跟大家交流过，庚子寒毒陷营方，这个寒毒是源于李可老中医说的先天起点的那个元阳，它形成的寒毒影响了太阴厥阴，但是，有这些寒，（再）立足营卫认识脉外卫气的不用而导致脉内营分憋住的郁热，或者瘀热，或者理解成营热，所以有庚子寒毒陷营方。

最近两到三个星期，临床又出现了一类。这种寒如果用庚子寒毒陷营方解决不了。他的寒关键不在于先天起点的那一个，而是在初之气升发这一块，六个界面，六气是一气的变现，在一起步的这条道上面就堵了。如果你要疏通要先把这块石头搬掉，它这里就有一块石头挡着了。那么我们的临床总结是厥阴的寒毒，沉寒痼冷，所以用的是重剂的吴茱萸，这个在李可老中医的专辑上以及他几次的学术讲座上都提到了，用到 30 克。可起到临床上破沉寒痼冷的作用，但是破沉寒痼冷，你得有本气。那么这个方的本气重在了土。春天这个时候气已经往上升了，升的过程当中厥阴这种寒冰被挡住了，要解决这个寒，你要化，但同时因为这个寒，也出现了火，就像这个病人，同样有火。回到自然规律里面解决木气，还是用回了土载木这个方法，土载木是一个大法，那么针对这个病人，吴茱萸进入体内，它能够破沉寒痼冷，它的开破力是非常强的。大家在临床可以去试，（吴茱萸是）能让肌肉松弛的。这个时候想让它发挥这种作用，肌肉里面一定要有气力，这个药又回到了 18 字功效的黄芪。所以这个方是这样的：黄芪 120 克，吴茱萸 30 克，关于五味子，有的病人我是直接用到 30 克。五味子这个药也跟大家沟通过，但没有详细地沟通，从生脉饮、小青龙汤上焦心肺，以及苓甘五味姜辛汤、都气丸，包括五子衍宗丸，这个药如果你搭配得对，他能够强壮身体。有的病人我就直接将吴茱萸与五味子用等量，另外还有四神丸。那么我对这个病人进行了调整，涉及君相二火，五味子 5 克，乌梅 5 克，两个平分了。当归 30 克，这就相当于当归补血汤，黄芪 120 克。然后是芩二芍各等量，都是 30 克，这个大家比较熟悉，赤芍这个病人是加了量的，赤芍用到 60 克，生半夏 30 克，人参 30 克，大枣 25 枚。这个用了吴茱萸汤，吴茱萸汤因为是纯粹地针对厥阴界面的寒冰，开破之后，冰就会化为水，所以他重用生姜六两，90克。但是我们这个病人不是，她有火，这样就没有用生姜。苓二芍，大家清楚，当归补血汤也很清楚，吴茱萸汤清楚，那么加的药就是君相二火的这两个药。

这样配伍，这个方病机的第一个重点是厥阴的寒毒。之后怎么解决这个寒或者因为这个寒又出现了火。但是这一类病人因为三阴本气不够，即使有火，没法大剂量地用这种苦寒药，加上我们在之前通过黄连汤和半夏秫米汤、黄连阿胶鸡子黄汤，已经把这种离卦位在外二阳变成了邪火的这个邪阳，经过一个月的调理回来了，那就达到了水火的互济，因此这一次跟大家沟通要再往里治了，有了本气之后就能够利用现有的本钱，重点立足在厥阴进行调整。那么这个病人，就跟大家交流到这里，那么今天的交流就到此为止，谢谢大家！

甲状腺功能减退症——黄连阿胶鸡子黄汤

大家好，我今天和大家交流一个最近过来复诊的病人，这个病人是去年年底过来就诊的，因为疫情的关系，从今年一月开始，已有三个月未来就诊。第一诊过来看的时候，病人的诊断是甲状腺功能减退症，病人最不舒服的表现是口干，上半身燥热，眼睛发热、发痒，舌面粗糙、燥、起刺、牙龈隐痛、反复唇周疱疹伴干燥脱皮，眠浅多梦，大便偏干，每日两次，小便灼热感。这是病人最不舒服的症状。到这里大家都能听出，这个病人虽然诊断为甲减，但是目前这些症状表现出来的都是邪火，舌暗、郁、红——说明气机憋住了，苔薄、绿、燥——在这里（体现了）轻微的一点燥、热，脉细疾，细疾脉就体现了三阴界面里面的实证。

四诊合参，病人以无形邪火在上为主，我大致看了一下病人三年中所用的中药处方，包括走李老医路的几位医生的一些处方，像引火汤、奔豚汤、破格救心汤、（柴胡龙骨牡蛎汤）这些方之前都已经用过了，那这诊就没有再往之前的那条思路上走，换成了黄连阿胶鸡子黄汤，（方用）黄连60g，阿胶（烊化）31.3g，白芍30g，黄芩30g，3付。每2日1剂，每剂加1200mL水，一直文火煮1.2小时，煮取400mL烊阿胶，分2日，每日200mL，稍冷加入鸡子黄1枚，搅匀1次服。

6日后三剂药毕，病人来复诊，诊见：服药后，上半身燥热消失，眼睛发热、发痒明显好转，口干舌面粗糙起刺好转，牙龈隐痛消失，上火唇周疱疹、干燥脱皮消失。眠浅易醒，生活梦多如前。小便灼热缓解，大便如前。轻微口苦，轻微口渴，这次就诊时（病人）又提了一个症状，自诉口渴和口干不太一样，干燥是自我感觉，但口渴是想喝水，并出现上楼时双腿乏力酸软。这一类病人出现这样的症状有一个规律，上面热且出现腰以下无力，第一个考虑以腰为中心的切面分上下，下面的虚寒是源于一个机理——即阳明不阖。这种虚寒是没法温的，你把上面的阳明燥热阖回来就好了。

第二诊方药：

黄连60g，阿胶（烊化）31.3g，白芍30g，黄芩30g，生石膏30g，生地黄30g，淡竹叶5g，甘草30g，乌梅10g，茯苓30g，赤芍30g，天花粉30g。

5付。用法：每3日1剂，每剂加1400mL水，一直文火煮取450mL，分3日，每日1次150mL，烊化阿胶10g，稍冷，加鸡子黄一枚，搅匀服。

第二诊在上方基础上加了生石膏、生地黄、淡竹叶、甘草、乌梅、茯苓、赤芍、天花粉。那么这个病人为什么要给他用阿胶鸡子黄汤呢？就是源于他的感觉和他的诊断并不完全相符，李可老中医给我们讲的黄连阿胶鸡子黄汤所解决的就是后天八卦——离卦位在外的二阳变为的邪火，所以从人上、中、下立在这里（的角度）来看，这个邪火肯定是在上焦的。这个病人所有的症状刚好是很符合（这个病机的），包括第二诊复诊时所说的下肢无力和酸软，也是与前一诊病机的分析所契合的，因此当时就没有从三阴的虚化寒化之后又热化（这一条病机线路）入手，而是直接用了《伤寒论》少阴篇的黄连阿胶鸡子黄汤——即（北方玄武、东方青龙、南方朱雀、西方白虎中）的南朱雀。

方中的阿胶（这个药），想和大家再次讲一下，它是起导液（作用）就是浚血之源的，病人身体内一定是（要）有血的源头的，然后通过用阿胶的疏导，才能让血的源头变得澄清，与此同时水液代谢也可以随之好转。所以我们说血浓于水，在身体里面其实是一种东西，肾主水、主津液，但有的医家也提出肾同时主血，包括胃为生血之源（这个思路）。第一诊给病人用了黄连阿胶鸡子黄汤，药后诸证均有所改善，说明离卦位在外的二阳能够回来，但是回来之后大便及睡眠没有好转。我们常规认为已经水火互济了，但是这个病人最典型的失眠症状却没有好转。对于鸡子黄这味药，我们试药的体会是（鸡子黄）首先通过土把这种火（离卦位在外的二阳）伏回来，再通过鸡子黄把这个火沉到坎卦二阴抱一阳的（中一阳爻）的地方，这样就可以让上面的火和下面的水达到互济，所以鸡子黄是一个（归属于）土的药。

那么（这一诊）加的药第一个就在于清解阳明的邪热（表现为睡得不好）——石膏，这个邪热我们分析应该已经是在病人身体里面的伏热了。生地这个药之前也和大家沟通过，可以增加阳明本体的液、津、血——即炙甘草汤的病机线路。（第二诊）加了淡竹叶相当于竹叶石膏汤的两个最主要的药。甘草用的是生甘草，用量与生地相等，这个情况下是因为整个阳明戊土是虚的，同时虚中有热、有毒，而且这个虚以阴分为主。同时加了天花粉，石膏和天花粉这两味药作用上可以想象为一个立体的（三维圆球）模型，石膏针对形成的伏热，即《伤寒论》184条："阳明居中，主土也，万物所归，无所复传。"这个（给邪热一个出路的）作用可以是石膏（184条对应在球的最里层）。

如果按从表到里（这样看），石膏又可以比天花粉的位置更浅（表、外）一点，天花粉在柴胡桂枝干姜汤里面对应阳明出现的热（位置相对）是更靠里面一点的。

六合之内一层一层去剥离的话，两药（作用位置）是有这样的不同，所以要看以怎样的角度和层次去认识阳明了。

茯苓和赤芍已经与大家沟通过了，就不再重复了。（二诊症状）舌暗郁红同前、苔由绿燥转为黄燥，出现了裂纹，齿痕，通过前面的分析，可以得出齿痕和裂纹就是病人体内的伏邪——即燥和湿，这就是我们后面加药的原因。

今天和大家的交流就到此为止，谢谢。

黄连4转乌梅丸治甲减

大家好，下面继续为大家讲甲减这个病例，我们前面讲了两诊，这个病人出现了阳明的症状，用药上面顺势而为，在黄连阿胶鸡子黄汤的基础上加了对治阳明的相应的药，同时又看到病人舌有裂纹和齿痕，相应的燥和湿同时出现，就用相应的药同时截断燥和湿的源头，这就是上诊（二诊）加的药的原因，和大家进行分析。

接下来一诊，患者终于出现小便灼热感，大部分时间消失，大便质干硬得到改善，转为日1解，病人自觉口渴欲饮水症状缓解，在《伤寒论》的理论体系中，凡是渴的出现，一般都是加用天花粉，我们在上一诊也给病人加用了（这味药）。

还有一个跟大家总结的规律，如果以腰为中线切一个平面分上下，上热下虚寒，这个时候恢复下面的虚寒，重在阖阳明而不是用温补的方法，那么有没有效果呢？这一诊患者上楼时双下肢无力好转，眼睛发热消失——患者之前的燥热在上一诊大多消失，这一诊眼睛发热的症状也消失了。

热证和虚证均缓解，但是有两个症状与上一诊相同，一个是舌面粗糙起刺，另一个是眠浅易醒。反复的症状是牙龈隐痛，口唇及鼻翼旁时发的暗疮，同时病人上半身燥热未再出现。

困扰病人的主要症状得到缓解，一部分症状维持不变，病人新出现了咽干咽痛（之前和大家交流过，提到咽部不适一定要问干、痒、痛三个症状来分析邪气所在的界面，这个很重要），在经脉篇里面提到心、肝、肾都会出现嗌干（及痛），这些经脉都经过这里，这是三阴病热化的一个很重要的部位。病人还表现有干咳，喜饮凉水，不耐冰饮，有汗出，汗后不怕风。喜凉饮但又不能耐受冻饮说明阳明界面有伏热，但是伏热下面就是三阴虚寒，人体本来就是这样（一个规律），只是我们要一层一层地剥开来分析（而已）。再看汗后不怕风，如果病人表里都是虚寒的，汗出后是会怕风的，而且我们知道很多甲减的病人是没有汗的源头。这一诊大家看病人出现的这些症状，

（咽）干、痛，干咳，有燥和一点微热，其实这个病人气是有一点憋住的。脉转为和缓，舌变为淡红舌，苔是薄白燥的。

我觉得大部分的热是转化归位了的，这个（判断）和前面主症消失，部分症状改善及维持的症状以及舌脉是一致的。所以四诊合参（是同一个病机），这一诊用药较上一诊中去掉了淡竹叶，同时石膏、生地、赤芍加量，卡死了阳明界面的伏热和阳明本体液津血的化生，即阴分的化生和血分的热，目的是恢复营卫之间和合一气、内外相贯、阴阳相随、营在脉内，卫在脉外的这样一个正常的元气在体内的运行。

为什么这样加减，就是利用了现有的元气和之前方药取效的道理，第一是利用了现有的兵力——即石膏加五味子和生半夏，李可老中医曾说过，姜辛味夏通治一切咳嗽，关键是在此基础上还要分析病人有什么样的气，治疗方药与之相配合就好了。在这一诊（用药上），我利用了石膏，加上五味子和半夏，常规去理解（这组药物）是温肺化饮，但是在这个病人身上我们看不到水饮的症状，这个是利用化合的力，一开一收，半夏是阳明、少阴和太阴的药，（半夏）把这个土打开，石膏把土里面（阳明戊土）的伏热转化归位并给一个气孔，再通过五味子阖回到生生之源——即坎卦所在的地方，以上即石膏、五味子、生半夏的作用。（这组药）并不是针对这个症状，而是通过症状我们分析到症状的源头还是在三阴（借其加强三阴本气）。利用方中的花粉加了牡蛎，即瓜蒌根和牡蛎，（有一个方即瓜蒌牡蛎散），同时这组药在柴胡桂枝干姜汤里（柴桂姜对应太阳、阳明、少阳、太阴四个界面），想要在这四个界面中打仗，肯定要取一个捷径或者巧妙的方法，这个巧妙的方法就是利用少阳为阴阳之枢的这种力，花粉、牡蛎就是针对阳明逆上来的这种气的。还有一条针对阳明的线路，就是用半夏加麦冬，半夏加麦冬这组对药在麦门冬汤中对治火气逆上，这个逆上来的气是燥热的，竹叶石膏汤中含半夏加麦冬的对药，温经汤中也含有，这些方里面用这一对药恢复的是什么呢？恢复脉虽枯，但其中又有热，而这个热是来源于形成脉的皮、肉、筋、脉、骨五个层次里面先因寒而凝的气（分肉和肉分之间）这个地方的凝，因此一定先用一个开气结且辛温的药物，这个药物就是半夏，那么针对枯这一点就用麦冬，李东垣的调卫汤中也含有这组药。同时加五味子，药中有鸡子黄、有复脉汤（部分药）——即大定风珠（之化裁）（再合加减复脉汤，三甲并同五味子）。所以这个病人同时存在下面的阴分不够和上面的邪火，这样又给这个病人开了5剂药，因为药物得效，病人情况明显改善，医和药的力往后撤，怎么撤呢，在药量有增有减的前提下，改为延长服药的时间。如下（三诊）方：

方药：

黄连60g，阿胶（烊化）31.3g，白芍60g，黄芩30g，生石膏60g↑，生地黄90g↑，醋五味子5g，甘草30g，乌梅10g，茯苓30g，赤芍60g↑，天花粉30g，生半夏30g，牡蛎15g，麦冬30g。

共5付，每3日1剂，每剂加2000mL水，一直文火煮2小时以上，煮取450mL，分3日，每日1次150mL，烊化阿胶10g，稍冷，加鸡子黄一枚，搅匀服。

这个方是一月份的，三个月之后病人在四月份来复诊，服药15天之后病人咽干咽痛、干咳及口渴消失，舌面起刺较前缓解但仍时觉不适，近三月来小便灼热感时无时有，下肢酸软时反复，因春节期间待在老家，劳累或饮酒后时出现耳鸣，偶伴头晕，同时喉中有痰易咯出，白色，质黏，大家想一下这个痰是不是就（对应）了上一诊给的方药——石膏、半夏、五味子、麦冬（这说明了伏邪的存在）。现有口干、口苦，喜凉饮；睡眠稍差，眠浅易醒，大便日1-2次，略干；舌淡暗、苔薄绿、浅裂纹，脉细（上诊见：舌淡红，苔薄白燥，脉和缓）。

因此这一诊大家想一下，为了解决这个病人这种最深层次的邪火，但又不是红、肿、热、痛让人受不了的这种邪火，会选用一个什么方呢？因为三阴最里的一层就是厥阴，所以这一诊直接转为乌梅丸，乌梅丸转为汤剂并加了生甘草和炙甘草各30g，开始启动初之气厥阴风木（深伏之寒——本证），加用吴茱萸9g开道，吴茱萸开的力用乌梅丸中本有的人参10g，又加了大枣25枚相佐。（不会开破太过）方如下：

处方：乌梅丸加味

方药：

乌梅30g，干姜15g，黄连25g，人参10g，花椒5g，细辛9g，当归10g，桂枝10g，黄柏10g，炙甘草30g，甘草30g，吴茱萸9g，蒸附片10g，生石膏30g，黑枣25枚。

5付。用法：每3日1剂，每剂加1500mL水，一直文火煮1小时以上，煮取150mL，分3日，每日1次服。

我个人感觉，这个病人吃了这诊的几服药之后是可以恢复的，如果再来找我看病，我就可以给李可老中医的培元固本散而不用开汤药了。

今天这个病例到这里就和大家全部交流完了，时间长了一点，谢谢大家。

溃疡性结肠炎复诊——元气

1. 大家好，今天交流一个我们之前讲过的溃疡性结肠炎的病例，14剂药后患者回来复诊了。复诊的时候，从他这么多年治病的过程，他个人觉得方药简单、没有出现不适。

2. 大家应该有印象，当时给的药只有两个，一个是生甘草30克，一个是蒸附片10克。那么这种给药的方法回到了李可老先生提出来的火生土、土伏火大法。我们都知道溃疡性结肠炎非常难治，它的寒热虚实经过前面这么多年的治疗后反复，因此当时选择了只治源头，就是回到了根本的坎卦元气。

3. 之前我们分析过，大家有空看一下（之前3月30日的交流），既然病人会拉，那么这个病人的己土太阴存在虚寒湿，但是如果是纯虚寒湿，吃附子理中丸肯定是有效的，但他又不是。他会发生热化，所以他吃白头翁汤这一类有秦皮的汤药也是有效的，但是服一段时间后也没效果了。因此针对这个人的土，我当时是这样考虑的，首先要益这个土，但土里面有热毒，同时它是虚的；那么根本的寒湿也好，或者直接就是寒冰也好，不管是哪个界面，都可以直接启动李可老先生说的先天起点的元阳。所以当时借助这两个药，通过火生土、土伏火，立足在太阴、阳明和少阴界面，通过化合之力先增强二阴抱一阳，也就是既包括阴也包括阳，这个就叫作元气，元气就是暖暖的一团水。只有这个东西增强了，那么人体的气机再一次升发的时候，也就是初之气，才有本钱。

4. 复诊时我担心的是要么这个药热了，要么寒了，反复沟通都没有出现。然后他突然说了一句，因为药少他把它当茶煮来喝的，好像前两天喝这个药的时候，会忽然觉得有一阵颜面烘热感。就是因为这一个症状，突然我明白了，其实这个人还是出现了一点点土不伏火的征兆。因为病人是溃疡性结肠炎，他的一脏五腑的这一个全阴土中寒热虚实夹杂，而人又需要一日三餐、有情绪变化，这一个气结极难打开，反而这两个简单的药进去之后，出现了土伏不住火的一刹那的一个热症，说明最表浅的气结松动了。是正攻邪的现象，说明思路是对的。那么讲到这里，大家应该知道接下来加什么药了。所以我毫不犹豫地加了10克炙甘草，生甘草减为10克，二草一附。这三个药去年年底国家基地用得很多，这三个药的方叫"乾坤大挪移"，大家都看过"乾坤大挪移"的功力是比较大的。因为是回到了火生土、土伏火这一个先天，其实既包括了先天肾气，也包括了后天胃气，因此把它叫作这样一个方名。我们治了很多病，包括用这个方治疗哮喘。

5. 再接着往下讲，假如这个方药进一步增强了患者的元气。他现在身体里面厥阴风木在升发的时候，也就是初之气升发的时候，肯定是升发不好才拉，那么有寒、有湿、有风，如果用过秦皮则还有火、热，我们应该怎么配药才会更好？如果有的老师能够走进这条医路，听到这里可以给出接下来的方药了。

A. 起厥阴风木之陷，这个药应该大家都很清晰，是桂枝。

B. 土里面有在表的邪掉进来，中气也是往下掉的，掉进来之后他现在又有火，我不用凉药，但又想解决这个火，能够把这个火散开，给个孔让火有一个出路，但是这个药还得能再降下来。这个药就是少阴篇里面的甘草桔梗汤的桔梗，这个是桂枝和桔梗的搭配。

C. 接下来有一个真正解决水湿的药，泽泻能够伐肾浊。

大家想这个圆运动，让厥阴风木升，让中气升，升了之后还能降，既能够针对风寒火，又能够针对湿，这个作用就是元气之别使也——三焦，它是水火的通道，同时三焦又是中渎之府，水道出焉，因此桂桔泽是一组药，药量分别为桂枝5克，桔梗5克，泽泻10克。

6. 讲到这里，大家接着想，可不可以利用现有的布局再给一条路，还是针对溃疡性结肠炎？在这一个部位一脏五腑至阴土里面，既然是一个反复的这样一个炎症，除了六气，还有什么？还有一个是毒，可不可以既能够把气提上去，又能够解毒，同时又能够散这个火呢？可以用升麻鳖甲汤或者是济川煎里面都有用的药，升麻具备这个功效。而且泽泻、升麻本来就是斡旋中气、升清降浊的一组药，因此又加了5克升麻。

7. 这个病人我相信还会来复诊的。这种方药非常轻柔，但是却回到了《内经》《难经》《神农本草经》《伤寒杂病论》这样一个中医思维，李可老中医走出来的这条医路不是单纯的针对脏腑，而是针对整个《内经》的学术思想在临床的应用，我们等待病人复诊回来，我再跟大家继续交流，今天的交流就到此为止，谢谢大家！

　　理：火生土，土伏火，厥阴中气同时下陷至一脏五腑至阴土，土中寒热虚实错杂。

　　法：益土伏火，启动原动力，加强三焦气化，起陷厥阴，升提中气，升散郁火。

　　方：乾坤大挪移，桂桔泽 / 泽升。

　　药：生甘草、炙甘草、蒸附片各 10 克，桂枝 5 克，桔梗 5 克，泽泻 10 克，升麻 5 克。

五十肩糖尿病——三阴统于太阴（上）

大家好，今天交流一个五十肩、糖尿病的男性患者，第一次来看的时候是2月25号，当时组织大家抗疫非常劳累，劳累之后出现了咽喉剧痛，周身酸痛，没有发烧、鼻塞、流鼻涕，但是人很疲劳，因此当时给了两剂温湿郁火方，我们在交流新冠肺炎治疗的过程中交流过这个方，今天就不再讲了。吃了药之后应该就好了，第二次来复诊的时候是3月10号，3月10号来的时候已经是最近诊断为糖尿病，体重减轻6斤，肩非常痛，睡眠不安稳，5～6点早醒，醒来没有汗，大家看一下这个症状，早醒醒来无汗的人，这个时候要考虑水寒，就是"水寒龙火飞"，飞出来因为水寒患者没有汗，如果大家遇到平时更年期的妇女烘热汗出，后面就会有汗出的，当时那个症状我们一般都会考虑到阴虚，因此反过来那就是阳虚了，这也是导致这个病人我们给出方药的逐症分析的很重要的一个症状推断的病机。

他右侧肩背痛，确实就是五十肩，五十肩在李可老中医的书上有一个方，大家如果遇到这样的病人，不是很重的没有什么基础病的可以试一下，我们有时候拿来治一些病人效果不错。大便干，高血糖在服药控制当中，控制的效果不错，舌淡，苔薄黄，中有宽裂纹，脉沉，在这种情况下，根据糖尿病这个疾病的规律，他又有大便干，但是每天都有，舌淡还有刚刚我们分析的早醒无汗，这样尽管舌苔是薄黄的，第一个主战场放在了太阴，那么少阴、厥阴有没有了？有的，但是因为糖尿病，在临床都知道血中的糖是高的，周围组织的糖是低的，如果一旦出现脾不散精，尤其是消瘦这种，一定要先恢复脾主散精的功能，把这种精气分布到周围组织当中，这个火就能够收回来，这就是通过借用太阴对治阳明了，主要给的是白术，那么少阴、厥阴呢？后面给就是的桂枝30g、附子30g、白芍30g，大家一看到前面这四个药，我们讲过一个寒毒陷营方，加炙甘草就是寒毒陷营方，寒毒陷营方很详细地给大家分析过它的机理是什么，是源于什么，哪些有什么作用，最后用什么达到一个对治这一类病机的道理，在这里就不讲了。之后加了赤芍

30g，如果说通过重剂的白术能够滋液通便的话，再加上桂二芍起陷、扶益东方、开南方、降西方，也能够解决一部分阳明实热，（薄黄苔）根据这个人情况还有裂纹舌，就合用了木防己汤，木防己汤前面这个方里面已经有桂枝了，因此后面又合了石膏 10g，防己 10g，人参 10g。这就是这个病人第二诊来开的方，开了 3 剂。

吃了药之后，看一下复诊的时候，肩背痛缓解，睡眠不安缓解，血糖跟之前是一样的，大便干跟之前一样，舌淡、苔薄黄和舌中有裂纹也是一样的，但是多了一个齿痕，脉由沉转缓。我们前几天也讲过这样的病例，你当时用药的时候没有典型的这个药看到的症状或者舌象脉象，用了这个药之后反而出现这个药对治最典型的症状，这就叫什么？这个就是治伏邪，说明他的身体里面本来就有这个邪气，只是当时没有显现，他六气的象没有把这个伏邪显现出来，是在其他象的后面，通过一层一层抽丝剥茧，你把一个一个气结打开之后，真正里面这个伏邪应有的象表现出来的时候，大家想这种情况下是正打邪，病人是非常舒服的，不会有任何的不舒服。所以中医治未病不好治，去哪里找那个火眼金睛，因此这个病人这一诊给了这个方之后，然后再来复诊的时候是 3 月 26 号，各方面都好了之后，根据他出现的舌苔以及糖尿病这种情况，大家想，还是立足太阴打仗，三阴统于太阴，用的是什么方呢？我先把方告诉大家，黄芪 120g、黄连 15g、蒸附片 10g、柴胡 10g、桂枝 10g、赤芍 60g、菟丝子 60g、当归 15g、太子参 30g、乌梅 10g，看到这个方大家有没有觉得在转圆运动啊，黄芪十八字功效"运定健充实厚"（运大气、定中轴、健中气、充里气、实肉气、厚土气），如果我们看到的是腐气，我们会说托腐生肌，其实也在那十八字功效里面，以这一个作为主战场，然后六合之内转了一圈，这就是这个病人，详细地分析下一次再分析，今天跟大家交流到这里。

五十肩糖尿病——三阴统于太阴（下）

大家好，接着交流五十肩、糖尿病这个患者，复诊的时候处方上一次已经跟大家交流过了，那么这一次难理解的是几组对药，另外一个想先跟大家交流一下对于糖尿病患者的治疗，如果患者出现了消瘦、口干舌燥、大渴引饮（喜欢喝凉饮冰饮，喝之后人觉得舒服）、燥热、浑身皮肤发烫、睡眠烦躁不安，这就是典型的阳明经热证，这种情况下，因为病人他里面是火（壮火食气），比较符合的一个是白虎人参汤，一个竹叶石膏汤，也就是397条"伤寒解后，虚羸少气，气逆欲吐，竹叶石膏汤主之"，这个方的药量非常之大，但是李可老中医留给了我们一个李可变通竹叶石膏汤，如果能把李老配伍的这个方子参悟透彻，心里能够明白那个医理，你在临床上会打很多大仗，具体是怎么配的呢？

因为这个方凉降的力非常强，那么我们第一个考虑的就是人生命的三要素（根气、中气、萌芽），那么阳明如果（东西方，左边厥阴，右边阳明）能够热到这种程度，它的气是往回阖的也就是往下降的，所以降的时候必须经过土，那么除了方里面草、参、粳米还有一个药可以佐石膏的，我相信一些老师是知道的，这个是张锡纯氏的方法——重剂淮山药。重剂石膏配到一定分量淮山药，淮山药这个药，因为能够益土，土能生金，金能生水，刚好是这样转了一个圆，能够承着石膏的这种力达到金生丽水，因此淮山药在临床我们经常用于什么呢？既可以用于便秘也可以用于腹泻，它是一药双用。怎么理解呢？我当时带徒弟就这样解释，它就像一个网兜，你需要过滤的时候它能够把这个渣子过滤掉，你需要精华的时候它又能给你兜住，是一个双向的作用，这个药用的好的在李老的经验专辑里面就是温氏奔豚汤了，那么多阳药配了一个阴药，这个阴药就是淮山药，当然在临床上如果你觉得肾水不够了，那就不用淮山药直接上熟地就可以了，那可不可以淮山药和熟地黄一起用啊？广州有一个名老中医把这两个药一起用叫作黑白安胎散，大家想一下是不是很有道理。

但回到我们这个病人，他没有典型的阳明的实热证，但是他比较消瘦，因此我们把这个消瘦重点理解（他有壮火食气），他壮火食气最根本的原因卡在了太阴，再用重剂白术，刚刚交流了我们想解决的这些看到的象回来复诊的时候没有变，当然主症改变了，我们想达到的治疗效果，比方说大便干，我们想增液通便，舌淡也没有改变，苔薄黄也没有改变，那么又多了个齿痕，这种情况下打的战场没变，换了主力，派了另外一个主力，这个药就是刚刚跟大家沟通过的十八字功效的黄芪，源于糖尿病，舌苔没有变，因此第二个药用的黄连，这是一组药，当然把当归提到前面用当归补血汤，那么针对黄芪这个药那就是两组药了。接下来这一组药是附子和柴胡，这两个药当时我在开药的时候是这样的，因为病人太阴土这一块已经强壮了，下一步我要让周围组织里面要有精气进去，那肯定就要靠推动力了，那推动力我们选了这样的药进去了，为什么出现了推动的力度不够啊？又有寒又有热，这种情况下就想到了寒和热都借助相应的轻轻地一拨就灵的那种力，那个叫啥？那个叫枢，因此就用了少阴枢的力和少阳枢的力，这两个枢的力对应的药一个是附子、一个是柴胡，附子是通行十二经的，我想大家能够理解，这个是没问题的，柴胡我跟大家反复沟通过，一个本身是柴胡汤的类方，另外柴胡它能够把陷在膜原或募原里面深伏的气结表现为火邪，能够透发出来，因此柴胡汤的类方对治的很多症状都是寒热气结，不是单纯的一个气结，寒热同时治疗。在基地针对少阴少阳两个枢我同时恢复用到了附子和柴胡，一个方是阴阳双枢方，另外一个方是云手方，云手方大家知道，我们太极打云手的时候，你的中轴是在中间或者是在腰部而不是在胳膊和手上，就是指的这个道理，所以它的量非常少，各10g。另外一个针对到血脉桂芍（桂枝和赤芍）是1∶6，桂枝10g、赤芍是60g，在起陷的同时重在了开南方，清血脉里面的热。接下来的一组药菟丝子、当归、太子参，对应肾精、肾气、血、气阴，这就在给这个人身体里面的阴精，有了阴精之后，"君火之下，阴精承之"。针对这个病人，他出现的这种消瘦已经是离位的相火，再加上睡眠的不好，舌苔的薄黄，因此这样就是黄芪、黄连一组，黄芪、当归一组，附子、柴胡一组，桂枝、赤芍一组，菟丝子、当归、太子参、乌梅组，大家看这里面黄连、附子、当归、乌梅——有乌梅丸里面的病机线路。

今天复诊时患者跟我联系，各方面都好，舌苔也退了，肩痛消失了，睡眠也安稳了，而且他觉得心情特别舒畅，那如果是这种情况，让他继续服药，但是服药的时间延长了。这个病例的详细病机分析和方药分析就跟大家交流到这里，谢谢大家。

理：中气内匮、阴精不足，邪热深伏。

法：健运中气，填补阴精，轻拨阴阳双枢。

方：自拟方。

药：黄芪 120g，黄连 15g，蒸附片 10g，柴胡 10g，桂枝 10g，赤芍 60g，菟丝子 60g，当归 15g，太子参 30g，乌梅 10g。

李可变通竹叶石膏汤分析

1. 大家好，今天交流一下李可老中医的变通竹叶石膏汤。前面讲过竹叶石膏汤在《伤寒论》397条，那么这个方不知道大家在临床有没有体会，就是很多劳损虚人，他能够热化成竹叶石膏汤证。但是我们很清晰他是一个虚人，这个热得想办法解决，但是他的身体得有本气，能够承接住竹叶石膏汤的药力，因为这里面的石膏使用到了1斤。

2. 李可老中医的竹叶石膏汤，我们用得最多的是治疗一些急症，比方说高血压，病人会出现什么呢？整个脸通红，周身都是热，他是怕热，不怕冷，这种热跟引火汤的龙雷火上奔无制是不一样的。引火汤的这种火脸颊是郁红的，竹叶石膏汤它是通身都热，也会烦躁，要喝凉的，但是喝了凉的之后，部分人他是承受不了的。普遍规律劳损虚人能够热化到这个程度，我们必须顾护三阴。原方里面有人参、炙甘草。人参和炙甘草护住了中土，保护了气津，但是这些还是不够的，在这种情况下，李可老中医就给出了他的变通方法。前面跟大家沟通过，针对中土他用的是重剂的淮山药60克。淮山药这个药，如果大家很想清晰地认识，在伤寒体系里面出名的一个是薯蓣丸，一个是肾气丸。可以看一下邹润安的《本经疏证》。我个人觉得这本书里面写得比较到位。那么也跟大家说过，因为它是白的，熟地黄是黑的，两个配伍在一起，那就是黑白安胎散。这两个药在临床应用很多，比方很多怀孕的或者人流、药流、产后，这些妇女体质很弱。她会出现腹痛，但不是典型的炎症，这个时候就利用这一类药，轻柔地把中土健运起来，配合一点酸的药，我一般就会让他们再配一点桑寄生和青、紫葡萄干，用食物来代替，这些病人往往就恢复了。还有一些虚人，生完小孩之后，一直有恶露。她可以在一定时间来月经，但是月经干净后阴道还是反复地出血，这种情况下就可以用这一类的方法，因此淮山这个药就护住了土里面的阴和一部分津。广东这里我们打边炉吃淮山药的时候，外面有一层胶胶黏黏的汁液这一类的东西，进到身体里面，就相当于我们的液和津，这是淮山，而且本身肺脾、中土脾胃（对应土金），因此它是土和金，能够土生金，金生丽水，因此肾气丸就用它。

3. 第二个是巴戟天这个药，我们在分析老先生给我们留下的那一张纸的时候，引火汤详细地讲了为什么导龙归海不用附桂，而要用巴戟天？大家有空看一下陈士铎的解释，这个药能够把肾精、肾气、肾阳呵护住。这样石膏往下降的过程当中，除了参草这一个承接，接着就是淮山药的承接。然后再往下，肾气这一块巴戟天就承接了，这样就死死地护住了中气和肾气。

4. 还有一个问题，回到李可老中医提出的先天起点，大家会不会问到这样一个问题：在巴戟天的深层次，需不需要承接这个药力？道理上是需要的。圆运动六合之内的每一个点都是双螺旋的，不是直降的。直降这种分析方法你觉得很难理解，如果是双螺旋，每一个点升浮降沉，你就会想到每一个点都要回到生生之源。那么既然能够热到这个程度，那就是下焦的元阳已经不作为了。因此第三步配的药就是附桂，反而是引火汤有人提出疑问的是这一组药。如果是下焦，阳根已经是很浅了，但又出现了竹叶石膏汤这种阳明的实热证，直接上生附子和紫油桂，具体怎么用呢？最开始我们针对这一类病人用的就是泡服，用沸水泡服再兑进去。但是临床把握不住，而且药源也难得。经过这么多年的临床，后面我们还是回到了仲景金匮肾气丸，肾气丸这一个用药的方法，用熟附子和紫油桂。没有紫油桂，就用好一点的肉桂。肉桂的好坏辨别就是用指甲划，划一下这个皮会看到有油的这一个印子，就像我们的抓痕试验，这种肉桂的质地就比较好。这些药就可以同煎了。

5. 为了恢复整个阳明的阖，阳明虽然在五之气，但是在身体里面的阳明别忘了还有肺。四季五方一元气，肺对应秋天、西方，它是一个阴经，但是在身体里面从上中下来认识，肺是在人的最高位，所以才有肺朝百脉，不管是饮入于胃还是食入于胃，最终都要给到肺，也就是"水精四布，五经并行，合于四时五藏阴阳，揆度以为常也"。一定是有这样一个力，所以它才是相傅之官。

那么今天的交流就跟大家到此为止，谢谢大家。

李可变通竹叶石膏汤：淡竹叶24g，石膏250g，生半夏65g，麦冬125g，人参30g，炙甘草30g，山药120g，巴戟天60g，刨附片3g（泡服），紫油桂3g（泡服）。

高热（柴胡桂枝汤加石膏、乌梅、冰糖）

1. 大家好，今天交流一下基地最近治疗发热病例的病机和方药。第一个是实习生，一个年轻人。他先天在血管功能这一块就是比较差，所以小的时候诊断一直考虑是血管炎，但现在已经是上了大学，他出现发热是源于广州前几天很热，穿的是半袖但是接下来又起风、阴天，所以他自我感觉是一个受凉的过程，受凉之后出现了高热，这个小孩子全身烦热，其实就是《伤寒论》里面说的肢节烦疼、高热，体温39.2度，是给的一个柴胡桂枝汤加石膏120g，乌梅30g，冰糖30g，一剂药。

2. 为什么这样给呢？首先是源于我们了解这个病人的体质，血管炎这一类的病人他的脉外的卫气其实是不用的，但是里面血分的伏热或者郁热是很重的，那李可老中医提到的先天起点的元阳对来患者来说肯定是不够的，正是因为这个不够，阳生阴长，阴长出来就是这样弱，所以出现了这样一个免疫的反应。但是这一类人一定是在给足了一定的阴的基础上才能够用这种温通的药力去恢复阴阳和合一气。

3. 那么伏邪有没有，肯定也有，但是针对目前的这个状态，比如无汗、高热，我们就没有往麻黄汤或者是直中少阴的麻黄附子细辛汤再阖阳明厥阴这条思路去考虑，直接回到了少阳枢。因为柴胡跟大家交流过，它治疗的是心腹肠胃间结气，那这个是什么结气呢？它是有寒有热，所以叫作寒热结气，这也是在《伤寒论》里面小柴胡汤寒热往来、胸胁苦满，尤其这个寒热往来这一个作用的部位就在《六节藏象论》一脏五腑至阴土里面，心腹肠胃间，那就是从这个中线里面一直双螺旋地往出转体内的寒热气结。

4. 小柴胡汤一用到黄芩，就说明甲胆逆上去，这个热已经变成火毒了，所以可以出现高热，可以头痛，可以喉咙痛；而且这个血管炎小孩长期会出现皮肤瘙痒、口腔溃疡，我们就用了小柴胡汤，跟大家沟通过小柴胡汤解表发汗，它针对的高热可以是有汗也可以是无汗，都可以用。就是源于它立足在这样一个中土来枢转寒热气结，枢转开了之后，因为它是少阳，那么阳明是阖不回来的（火热燥邪），通过它的枢转就阖回来了，太阳开不了的，通过它的枢转也可以开了。

5. 如果这样分析，毛皮这一层防线，先天这一块就是不够的，我们想要在这个人身上用到麻黄汤或麻黄附子细辛汤，一定是给足了里气的前提下才可以用。因此《伤寒论》里面小柴胡汤、柴胡桂枝汤毛皮这一块（卫气）不作为，我们直入肌层，就是《伤寒论》16 条"桂枝本为解肌"，那么在肌层为什么这样用呢？因为本为解肌这个肌层，脉外的卫气和脉内的营气，这个营就涉及了血分。而且桂枝解的这个肌，立足五脏认识，谁来主这个肌呢？是以脾来主。那么谁来主外面这个气呢？肺来主。肺和脾都是太阴，所以大家如果走的是五脏辨证能够这样去把它糅合在一起，临床疗效是一样好的。

6. 这样我们就既针对了这个小孩的个体禀赋规律，血脉这一块有桂枝汤能够解决，而且血脉里面如果说有热，热极了有热毒，小柴胡汤里面有黄芩。整个中土这一块参草姜枣已经给了。高热没有汗，他觉得整个身体都是热的而且有点烦，这个就是阳明的邪热了，那没有汗我们考虑的还是阳明的经热。因为石膏除了可以凉降它还可以辛散，所以麻杏石甘汤可以是治疗汗出而喘，能够让整个肺的这种热阖、降回来，是靠阳明主阖的功能。

7. 为什么用乌梅？我记得之前也和大家沟通过是源于生命规律，结合这个小孩的体质，他先天三阴本气不够，三阴本气不够就集中在他元阳的不够。他出现的哪怕就是一个外感的高热，必然会存在厥阴阖得不好，阖得不好一旦是高热，一定是中化太过为火了。那么这个火就是离位的相火，厥阴一阖，这个气去哪儿了？就并了太阳。因此我们重用了乌梅 30g，乌梅把厥阴中化太过的离位相火阖回来。一旦敛住了这个气，厥阴一阖自然而然就开到了太阳。那么因为病人病了，承接了柴胡桂枝汤。讲到这里不知道大家能不能想到，这是一个六合之内的恢复，不是一条线一个平面的恢复。整个阳明也包括肺，也包括西方、主气五之气（三个）回不来，这样一个逆上去的阳明的燥热火，同时也有肺主皮毛这一个被邪热憋住了的太阳（肺对应太阴、阳明、太阳、少阳四个界面）。厥阴（的阖用）乌梅，因为我们方里面有参枣草这些味甜的药，这里面本身酸甘化阴，就已经益了这个土、伏了这个火，这是整个大的规律。

有离位的相火第一个解决的办法就是厚土伏火的。

　　早餐我们交完班给的方，等到下午四五点我们联系的时候烧就已经退了，精神也好了。那么今天就通过这样一个病例再一次和大家交流李可老中医的学术思想。

　　理：元气不足，太阳风寒、厥阴阳明失阖。

　　法：枢转少阳，阖厥阴阳明，开太阳。

　　方：柴胡桂枝汤加味。

　　药：柴胡60g，黄芩23g，生半夏30g，生晒参30g，生姜23g，大枣6枚，炙甘草30g，桂枝23g，赤芍23g，生石膏120g，乌梅30g，冰糖30g。

肝癌 1 土载木

1. 大家好！接下来几天我们交流一个肝癌中晚期的病例，患者的 AFP 由 10000 降到了 5000，做了三次的介入治疗，从我个人来说患者的情况不是很理想，但是上周看完病之后，病人说他个人认为还不错，由最初来看的时候脸色是灰黑色，近期变得有光泽了，各方面的情况都自我感觉不错，指标唯一一个不好的就是 AFP 没有降到我们想要的一个相应的数值。

2. 先讲第 1 诊，他主要的症状是做过介入之后，病人最不舒服的感觉是极度的疲劳、乏力。大便次数每天 1 至 2 次，有时候是烂的，有时候是硬的，但是每天都需要乳果糖帮助排便，当时初诊来看的时候，乳果糖他已经吃了三个月。小便是正常的。食欲还行，食量如常。初诊来看的时候，近一周出现了右眼重影，头痛，眼眶痛，记忆力差。当时考虑到病人主要的问题是肝癌，我们知道这个的象局部是一个大实证。中医的肝对应的是春天这样一个和合的景象。木的象不好，按照规律来说肯定是靠土载木。我们所看到的比方说从大便这一个症状来讲，需要乳果糖帮助排便，第一个不是解决阳明，而是要解决太阴，再加上介入术后极度的疲劳乏力，病人没有大汗出，因此我们不考虑萌芽。大便有时候是烂的，并不是说有阳明腑实证那种从头到尾都是干硬的、难解的、腹胀的，我们可以利用的是病人的本气，他能吃饭这一点很重要，反映后天胃气的一个症状，当然不止这一个，因为"中气不足溲便为之变"，这都是要考虑的。

3. 第 1 诊给了这样一个方：白术 120g、白芍 90g、炙甘草 90g、赤芍 90g、茯苓 90g、楮实子 90g、乌梅 10g、炒僵蚕 10g、姜炭 10g、酒大黄 10g、蝉蜕 30g、桂枝 10g、泽泻 10g、升麻 5g、防风 10g。患者的舌暗红，苔白厚浊腻；脉实疾细。

4. 还有一个症状是口苦、口干。第一个我们排除了萌芽元气欲脱。第二个根据大便和舌苔，以及口苦口干，肯定是要通过健运太阴对治阳明。临床有这样一种情况，即使这些病人大便是稀的，里面大实证的局部的四季五方一元气也有阳明的腑实热证，是在这个气的里面一层，就像我们前面给大家交流的这一诊已经用了这个药，但是他这1诊并没有这个症状。比方说（之前讲过）我第一诊用半夏、五味子，第二诊病人就出现了半夏、五味子对应的痰饮的症状。这就是白术药量的道理，120克就是白术最大的量，通过健运太阴对治阳明。

5. 那么接下来苓二芍大家是非常熟悉的，用的是重剂，源于中土里面以太阴己土之气不足导致脾主升清和脾主散精功能的下降。我们不会直接去对治阳明腑实证的这一个矛盾，而是找它的源头。它的源头经过我们将近两个月的交流学习，大家都知道一个是甲胆，一个是南方的血脉。甲胆一降，相火下秘，阳根深固；甲胆一降，乙木自升，生化无穷。甲胆一降，肺胃都可以达到相应的（降的）目的，降甲胆恢复的是阳明主阖的功能。而且同时它能够增强元阳，也能够条达乙木之气。因此我们跟大家交流的时候，直接把甲胆这个词提出来，那么从古到今有的医家是非常反对这样的，把这种甲、乙、丙、丁、戊、己、庚、辛、壬、癸10个天干和脏腑相匹配。我个人认为这样能够帮助我们更好地在临床来参悟。所以就直接跟大家提出来，没有解释为什么。

6. 接下来楮实子90克。我们这个流派有治疗肝硬化、肝癌等重病的4个仙丹，这里面我们用了4个仙丹中的2个。4个仙丹分别是赤芍、楮实子、王不留行和生牡蛎，用的都是大剂量的，45～50克。赤芍治疗肝病的患者，我最大的用量到120克，还可以继续用大量，如果黄疸指数很高，是一个阳黄，是可以用到大量的。楮实子，我们一般也用到120克。这里面因为病人大便有时候是烂的，有一个水气上逆，这一个相对在局部是一个火证，所以加了茯苓。

7. 乌梅、僵蚕、姜炭对治的是脂膜分肉间的火热秽毒，再加一部分太阴的寒。

姜炭、赤芍，就说明血脉里面寒热都有。跟大家讲过这一类病人，食道下段静脉是曲张的，所以这个是需要提前用药的。

酒大黄、蝉蜕、僵蚕是杨栗山先生升降散里面的三个药的组成，降泄疏散宣透上中的郁热。

8. 另外一组药已经很详细地沟通过，桂枝、泽泻，加前面的茯苓，是五苓散里面的三个药。

泽泻和升麻又是一组药，也与大家沟通过。

多了一个防风。风药在癌症病人中，尤其在病情比较重的时候的使用，除了我们说风能够胜湿，风能够起陷，用喻嘉言的逆流挽舟法治疗，比方说一些经常拉肚子的，包括溃疡性结肠炎，用风药，那么它能够达到一个什么效果？其实相当于少阳的那种少火生气的力。大家看看这种说法对不对。

我们今天就交流这一诊的治疗，谢谢大家。

理：三阴本气不足，局部大实证，在里在深阳明腑实热，营血分伏热。

法：健运太阴、降甲胆、开南方对治局部阳明腑实热之源头；降泄疏散宣透土中郁热，加强三焦气化，升散郁火，减轻癌症巢穴内之压力。

方：自拟方（白术，芍草/苓二芍，赤楮，梅蚕姜，升降散，桂苓泽/泽升防）

药：

白术 120g，白芍 90g，炙甘草 90g，赤芍 90g，茯苓 90g，楮实子 90g，乌梅 10g，炒僵蚕 10g，姜炭 10，酒大黄 10g，蝉蜕 30g，桂枝 10g，泽泻 10g，升麻 5g，防风 10g。

7付。用法：每2日1剂，每剂加1500mL水，一直文火煮1.5小时，煮取180mL，分2日，每日2次服。

肝癌 2 土载木

1. 大家好，接着交流肝癌病人的治疗。补充第 1 诊患者的情况，他的 CT 情况不太好，做了治疗之后上腹部 CT 平扫＋增强示：肝 S6/7/8 肿块，介入治疗后改变，仍见肿瘤活性；肿块周围、S2/3 多发结节，考虑肝内子灶较前稍增大；门静脉右支及右前、右后支癌栓形成；肝硬化；脾大；食管下段、脾门周围静脉曲张。

2. 其实我们从 CT 结果，比方说看到静脉曲张，这就是要早一点考虑到血分，所以方里面早一点用姜炭、赤芍。当然具体的药量要根据病人尤其是大便的情况，我一般是用吃喝拉撒睡来确定病人的病机。西医的检查帮助我们能够用另外一只眼看到病人的身体里面的情况也是很重要的。开了 7 剂，服法是每 2 日 1 剂，每剂加 1500mL 水，一直文火煮 1.5 小时，煮取 180mL，分 2 日，每日 2 次服，就是每次 45mL。

3. 这些年治疗这种重症患者，我的临床感觉回到李可老中医（学术思想）保护后天胃气很重要，尽管病人能吃，因为如果我们在一层一层把气结打开之后，根本的东西还是元阳不够，第一个生成的寒是寒冰和寒湿阴霾。一旦这些东西出来，病人就是不想吃饭的。所以很多时候你在给出方药之后，一定要考虑到方药进去之后，会把四季五方春夏秋冬转出来的气有可能是什么，一定要给邪以出路。如果这样的话，我们就可以避免了病人很多不舒服的症状，或者有些医生认为这是排病反应，但我个人认为，尽量给邪以出路，判断足够精准的话，还是不要出现排病反应。当然说"药不暝眩，厥疾弗瘳"是一个非常高的境界。

4. 那么接着看第二诊。病人吃了药之后，食欲较前明显转佳，精神体力明显提升，头痛、眼眶痛消失。非常开心的是病人大便转畅顺，每天两到三解，不成形，不需要再服乳果糖了。这个就是我前面讲到的，患者体内还是有寒湿，水往低处流，这个就是规律。

因此我们治病还是要回到中医这种体系里面，这种天地的规律、生命规律、疾病规律和个体禀赋特殊规律这四个规律，需要我们好好去斟酌，要好好思考的。

口苦消失，口干缓解，记忆力改善，右眼的重影是一样的，苔由白厚浊腻转为黄厚腻，浊没有了。浊就代表一些秽，这一块减少了。而且这一次的舌苔右侧比左侧更重，脉由细疾实转为了略搏指。搏指脉有点像高血压的那种脉，但他还没有到弦的那种程度，为什么病人会转成这样一个脉呢？这就是里面在厥阴界面伏的风邪，这个风邪出来之后，它一定要疏散，应该说还有一点点火。风火相煽，但它的势比较缓。

5. 那么这一诊的方药，基本上在取效的前提下，我们一般是守方调治的。调整的药是这样的：白术没有动，白芍、甘草由 90 克增为 100 克，赤芍由 90 克增为 120 克。茯苓没动，姜炭由 10 克增为 30 克。加的药大家想一下是哪个界面的药？大便转烂了，又是肝癌患者，加了吴茱萸 3 克，五味子 5 克，柴胡 10 克。

白芍、甘草、赤芍、姜炭，这是往哪里走？这是在往血脉里面走，那么针对血脉里面的寒和热，如果说的再具体一点，白芍针对营热，赤芍针对血热。因为营在脉内，脉除了我们的十二正经，就像我们的高铁这样，那么小的孙络，应该也包括，但它就很细微了，这种情况下我们跟大家沟通过，桂枝汤就已经涉及肌中的血分了，因此这个时候重用赤芍，再加上肝本身是能够疏泄血。脾统血，肝藏血，统血这一块有白术。这就（是）把姜炭和赤芍加进去（的道理），姜炭的用法已经很清晰了，刚刚给大家解读了 CT 看到的象。

吴茱萸和五味子，我们有一个娇芽方——吴茱萸、五味子、桂枝、赤芍。吴茱萸和五味子这两个药，针对厥阴风木起步，冒芽的时候，因为寒而芽出得太慢了，但是用小剂量破不了冰，大剂量使用的时候起码在 10 克以上，李可老中医体会 15 克以上效果更好。如果真的是有厥阴坚冰、寒冰存在的时候，一般我的临床体会要到 30 克才能起效，那就直接破沉寒痼冷，而且它破了之后，配合沉香、砂仁、紫油桂温中降逆，破了之后直接又降下来了。吴茱萸的开破力，我们觉得它是温的，是治疗拉肚子的，但是很多人如果土气虚而呆了之后，里面又有厥阴寒冰的话，这些病人吃了这个药，大便会由干硬转为稀（反而是治大便干的）。再加上吴茱萸、五味子本身就是四神丸里面配的两个药。

柴胡在这里的使用是针对膜原的伏火，就是陷到缝隙里面最深层筋膜、骨膜那里面的伏火，就靠这一个药往出托透了。这一诊开了 7 剂药，因为病人服药有效，尽管是这样一个重病，还是由 2 天 1 剂转为 3 天 1 剂，这样 7 剂药就能够吃 21 天。

那么今天的交流就到此为止，谢谢大家。

理法：本气增强后小剂量加强温益厥阴萌芽和透发膜原伏火。

方：自拟方（白芍、甘草由 90 克增为 100 克，赤芍由 90 克增为 120 克，姜炭由 10 克增为 30 克，加吴茱萸 3 克，五味子 5 克，柴胡 10 克。）

药：

白术 120g，白芍 100g，炙甘草 100g，赤芍 120g，茯苓 90g，楮实子 120g，乌梅 10g，炒僵蚕 10g，姜炭 30g，酒大黄 10g，蝉蜕 30g，桂枝 10g，泽泻 10g，升麻 5g，防风 10g，北柴胡 10g，吴茱萸 3g，五味子 5g。

7 付。用法：每 3 日 1 剂，每剂加 1800mL 水，一直文火煮 1.5 小时，煮取 180mL，分 3 日，每日 2 次服。

肝癌 3 土载木 + 宣降散、栀子柏皮汤、四逆散

大家好，继续交流肝癌患者的接下来的治疗，前面吃了14天和21天。那这样就到了第3诊的时候是1月13号。药后精神体力进一步好转，食量食欲好同前。

2019年12月31号因右眼重影转为右眼只能向外转动一半，头痛、眼眶疼痛近期因天气转冷吹风时有发作，于是到当地医院眼科就诊，医生开的也是中药，之前的中药他是继续服的，就是治疗眼睛的中药和我之前开的中药他一起吃。之前服中药后头痛、眼眶痛是消失的（就是我们1、2诊交代的），服用外院中药后3天没有大便，他自己说药方属于补肝肾、活血化湿这一类的，没有带病例过来，因此三天后他自行停服了，停药之后大便转为正常，每日1～2次，成形且畅顺，无口干口苦，有两个症状是没有变化的，就是记忆力差、睡眠情况跟上诊是一样的。

补充了2019年12月25号和2020年1月6号检查肝功能的对比，提示谷丙转氨酶略有升高，病人的脸色其实到第三诊的时候，大家都见过这种肝癌的病人，脸色就是青灰色或者灰暗黑这种颜色，舌暗红，苔薄白厚腻，右侧比左侧厚消失了，脉略搏指同前，舌苔的变化跟脉的变化非常小，不是很大，这就是这　类病人局部的实证没有撬动。

这一诊大家想一下，眼睛突然只能转到一半，所以就诊的时候他转到一半转不动了，当时我是这样考虑的，因为我们都知道"五脏六腑之精气，皆上注于目而为之精"，但是前面医生这样给开了药，他反而就没有大便了，我们再结合他的病史，那就说明这个人的体内，眼睛转不动是被东西挡住了，挡住了这一个症状目前看来就不是一个虚证了，我们的主战场这个药他也没有停，我们通过太阴（借用太阴对治阳明）这条线还在，那就考虑到局部被挡住的这个气是什么？

当时考虑了很久，因此我给了两个处方，既然不是虚，但是我又想把这

种精气输送上去，想想可以用什么力啊？借用了"三焦，元气之别使"的力，也就是明医堂的宣降散。很早的时候跟大家沟通过，把整个三焦所有的膜原、缝隙、腔隙都能够从下面输送上去，依据"五脏六腑之精气，皆上注于目而为之精"，让它能够变成一个正常的精去濡养它，这是一条线路。因为这个方里面是有鸡蛋花的，那我给大家还是解读一下这个方，桂枝 5g、桔梗 5g、鸡蛋花 15g、泽泻 10g、猪苓 15g、茯苓 10g，三剂，上药打粉混匀，汤药煮服，每次 5g，每日 1 次。这里面的鸡蛋花也是一个通达三焦的药，再复习一下通达三焦的药有黄连、茯苓、鸡蛋花。

如果说这个能够把水火的道路打开，那上去的是什么？上去的就是元气。那么另一个挡住的是什么？结合这个病史考虑到阳郁不达，这样就把上一诊的方去掉了姜炭、防风、吴茱萸，因为我们考虑到阳郁不达局部是火，那这些相对温的药就去掉了，加了枳实、菟丝子、栀子、黄柏、枇杷叶，（枳实是 10g）同时把柴胡由 10g 调为 15g。

大家看这个方，柴芍枳草。那么在我们的主要兵力不变的前提下，这样一搭就有一个小部队，这个就是四逆散了，在旁边可以去转了。栀子、黄柏（栀子柏皮汤），冲到眼睛的部位是源于肝经的循行（布胁肋，循喉咙之后，上入颃颡，连目系，上出额，与督脉会于巅），它是连目系的，这个地方如果说四逆散有柴胡，借助少阳膜原这里出来，出来之后这种无形的邪火就是栀子、黄柏，这个方大家看一下刘渡舟老先生他讲过的。我是从去年开始用得多一点，因为乌梅丸里面有黄柏，然后我们有个枳实栀子豆豉汤，虚人如果一旦胸腔这一块的阳明被顶住了（痞），顶住了降不下来，就像橘枳姜、枳实栀子豉汤它反而是无形的邪火和气堵在那里了，是需要降的，这个时候加了栀子、黄柏，前面又有枳实。

另外一个我们把姜炭去掉了，我们之前沟通过，这类病人他的食道－胃底静脉是曲张的，必须提前用药截断病势，预防这些静脉破裂出血，那既然把温的药去掉了，现在你考虑是火，那用什么药呢？依据"气有余便是火"，于是我加了枇杷叶、菟丝子、五味子，"君火之下，阴精承之"，我们之前五味子是 5g，这一诊五味子没动，吴茱萸去了，菟丝子加了 60g，就是从几条线路解决这个局部的火证。

　　相信讲到这里大家都应该明白，李可老中医说的先天起点的那个阳，一旦因为各种原因我们身体出现火热证，你想办法让这个阳回来，包括刚刚分析的这几条线路。这就是"扶阳是真理，八法不可废"在这个病人身上的应用，今天的交流就到此为止，谢谢大家！

肝癌 4 迂回战术（春雨方、封髓丹、土载木）

大家好，接着交流肝癌患者后面几诊的治疗，相对后面方药简单，希望这一次 10 分钟讲完。

第四诊是 2 月 24 号，吃了第三诊的方药后眼球转动恢复正常，转到一半可以转回来了。因为这是上一诊最关键的一点，这个症状恢复了病人很开心。其他的没什么特别需要交代的，他的苔转为根部的白腻，舌暗红、脉搏指没有改变，夜间皮肤瘙痒出现了三天，肝癌病人我们知道很多人都会出现皮肤瘙痒。

这次就诊已经是 2 月 24 号，跟大家交流过一旦看到舌的根部出现这种苔，不管是黄的、白的、绿的，第一个考虑就是元阳的不够，但是结合我们前面分析的这个病人，他有太多的火，因此这个方只有五个药，在 2 月份到 3 月底用得很多，就是那一段时间的节气在广东这边这种天地之间气的运行就出现了这样一个规律，有这样一条病机线路，这个方是起什么作用呢？就等于是阳明戊土——胃是干涸的，但是土里面有热有毒，同时虽然是干涸的（阴分的不够），但是有水气，有水饮之邪，中土里面又有火，最为关键的是元阳启动不了，因此这个方是这样的，生地 30g、甘草 30g、蒸附子 10g、猪苓 10g、桔梗 5g，（名庚子春雨方）给了 14 剂，这是 2 月 24 号。

第 5 诊的时候是 3 月 9 号，患者夜间皮肤瘙痒减轻了，但是又出现近期难入睡较前加重，并且伴有夜尿多，其他没什么特别，他的苔由上一诊的白腻转为黄厚腻。如果我们按照节气这样考虑，这个病人在这段时间又出现了难入睡和夜尿多，阳随着节气往上升发他的阳也升发太过了，针对这个病人大家想一下三个药的一个方，要加强这个不足的元阳导致的夜尿多，给的是封髓丹，黄柏 15g、砂仁 5g、炙甘草 10g，这是第 5 诊，14 剂药，一天一剂。

第六诊是 3 月 24 号，入睡转快，夜尿减少，皮肤瘙痒同前，然后出现了大便由每日 1-2 解转为 1-2 日一解，先干后成形，这个要注意我们在遇到癌症病人中晚期的时候，第一个要考虑的并不是虚，一定要在吃喝拉撒睡这几个方面，尤其是阳明这一方面（除了吃饭）体现在大便这一块是非常重要的，大便是先干后成形。

第一个我们考虑的是这里面肯定有阳明的腑实热证了，只是轻重的问题。有一部分病人他是这样一个大便的情况，但却偏偏是少阴元阳不足而导致的水寒龙火飞，飞到这个地方出现的相火离位。我记得曾经跟大家交流过，像那一类病人那就用的是金生丽水方。但是这个病人结合整个前面的治疗我们用药的经验，这种病机的分析又回到了太阴为主，因为各方面都比较好而且这已经是第6诊了，白术 60g，苓二芍炙甘草各 30g，酒大黄 5g、姜炭 10g、吴茱萸 3g、天花粉 15g、牡蛎 15g、柴胡 10g、桂枝 5g，回到了以三阴为本，但是"三阴统于太阴"，是以这一点来治的；"三阳统于阳明"这里面考虑有阳明的腑实热用了酒大黄，但是也截断了它的源头——苓二芍。天花粉、牡蛎、柴胡、桂枝、姜炭，大家想这是哪个方的化裁？这是柴桂姜的化裁，所以这里面有桂二芍＋苓二芍＋柴桂姜。

吴茱萸用的小剂量就是源于疾病的规律，他的厥阴的界面是因为寒极才能形成局部的大实证，但是因为厥阴藏血，那么又针对肝的这种风木疏泄作用，导致了血脉里面的热，但总的来说，用药量（较前面1、2诊跟大家交流过）已经撤了一半，有的不止一半，这一诊给了七剂，两天一剂，共 14 天的药。

患者是 4 月 9 号最后一诊来复诊的，睡眠明显好转，夜尿消失，皮肤瘙痒接近消失，大便转为日 2～3 解，先软后烂，解后自觉非常舒服，用他自己的话他觉得是有一种排毒的感觉，没有觉得任何不舒服（很爽），苔转为了白黄厚，大家看寒湿已经出来了，舌脉是一样，就局部大实证还是存在的。

这一诊既然有效，那么主战场是不变的，就调整了白术、赤芍、姜炭三个药，白术调为 120g，赤芍调为 120g，姜炭调为 30g，这个时候病人就问我："吕医生，我的脸色是不是好了很多？"就开始往出显示正常的有神有光的这种脸色了，所以当时他拿出手机给我看他第一次来看病时的脸色。并提出来：治了这么久他想出去旅游。

这一诊他在广州医科大学附属医院第三医院做了复查，2020-3-30 对比 2019-11-29，甲胎蛋白由 5628.28ng/mL 减为 512 ng/mL，腹部增强 CT：肝癌介入治疗术后：①肝 S3、S4 及右叶肝癌介入治疗术后改变，局部碘油沉积，可见散在不规则活性病灶；肝 S8 新发病灶，门静脉右支、肝右静脉癌栓形成；②肝硬化，门脉高压，脾大，食管－胃底静脉广泛迂曲扩张；③腹膜后散在小淋巴结。

病人有这样乐观的心态是非常好的，这个病例到这里全部跟大家交流完了，谢谢大家。

原发性肺动脉高压 1

大家好，今天和大家交流一个来看过四次门诊的小孩，是一个肺动脉高压、右心增大的患儿。通过三诊用药下来第四诊时有了一定的效果，三尖瓣重度返流转为轻度。我把治疗的思路同大家交流一下。病人用的整个方，是家长在网上找到的一个专门治疗肺动脉高压的方，我在这个方的基础上，根据李可老中医的学术思想七大条，加之当时看到病人的整体情况，四诊合参，进行了调整。

病人第一次就诊时间为 2019-12-17，主诉：间接性胸闷 1 年。

1. 患者 1 年前发现间接性胸闷。久行后加重，跑步后呼吸急促明显，不咳嗽，伴有忐忑感，持续几秒后缓解。2019-9-28 深圳市儿童医院超声诊断"右心增大""肺动脉高压"。中西医结合治疗后症状可缓解。

2. 易疲乏。

3. 感冒次数少，首发症状鼻塞。

4. 不易上火，易发脾气。

5. 汗出时多时少。

6. 怕热，头部明显，足冷。

大家看这个症状，上面怕热，下面冷，就是上热下寒。之前我们曾经交流过，如果是以腰为中线分上下，上面的燥热火与下面的虚寒（同时存在），最直接的对治方法是阖阳明而不是温补下面的虚。

针对这个肺动脉高压的小孩，我们第一个要考虑的是如何让上面的热回家。她上面的热和下面的冷是同一个病机，这就是李可老先生给我们留下来的那张纸，里面的先天起点火生土、土伏火的道理了。

前面所诉的感冒次数少，提示我们这个病不需要用到托透大法。她没有邪气进到身体里面形成伏邪的病史。极度疲劳，我们都知道，这样的小孩血氧饱和度低，心脏负担重，容易理解。汗出时多时少，这就是对应这个病的共性，要考虑厥阴风木疏泄已经失常，容易直升。再加上疲劳，肝为元气萌芽之脏，人之元气之脱皆脱在肝，这就需要考虑来复汤了，看病的时候需要先这样考虑。

7. 纳可，挑食，可耐受辛辣寒凉。

两个极致都能够耐受。治疗应该怎样？取其中，这就是我们用第一个药的道理。这个药能够把所有的气收回来，再把它整合。相信讲到这里，大家已经知道这个药是什么了。

8. 无口干口苦，喜凉饮，这已经有阳明的热了。

9. 大便每日 1–2 解，成形，顺畅，小便调。

10. 月经周期 5–6/30，经量少，不痛，无血块，时有经间期出血。前额、双肩、上肢、腿部痤疮。

因为后面提到的变化，要考虑这一类小孩的痤疮应该如何对治。

11. 眠可，眠时吸氧状态。

12. 脚趾甲青紫，吸氧后好转。

P02：99%，心率：110 次 / 分，疲乏次数减少。舌尖边略红苔薄白；脉沉。脚趾甲青紫，吸氧后好转还是考虑原动力不足，虚证。脉沉就是启动不了。

方药如下：

黄芪 120g，黄芩 15g，茯苓 45g，白芍 45g，赤芍 45g，黑顺片 15g，炙甘草 45g，山萸肉 45g，生石膏 10g，乌梅 5g，射干 5g，桂枝 10g，盐菟丝子 45g，醋五味子 5g，党参 45g。

接下来和大家介绍一下这个治疗思路，首先这种先天的肺动脉高压，从中医的五体皮、肉、筋、脉、骨五个角度切入，首先就要考虑到筋和肉。为什么会有肺动脉高压呢？生活中的常识告诉我们是弹性不够，筋和肉的里面阴的东西不足，这个阴是什么呢？那么就是液和津，这一块是虚证，是不够的，但局部肺动脉高压又是一个大实证。根据此类患者的临床表现，这个病除了虚的同时还有火邪。

深圳市儿童医院 心内科
超声心动图报告单

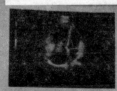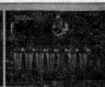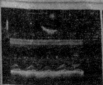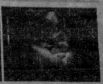

超声所见：

心腔及大血管内径（单位：mm）
RA:52.1　RV: 50.5　RVOT:28.8　MPA:31.0
LA:26.5　LVD: 30.7　LVS: 17.7　IVS:6.7　LVPW:6.8　AO:17.7
瓣口血流速度（单位：m/s）
TV:0.6　MV:0.6/0.5　AV: 0.8　PV: 0.3　DAO:0.6
心功能测定：
LVEF:74.9%　　　FS:42.4%
组织多普勒(cm/s)
二尖瓣环室间隔组织速度 DTI；Ve/Va
所见：
心脏节段：心脏左位，心房正位，心室右袢，主动脉正位。
心房与静脉回流：上、下腔静脉回流入右房，下腔静脉增宽，内径约20mm，左、右肺静脉回流入左房。右房增大，左房大小正常，房间隔完整。
房室连接：三尖瓣形态正常，开放可，关闭不拢，二尖瓣前叶后稍脱垂，关闭时瓣叶达瓣环连线水平，开放可，关闭不拢。
心室：右室增大，左室稍小，左室短轴图左室呈"D"型，室间隔与左室后壁略呈同向运动。室间隔完整。
心室与大动脉连接：肺动脉瓣形态及功能正常，主动脉瓣形态及功能正常。
大动脉：主肺动脉增宽，主动脉正常，主动脉弓完整，降主动脉正常。
冠状动脉：左、右冠状动脉起源及内径正常。
心包：未见积液。
CDFI：
心房水平、心室水平和大动脉水平未及分流：收缩期三尖瓣显示中量返流信号，返流面积5.3cm2，峰值流速4.5m/s，峰值压差82mmHg；收缩期二尖瓣口显示少量返流信号，返流面积显示3.3cm2，收缩期肺动脉瓣口血流速度减低。舒张期肺动脉瓣口显示微量返流信号。

超声诊断：

右心增大
三尖瓣返流（中量）
二尖瓣返流（少量）
肺动脉高压（重度）

诊断医生：李薇玢
打印时间：2019-09-06

超声报告单 1

深圳市儿童医院 心内科
超声心动图报告单

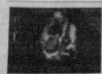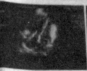

超声所见：

心腔及大血管内径(单位：mm)
RA：45.9   RV：51.3   RVOT：33.1   MPA：29.6
LA：25.3   LVD：30.2   LVS：15.3   IVS：7.7   LVPW：9.0   AO：20.4
瓣口血流速度(单位：m/s)
TV：0.7   MV：0.8   AV：1.0   PV：0.6   DAO：0.9
心功能测定：
LVEF：82.1%   FS：49.4%
组织多普勒(cm/s)
二尖瓣环室间隔组织速度   DTI：Ve/Va
所见：
心脏节段：心脏左位，心房正位，心室右袢，主动脉正位。
心房与静脉回流：上、下腔静脉回流入右房，左、右肺静脉回流入左房。右房显著增大，左房大小正常，房间隔完整。
房室连接：三尖瓣形态正常，开放可，关闭不拢；二尖瓣前叶后稍脱垂，关闭时瓣叶达瓣环连线水平，开放可，关闭不拢。
心室：右室显著增大，左室稍小，左室短轴图左室呈"D"型，室间隔与左室后壁运动不协调。室间隔完整。
心室与大动脉连接：肺动脉瓣形态及功能正常，主动脉瓣形态及功能正常。
大动脉：主肺动脉增宽，主动脉正常，主动脉弓完整，降主动脉正常。
冠状动脉：左、右冠状动脉起源及内径正常。
心包：未见积液。
CDFI：
心房水平、心室水平和大动脉水平未及分流；收缩期三尖瓣显示大量返流信号，返流面积9.8cm2，峰值流速5.8m/s，峰值压差136mmHg；收缩期二尖瓣口显示少量返流信号，返流面积显示2.2cm2。收缩期肺动脉瓣口血流速度减低，舒张期肺动脉瓣口显示微量返流信号。

超声诊断：

右心增大
三尖瓣返流(大量)
二尖瓣返流(少量)
肺动脉高压(重度)

诊断医生：李薇玢
打印时间：2019-11-07

超声报告单2

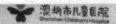

深圳市儿童医院超声科报告单

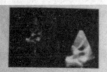 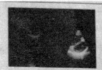

M型超声心动图				三维超声心动图		多普勒超声心动图	
RVD	17mm	ARD	17mm	IAS		Vmax (m/sec)	
LVD	47mm	ASD	24mm	IVS	正常	AV	1.1
LVS	35mm	PAD	31mm	PE	无	MV	0.7/0.5
IVS	8mm	LPAD	16mm			PV	0.9
LVPW	8mm	RPAD	15mm	WMSI: 1.0		TV	0.8/0.6
LAD	25mm	LVOT	27mm	DTI: Ve/Va 2.0		E/e 5.8	

三维法测得：LVEDV 67.80ml（Z值-0.29），SV 39.22ml（Z值-0.66），CO 3.32L/min（Z值-0.28），EF 58%

二维及实时三维超声心动图检查显示：心房正位，心室右袢。右心房室内径增大，二、三尖瓣环内径分别为24.0mm（Z值-0.11）、31.0mm（Z值2.07）。房间隔回声未显示明显脱失，室间隔回声延续正常。各瓣膜结构未显示明显异常。主、肺动脉位置关系正常，主肺动脉及左、右肺动脉内径分别为31.0mm（Z值3.99）、16.0mm（Z值3.68）、15.0mm（Z值3.06）。主动脉弓降部未显示异常，主动脉升、弓、降部内径分别为17mm、16mm、15mm。冠状动脉开口位置及内径未显示异常。心包未显示积液回声。

CDFI：收缩期左房内显示源自二尖瓣口的少量反流信号；右房内显示源自三尖瓣口的少量反流信号，峰值流速4.7m/s，峰值压差87mmHg。舒张期肺动脉瓣口显示少量反流信号，舒张末期流速2.3m/s，峰值压差22mmHg。

超声诊断：

肺动脉高压（重度）

左室整体收缩功能指标正常

（建议：必要时复查）   医生签名：于薇/石朋朋   日期：2020-04-04 11:40

超声报告单 3

原发性肺动脉高压2

大家好。接着交流这个肺动脉高压的病例。

上次讲过，最主要的，病灶有虚有火。第一个先要解决这个虚。针对肉气的不足，能够让肉气充实起来，那就是少火生气之力，用的就是有18字功效的黄芪。黄芪这个药在李可老中医专辑及学术讲座中多次提到过。如用于治疗先心病的单味黄芪。我们总结的药量一般是120g，这样给病人煮来喝，我在2013年治疗过一个成年女性病人。

关于火，这个部位是在南方，它的源头就会考虑到之前和大家交流过的，从东方升上来的火。升上来的火的源头第一个就要考虑甲胆，但是肺动脉高压的患者已经是有火毒了，就是无形的邪火在那里，这一类病人是很怕热的。黄芩这个药，别名又叫"腐肠"，像小柴胡汤中有这味药，之前和大家沟通过的大黄泻心汤中有的人认为有黄芩，有的人认为是没有，但是附子泻心汤中是有这味药的，根据此类病人的情况，是有这种无形的火毒。尤其是小儿，临证时重在药量的拿捏。

另外一个源头就是降甲胆，直接降甲胆就是《伤寒论》29条的芍药甘草汤，用的是芍药，顶在南方的热即血脉里的热，用的就是赤芍，还有一点是因为先天的这种热，这种热必定会有从下焦终之气太阳寒水之气中逆上的水气，也就是元气之别使——三焦水火之道路，除了火还有水逆上来顶在这里的这种病机，用的就是茯苓。

借这个病例，我们又讲到了苓二芍。再复习一下，这种中医思维是阴阳应象，人只有一口气，针对这种肺动脉局部有虚，该怎么解决？还要去找病人的实、热是哪里来的？也就是找源头。所有这些表现都是应的这种气机失常的象。

这样黄芩、黄芪、苓二芍就出来了，接下来就要再去找源头。为什么会有这样的病人？这个人为何会得这种病呢？这就回到了李老那张纸所写的先天起点，先天起点元阳就回到了生命的根本，反复强调李可老中医所说的扶阳不是单纯给这个火，而是火要生土、土来伏火，这叫坎卦元气，既包括阴也包括阳。恢复这个阳，因为上面以热象为主，因此伏火的力就不是两倍了，而是三倍（黑顺片 15g，炙甘草 45g），这样我们就把先后天两本都考虑到了。上面的芍药甘草汤降甲胆，深固阳根，往源头走，同时又能往出升发，助乙木升发，起到双向调节作用。

接下来就是萌芽的蓄健了，因此接下来的这个力就是生山萸肉的作用。大家看这种思维是永远在转病人的圆运动，先在主战场——病灶肺动脉这里派兵力，把这种（气结）打开，然后就要考虑这种病机的源头是什么，回到地球的中心，接着气机要升发（这种圆运动它是每个刹那、每一个点都是如此的），要升发就需要本钱，因此我们就要蓄健，所以附子、炙甘草、山茱萸三个药就出来了。

接下来是病人的邪热，虽然是看不见的邪热，但是可以判断出来有厥阴和阳明同时失阖而出现的热，但是目前这种热，因为本气自病，属于伏热，因此用了小剂量的石膏和乌梅。石膏、乌梅是一组药，从左右两个方向双螺旋这样回到生生之源，达到增强元气的作用。接下来给的一个药，因为我开药的顺序就是我转的思路，阖回来之后增强的元气要升发，升发到上面——肺，开肺的这个药就是射干，这就进一步加强了水之上源的这种力。枇杷叶、郁金、射干、白通草、香豉——即吴鞠通的上焦宣痹汤，其实这种病人也是痹证，属脏痹。

原发性肺动脉高压 3

大家好，我们接着交流肺动脉高压患者的治疗。

利用二芍加桂枝，加强厥阴起步的力，开南方而降西方。桂二芍也是一组药。

利用山萸肉，根据乙癸同源，因为是一个 12 岁的小孩，在这个年龄阶段一定要考虑到她的肾精和肾气，合了菟丝子，又利用菟丝子合五味子，这三个药是一组药，而且菟丝子和五味子本是五子衍宗丸中的两个药。

最后考虑中土的气津或气阴，用的是党参 45g。

总结一下，

开肺的药是：黄芩、赤芍、射干、石膏，即水之上源的几条线路；

厥阴起步：桂枝、赤芍、白芍；

先天起点——附子、炙甘草；

萌芽蓄健——人参、山萸肉（即来复汤线路）菟丝子、五味子

阳明和厥阴主阖：石膏、乌梅。

降甲胆：芍药甘草汤。

1–16 日复诊，诊见：胸闷较前改善，已无忐忑感，体力较前增强，语声较前增大。

汗出转为较多、易发脾气同前，这种就是离位的火。

心律不齐，心率快同前。这一点，病人的妈妈非常细心，每天都定时观察记录病人的情况。

服药期间出现两次潮热汗出，大家看上诊我们已经考虑到阴精这一块了，但是服药期间还是有（阴虚生热）；服药期间口腔溃疡 1 次，前额长痤疮 1 次，无脓点（既往有脓点），这说明土里面的火毒少了。

但是这三个症状说明浮出去的阳还是有的；

双肩、上肢、腿部痤疮同前，前额的痤疮界面对应阳明，较前好转说明阳明阖回来比之前要好一些，但是其他地方是一样的。

服本次药的前 3 周服外院药时有脚心热，服上方后消失。

足心热，这个症状，肯定是阴火，我个人认为可以理解为甲胆下流，胆热之气下流，甲胆本应该是和乙木同时和缓有序升发的，但是甲胆下流这种情况，第一个考虑阴精，第二个一定要考虑到元阳。因为甲胆一降，相火下密，阳根深固。因为这个热是因为阳木没降到应该降的地方，一旦流到了足底肾经所过之处，就要想到上面的两个方面。

纳可，大便日 1—2 解，成形，畅顺，药后前两周入睡时间推迟至凌晨 0：30，服药两周后转为 23：30 可入睡。

睡眠是阳入于阴，从这里看出病人阴阳俱损，现在阳入阴要比之前好一些了，这里再次说明了人体内阴阳是一体的。也就是一团和气，不分阴阳，回到气的一元论。

病人从 2019-9-10 开始睡眠时吸氧，近期尝试未吸氧入睡，血氧饱和度未见异常。这说明尽管病仍在，但患者心肺的功能较前有了改善。小便调，有经间期出血，舌边尖红，苔略黄腻，脉沉，病人的舌苔脉象在我治疗的过程中变化不大。

那接下来我们讨论的重点是方药的调整。上一次同大家一起把病机详细地逐条分析过了，这一诊不动的药是黄芩、黄芪、茯苓、白芍、赤芍、乌梅、五味子、党参、桂枝。

加了黄连、牡蛎，去山萸肉、菟丝子、附子、炙甘草；

去石膏加知母，加了酸枣仁以配合知母。

乌梅由 5g 改为 10g，加了僵蚕（取李东垣方，乌梅僵蚕等量），因为有了僵蚕，要加强水之上源、且能够让肺降下来的这个药，就配了桑白皮，这样就去掉了射干。

这种变通是因为我们判断出来，这一诊以针对邪火为主，第一诊把三阴本气增强以后即增强了元气。治病是元气去治的。

因为君火之下，阴精承之，在增强了病人阴精的情况下，这一诊因病人怕热、汗出较多、易发脾气同前，双肩、上肢、腿部痤疮同前，心率快、心律不齐同前，这些症状判断为属邪火为害。就着重解决病人的火邪了。

黄连通打三焦，五个泻心汤都用这个药，黄连汤重用，用量最大的是乌梅丸，黄连用一斤 250 克。黄连与黄芪、黄芩成为三黄的格局，虚兼火毒。

这是变化的一大步。

其他的变化去石膏换知母，同时有桂枝、芍药，这就是治疗中风历节的桂枝芍药知母汤的化裁。桂、芍、知是一组药。之前也同大家沟通过知母和石膏的不同，知母的作用是稍微靠里面一点的——阳明的邪热。

牡蛎可以把漂浮在外的阳拉回来，桂枝、牡蛎也是一组药。

僵蚕是一个虫类药，大家可以死记，所有的虫类药都进入到人体的阴分，僵蚕作为一个虫类药（异体高蛋白药），能够熄风，且僵蚕兼具解毒功效。但有一个问题，僵蚕这个药，如果肺宣肃功能不好（主气功能下降），它会闭肺（气），我总结的临床经验，需要配桑白皮开肺降肺，同时可以增强心脏的功能。所以这里把射干换成了桑白皮。

僵蚕配桑白皮、僵蚕配乌梅也是常用的组药。

原发性肺动脉高压4

大家好，接着讲原发性肺动脉病例。

病人是虚人，针对火邪，因有知母、茯苓合了酸枣仁。

顺便提一下乙肝病毒携带者这一类病人，我个人的体会，用一贯煎如果病人承受不了，觉得凉，可以换成酸枣仁汤合菟丝子、桑寄生这类较柔的药，肝的火慢慢就熄了。这就是运用"君火之下阴精承之"和"肝体阴而用阳"的这些理论指导下的用药。

因为春节及疫情的影响，病人就一直没有过来复诊，3月10号小孩爸爸过来代诉病情。告知患者胸闷改善，体力较前增强，语声进一步较前增大。

心律不齐、心率快同前，仍然时有潮热、汗出，怕热、易发脾气同前。

平时汗出较前好转，转至正常。在这几个月期间，曾进食大量零食未发生口腔溃疡，这说明土气增厚了，自然土伏火的能力就自然而然增强了，也证明了对于这一类病人，这种火第一个考虑土伏火，我们用的药首选黄芪；第二个就是回到开阖枢里面，厥阴阳明主阖的能力要增强。这种就是用规律来治病，因为人是禀天地阴阳五行之气而生的。

病人汗出能够转为正常，总体而言，厥阴风木疏泄这一块比之前要好了，这也就说明肺动脉高压导致的功能失常也在一点点恢复。

头皮屑增多。为什么这个时候出现这个症状呢？我们不考虑外在的因素，说明之前病人的头部是火，这个火一旦收回来，这些腐的东西就慢慢出来了。

喜食重口味食物，这点即代表了三阴的虚寒或者虚、寒湿。

大便调，入睡同前，月经有经间期出血同前，3月份月经量较前增多，小便调。

这一诊的药物调整，以下几味药没有改变：黄芪、黄芩、茯苓、赤芍、白芍、知母、党参、黄连、桂枝、牡蛎。

调整的药物，针对喜食重口味这点，考虑到病人三阴的虚寒湿，这样又回到对治三阴的寒。三阴的对治不是分开逐个界面去治的，能够同时治疗三阴虚寒证有两个方法，一种就是用三阴统于太阴这条线路，利用太阴的力量；另外一种即回到先天起点，此为根本（阳生阴长），这一次我们直接启动了原动力，用了蒸附片10g。因为病人有阳明的热，局部有火热症，没有用干姜，而是用姜炭——复太阴的阳，包括手足太阴。

心律不齐、心率快同前，因此在增加了蒸附片和姜炭的同时合山萸肉，去掉乌梅、五味子、桑白皮、僵蚕、酸枣仁。

下午三点半至四点半期间怕热出汗属阳明失阖，结合前面几条病机线路说明阳明伏热与元阳不足互为影响，这是庚子年用常规思路解决不了的很多疑难杂病必须考虑到的一条病机线路。因此这一诊，又回到根本了，蓄健萌芽，启动原动力。

最近的一次就诊即4月13日。

患者胸闷消失，体力较前更进一步增强，语声恢复正常；病人回去进行了相关的检查，三尖瓣回流转为轻度。心率快同前，下午三点半至四点半期间怕热出汗同前。

白天静息时血氧99%，夜间熟睡后血氧最高94%，但是翻身后血氧可达到98%。

因此这一诊调整的药物就是源于这一个症状；双肩、上肢、腿部痤疮逐渐好转，头皮屑较前明显减少，喜重口味食物同前，易发脾气同前，大便调同前，睡眠好转。舌略红苔薄黄，脉沉。

药物调整的重点就是在睡眠血氧的变化。针对这一点来琢磨她的病机。这一次的方，基本上没有什么变动，大家一起想一下，这一次会去考虑哪一条病机线路。最初我考虑的是阳郁，这个小孩在下午3：30～4：30怕热，但是考虑到胸闷的消失，最后还是回到了降得不好，这还是因为升得不好，就回到了厥阴界面萌芽蓄健这一块，因此这一诊只调整了山萸肉的药量。加强蓄健，希望厥阴风木能够恢复和缓有序的升发，升发得好，自然而然给到南方，南方只要能够开（因为病人胸闷消失），阳明（西方）就会自降，所以这一诊山萸肉的药量提到了40g，去掉了姜炭，其余无改变。

这个病人到目前为止的四诊就和大家交流到这里。谢谢大家。

肾血管平滑肌脂肪瘤术后尿痛（庚子寒毒陷营方）

1. 大家好，今天交流一个反复尿痛、反复易饥、胃胀、胃不适、反复咳嗽的这样一个病人。她的西医诊断是肾血管平滑肌脂肪瘤术后，乙肝小三阳。简要的病史：患者反复尿痛、尿色黄、伴镜下血尿 2 年余，易饥、胃不适、胃胀，睡眠不佳、杂梦多、醒后疲劳，反复咳嗽。主要就是这几大症状。

2. 复诊的时间是 3 月 10 号，吃了 2020 年 1 月 7 号的方（黄连阿胶汤、五苓散、芍药甘草汤加味），尿痛如前，血尿改善，睡眠转佳，易饥、胃胀、胃不适同前，打嗝后可缓解，频繁咳嗽明显好转，现在只是偶呛咳。也就是说吃了上面的方没有改善的还是她最不舒服的尿痛和胃的不适，大便排解欠畅，杂梦多，双眼眶隐痛，月经正常，舌淡略红苔薄黄，脉细紧。这个病人前面给的是朱雀方（黄连阿胶鸡子黄汤），一般用这种方我都是用的原量，黄连是 4 两（60 克）。在伤寒体系左青龙、右白虎、南朱雀、北玄武的这些方基本上我们都讲过了，给这样一个方，恢复离卦位——正常的离者丽也明也，恢复正常南方的君火，也降了甲胆，同时利用三焦缝隙恢复水火的道路。改善了睡眠，跟这些方如果直接对应的话是容易理解的。频繁咳嗽明显好转，就说明这个咳就是火邪所致的咳嗽，在临床当中是让你实实在在体会到五脏六腑皆令人咳的（事实）。面对这样一个病人，前面用了这样凉的药，解决了一部分火邪。但现在主症没有好转。到了 3 月 10 号复诊，就会反过来治了，因此就给了一个庚子寒毒陷营方加味。

3. 庚子寒毒陷营方跟大家沟通过，它的寒毒从生命的根本第一个元阳，少阴元阳；第二个厥阴起步下陷；第三个太阴的虚寒。这三个界面的寒，给的药非常的清晰——附子、桂枝、白术，承载这三个药用的是"无土不成世界、土能生万物"的中土。伤寒体系绝大部分用的是炙甘草。那么陷到营的热，经过我们两个月的沟通，大家都明白，营热就是白芍，那么加的药茯苓、赤芍，苓二芍我们也反复沟通过，不再重复讲解。因为大便欠畅顺，还有前面我用凉药是有效，所以加了生地黄。生地黄也跟大家沟通过，它作用的部位，第一个是在中土，中土里面的哪一个土呢？是属于阳的戊土，那么这个就对应到了足阳明胃经戊土之气，那么它怎么了？它出现了邪热偏盛，阳明本体液津血阴分不够，有阴的不够，又有邪热，那么导致什么？导致血脉的流通不畅。因此在《神农本草经》就说这个药是逐血痹的。大家看，又来了一个痹，逐血痹。这样给了7剂药。

4. 病人4月16号来复诊的时候，药后排尿痛消失，易饥、胃胀、胃不适消失，大便排解转畅顺。服药从第3天开始，精神明显好转，没有疲劳感，不怕冷。不是还有双眼眶隐痛吗？自行去了附片后，眼眶痛消失。后面自行减桂枝为10克，杂梦多好转。咳嗽表现为只是偶尔咳嗽，但是血尿同前，她定期会查小便。那么这一诊在主症消失的前提下，出现了一个时有咽痛和夜间自觉胸胁有气上冲感，伴呛咳，偶有小便灼热感。大家想主症能够消失，出现了从症状来说还是属于邪热的，"诸逆冲上，皆属于火"。

这一诊补充了她定期去复查的乙肝DNA定量降为了正常，肝的纤维化的弹性数值也下降了，所以病人非常开心。

5. 李可老中医说过："立足凡病皆为本气自病，一首四逆汤通治百病，此论先天肾气。"这是完整的一句话。如果我们没有在临床这样反反复复，每个病人这样用纯中医思维去治疗去体会，你很难理解李老说的这句话。你不敢在有那么多热症或者寒热虚实夹杂的时候，掐死病机就启动原动力，是不敢这样做的。但是有了这样一个思路就会这么思考了。那么理论上可以听《内经》，药听《神农本草经》，方就听《伤寒杂病论》。走回这条医路，你就会大胆地敢于这样去辨证用药。

6. 因此这个病人等到这一诊的时候，直接由药物改为了食疗，因为病人还是热，加上前面吃黄连阿胶汤是有效的。这一诊改为黄连每天1.5克，加猪瘦肉二两、红枣三枚去核，炖汤服。我开了半个月，让病人如果觉得好就停。

今天的交流就到此为止，谢谢大家。

理：少阴元阳不足，太阴虚寒，厥阴下陷，内生寒毒并深陷入营。

法：温益三阴，土伏火，土载木。

方：庚子寒毒陷营方加味。

药：（复诊：2020-3-10）

白术 30g 桂枝 30g 蒸附片 30g

炙甘草 30g 白芍 30g 茯苓 30g

赤芍 30g 地黄 30g

7付。用法：每2日1剂，每剂加1000mL水，一直小火煮取100mL，分2日，每日1次服。

（复诊：2020-4-16）

食疗方：黄连 20g

1付。用法：每天1.5g，加猪瘦肉2两，红枣3枚去核，炖汤服。

结肠癌术后肾结石 1

大家好，今天交流一个 72 岁结肠癌术后输尿管结石伴肾结石病史的患者的几次治疗。简要病史：患者 2019 年 5 月出现大便干及便血，8 月开始出现腹胀、阵发性腹痛，时便后带血，于当地中西医结合医院确诊为：降结肠中分化腺癌，未行手术治疗。11 月 24 日腹痛加重，急诊入我院普外科，诊断为：结肠脾曲恶性肿瘤（中分化腺癌，IIIC 期）伴肠系膜淋巴结转移，行左半结肠切除术、肠周围淋巴结清扫术、阑尾切除术。2020 年 3 月中旬出现右侧肾区疼痛、间断性血尿，我院泌尿外科诊断为：输尿管结石伴肾结石，大概的病史是这样的。

患者 2 月 10 号找我看的时候的主要症状为小便时腹胀痛、尿道疼痛，大便干硬，排解欠顺畅，睡眠差，夜间 2 点易醒，醒后难入睡。当时给的方非常简单（白芍、炙甘草各 60g，桂枝 10g，木香 5g），如果一直学下来的老师们都知道，这一类病人寒热虚实都有，就有一个捷径，尤其是已经有阳明的伏热，包括大便干硬，因为这一类病人三阴本气是不够的，第一诊我们不会直接去上这些通腑的药，那么有一个（之前跟大家交流的）降甲胆的方法。因为甲胆是一个双向调节，既能够增强根本的元阳，同时又能够帮助生机起步的力——厥阴风木和缓有序的升发，那么桂枝（一看就知道了）这个是起陷的力，木香是流动气机的一个力。

2 月 24 号复诊，药后大便转软，小便时腹胀痛消失，遗留轻微牵扯痛，尿道疼痛减轻（他的主诉这几诊都集中在这一块），小便偏黄、量少，这一个通过降甲胆、起陷、流动气机，那下面这个气机能够好转，但是小便偏黄、量少，我们总觉得这个患者的气化是没有恢复的，这个老人家非常瘦，这样考虑到是一个阳明的伏热，（也正是因为这一个）也就是我们这一诊加的药。

我们接着往下交流。睡眠较前转佳，夜间易醒推迟到 3 点，醒后难入睡同前，增加了一个症状，就是吃东西之后胃部有冰凉感。这个已经是 2 月

24 号了，广州这个时候它是偏热的，就说睡眠这个症状，我们觉得水火互济这一个表现要比之前好，而且局部的实证也觉得好一点。但是为什么出现吃东西之后就觉得胃部变得冰凉了？冰凉感我们肯定知道，这个是中阳的不够，因人因时因地，这个要回到（圆运动），在这个节气天地之气是往上升的，那么他因为天地阳气的升，而导致里面的阳不够，那就说明这个天地的气对他来说太过了，那为什么这样？因为同气相求，说明它本身的气也是这样升，遇到了这样一个年运，它就升得更多，那阳根应该在这个年龄这个时间段，比方说地下应该是 75，那他可能变成了 70，只要小于了 75 他得身体就不舒服，因为阳根浅了嘛。应该是寒热都有，但是他的这个症状就是阳气的不够。

这个病人阳气不够，胃部有冰凉感，但是他小便又是黄且量少，在另外一个病机线路中，他又是阳明伏热，这就是我跟大家已经交流过庚子年的这个年运。如果说邪热耗水（而致阴分不够），这个我们很容易理解，是因为热，但是如果说阳的不够生寒和阳明的伏热伤阴，出现的症状除了伤阴，又出现脉外卫气不用（是个寒证）同时存在的话，你就会觉得是矛盾的，但是这恰恰是今年年运的特点。包括他的根部少许薄黄腻苔，跟大家讲过，一旦看到其他地方没有舌苔或者少苔，到了根部，脑袋里面一定要有一个元阳不足的概念，就看可不可以给了，不可以给（就要考虑）怎么化合了，增强阳根了。脉实紧，舌略暗红，方就在上一诊的基础上四个药是没有动的，加了黄连 5g，蒸附片 10g，地黄 10g，猪苓 10g。

黄连汤、黄连阿胶鸡子黄汤、大黄泻心汤、小柴胡汤、大柴胡汤、乌梅丸跟大家都交流过了，这些方让人明白了黄连它是起什么作用的，本身有木香，就有香连丸，它是干什么的？说到这里还有个左金丸，包括吴茱萸、黄连，为什么这些组药能够刚好打开气结，这是需要你不断在临床验证和参悟的。

地黄、猪苓、附子是今年刚刚讲了病机的三个主要的药，因为我们在《伤寒论》里面知道，前面是猪苓汤，但是一旦出现胃中干是不能给猪苓汤的，现在我们遇到的病人胃中干又有猪苓汤的证，你应该怎么办？就需要这样既解决胃中干也需要把水热之气的气结打开，让水道通畅，这是我个人的总结。

　　复诊的时候是一个月之后，小便时腹胀痛程度、频率较前明显减少；时有小便时米粒样物排出、尿痛极轻微，这个其实就是他在排结石了。服药4剂出现大便由软转硬，羊矢状，伴尿痛，大家看阳明的伏热，这一诊出来了。这就是我们要作为医生明白到底这个药吃了病人出现症状是好还是不好，因为主战场我是赢的，那么再出现的（就）是这个病人身体里的伏邪，他自己转服上一诊2月10号的方（白芍、炙甘草各60g，桂枝10g，木香5g），吃了4剂之后，尿痛消失，大便转软，继服2月24号方后大便成形，有轻微牵扯痛是一样的，但出现小便量较前增多，大家看，这个气化就出来了。我们治这些病很多时候就是排兵布阵。睡眠转佳，3-4点醒，这已经是一个进步了（之前是3点），我看他后面一诊又提前到2点醒，又转为3点醒。近日出现头晕，自测血压偏低（90-98mmHg/57-58mmHg），舌略暗红，苔根部少许薄黄腻，脉由实紧转细缓。我们四诊合参，这个病人治疗是对的，那么今天的交流到此为止，下次把这个病例讲完，谢谢大家。

结肠癌术后肾结石 2

大家好，接着上次的病例交流，复诊之后患者的症状已经分析了，补充一下他 2 月 10 号的处方中的四个药，其中芍药、甘草用的是仲景的原方原量，大便转软之后，我们撤了一半的量，这个跟大家最开始的时候就沟通过，加药和撤药尤其是主战场的兵力，一般是按照天圆地方就是两倍这样来考虑常规的这个规律。因此这一诊，源于我们撤了量之后，他中间出现了一次大便干硬，阳明腑实热出来了，但是再继续吃药他又消失了，所以考虑到这种病人结合他的病史，他深层的阳明伏热是很重的。

这一诊芍药、甘草又用回了各 4 两（60g），木香、黄连、桂枝是没有动的，去掉了附子、生地和猪苓，加了什么了？就针对水气逆上之热，血脉中以热为主但也有寒。因为患者头晕，并且血压低，除了萌芽这一块，再考虑到中气，那有这么一个药可以升提中气，它又能去这种火，把这种火散出去，同时它又是水之上源，能够开肺、增强元气。那么不用我说大家都知道这个药是啥了，因此就加茯苓 30g、赤芍 30g（苓二芍，我们的一组精兵强将）、姜炭 10g、桔梗 5g，大家在临床中慢慢体会。

升、柴、桔必须格物致知，要知道这三个药的不同。那么这个病人用的是桔梗，还要注意风药的学习，羌活、独活、防风、荆芥这一类，开了 14 剂。

但是病人 4 月 2 号来复诊，吃药以后就出现了尿黄、尿道刺痛感，服药之后还出现了尿血，3 月 27 号因"尿血 2 天"就诊于我院泌尿外科，B 超提示：肾、输尿管、前列腺结石。给予中成药、西药治疗后未再尿血，尿痛缓解；上药未服完。那么 4 月 2 号来看的时候，右侧肾区疼痛，尿痛，时头晕、血压偏低（90-98mmHg /57-58mmHg），精神易疲乏，怕冷。大家看一下，这是局部实证，但是后面就变成了一个虚寒证了，尤其是疲劳、怕冷、血压低，与上一诊一样，没有效。这个老人家的食欲一直可以，接着又出现了一个近日入睡难的症状，凌晨 2 点早醒，大便日 1-3 解，质硬成形或成粒状，没到羊矢状，尽管次数多，但粪便还是很硬，因为患者有结肠癌的病史，这个症状一定要引起医生的注意。

舌略暗红，苔根部少许薄黄腻，脉由细缓转滑实搏指，这个脉的转变就提示我们他已经是虚中夹实证了，尤其这种滑实就是实证，如果我定在阳明界面那就是实热证了，但是搏指的这种脉就是厥阴风木升得太过了，是个虚证，但局部可以形成实证。

这一次是较大的一次转变，是给了大家已经学习过的厥阴寒毒方加味，其中黄芪120g，吴茱萸30g，五味子5g，我当时体会这个方的时候用的是30g，就根据病人来拿捏了，因为他有阳明的这一种腑实热或者伏热，这个药减量，但是我也需要增强元气，当归30g、赤芍60g、茯苓30g、白芍30g、生半夏30g、大枣25枚、人参30g，这个方就是立足在三阴来打仗的，那阳明怎么办？我们需要开道，所以重用了赤芍又加了生半夏，因为有结石的病史加了海金沙30g，金钱草30g，七旬的老人还能吃，所以加了菟丝子30g。这些药其实都是我们非常熟悉的药，我就不多展开讲了。

患者4月16号来复诊，右侧肾区疼痛消失，尿痛极轻微，尿色黄同前，头晕消失，血压较前升高。上一诊三阴的虚寒，我们这场仗全线推进，取得了较好的疗效。患者自觉服上方精神较前明显好转，纳可，睡眠较前好转，由凌晨2点醒延长至凌晨3点醒。怕冷同前，如果三阴本气不足的怕冷就不是一个单纯的元阳了，就很简单，在你饿极的时候你也会怕冷，吃饱饭你就不怕冷了。所以用药千万不要偏，不是有怕冷阳虚就是姜、桂、附的处方。

现在已经4月16号了，那就说明了这种天地阳气的升发，他的里气是不够的，这个里气就是指三阴了，不是单纯的元阳了，为什么会这样？同气相求，说明病人身体里面也是存在这样一个不正常的气，同气相求就让病人出现了不舒服，舌由略暗红转为红，根部的苔没有了，整个舌苔薄少，看到了细碎裂纹。大家看看，阳明的燥热火它的不够以及阴分的不足，在这一诊通过破寒冰，它才显现出来。

因为是正打邪，尽管这些邪出来，病人的精神、体力、耐力是增强的。脉转细，那就说明实证减少了，也不搏指了，风火相煽、厥阴风木疏泄太过异常也恢复了。因此这一诊要守方，那相对而言这种病人他看不见的火是存在的，那我们也跟大家沟通过看不见的火应该怎么办，用规律治病——厥阴和阳明主阖功能的加强，因此这一诊去掉五味子加乌梅，赤白芍调至各90g，同时利用增量的白芍加了炙甘草90g截断源头，什么的源头？阳明伏热生成这种邪火的源头，其他的药没有动，开了10剂。

那么这个病人跟大家就交流完了，今天的交流到此为止，谢谢大家。

过敏性结膜炎由败转胜

大家好，今天交流一个去年我治疗失败的病例，在今年终于帮到的这个小孩。

这个病人是一个七岁的患过敏性结膜炎的小孩，我大概介绍一下2019年治疗这个小孩的情况，病人结膜炎发作起来非常难受，双眼充血伴分泌物，发作时双眼极度瘙痒，整个人面色看起来就是阳明垢的面色，这是一种邪火。夜间出汗多，睡眠较差，但这个小孩特别能吃，他的舌象去年一年都是郁红的，根部苔黄、腻、厚，苔上有裂纹，脉细。我曾经给这个小孩用过三阴寒湿方加大黄、石膏，考虑的是病人的这种表现是热化到阳明界面，也用过升降散和芦根、茅根、芍药、滑石、黄芩这一类清热解毒的药，怎么去搭配药方这个小孩都没有好。所以春节期间我一直在想这个小孩治疗上的问题出在哪里，肯定是方向错了。

到2020年3月2日病人再次过来复诊，这个小孩的妈妈平时就带着孩子到处去看病，时不时就转到我这里，我也没有帮到他。3月2日复诊的情况大致是这样的：近一月，其母觉小儿口气重则双侧眼结膜充血，流泪，瘙痒。怕热，入睡后背部汗多。近5天眠不安、踢被、揉眼睛。纳佳，喜食肉。大便2～3日一解，成形。舌淡红，苔根部黄腻伴苔上有小裂纹，脉细。在三月份，我们应该交流过寒毒陷营方，这个方前几次我们也讲过，对治的是源于三阴界面的寒，但是这个寒它出现了热，这个热就陷到了脉内的营分中，就卡死这一条线路，这是后面所有症状的根本。而且我们也交流过，如果舌根部有苔，不管什么颜色的苔，一定要考虑到元阳，尽管我知道这个理论，但去年我也没有帮到这个小孩。此诊方如下：

白术30g，桂枝30g，蒸附片30g，炙甘草30g，白芍30g。

共5付。每日1剂，每剂加水1200mL，一直文火煮1.5小时，煮取100mL，分1日，每日3次服。

病人于3月17日来复诊，诉上诊服第一剂药后，双眼结膜充血、流泪、痒痒消失，之后延长服药间隔。这个是我特别交代给病人的，我觉得如果方药对症，以我这么多年的临床经验来看，它的过程不会像癌症那些重病，那种是非常慢的，像这一类如果药是对的，就不需要服这么多，因此需要拉长服药时间，比如一天一剂效果好，就拉长到两天一剂，两天效果好就拉长到三天。

病人拉长服药时间后，症状少许反复，其间因个人原因停药后，症状反复明显，程度同上诊服药前（3月2日复诊前），继服上方后症状再次明显改善。近两天停药后，症状再次反复，这样看我们这一诊的药是有效的；入睡后背部汗多明显好转，这是他几大症状中的第二大的症状；患者口气重稍改善，纳佳、怕热，喜踢被子同前，大便2～3日一解，成形，小便调同前。舌质由淡红变为红，舌根部黄腻苔变为整个舌的黄、燥、微腻苔，但根部仍有裂纹，脉细。

大家看，病人的舌由淡红转红，我们觉得是邪热出来了，那么这个热其实就是比前面庚子寒毒陷营方这个方证更深层次的热，这就叫正打邪，所以这个病人的主证是能够好转的，从去年到3月2日病人舌根部的黄腻苔一直存在，直到用了上一诊方才消失，这就是我们身体里的寒毒。

这就是我和我的师父李可老中医的临床思路，我们总是在没有办法的情况下，回到先天起点这一块，轻轻一拨气机就发生了转变。所以就走出了这样一条医路。这一诊的方就在前方的基础上加了赤芍30g、地黄30g，既然病人里面还有伏热，那么继续给就好了，这两个药我们之前交流过，时间关系就不再重复了。

此诊开药共5付。每3日1剂，每剂加水1200mL，一直文火煮1.5小时，煮取150mL，分3日，每日1次服。

4月16日病人复诊，诉药后双眼结膜充血消失，流泪消失，瘙痒消失，停药1周后上症均未反复。白天双眼有眼屎，大家看这个症状，以一般人的体质来说，上火的时候眼角会出现眼屎，这个小孩直到上一诊服药后才恢复到一般人的常态。入睡后背部汗多较前一诊进一步好转，第三大症状口气重完全消失。纳佳、怕热，喜踢被子同前，大便转2日1解，成形，小便调同前。舌由红转为郁红，只有在一气的思维下才能体会到，病人里面憋住的郁热出来了，苔中黄腻，脉由细转为细缓，这一诊在前方的基础上加了猪苓和五味子。之前已经沟通过生地黄、猪苓、五味子是一组药，这组药来源于李东垣的调卫汤，它的界面是中土里面的阳明戊土，针对的是阳土的枯，本体不够，液津血不足（也就是阴分的不够），但是有邪热，在上面两种状态下，又出现了多余的水邪，跟热搅在一起，出现了水热气结，这一类病人往往是多汗的、劳累的，这就是生地、猪苓、五味子这组药的意义。

今天的交流就到此为止，谢谢大家！

杂怪病百合地黄合升麻鳖甲汤

1. 大家好，今天交流一个病例，病人在2017年6月患病毒性脑炎，之后多次复查脑电图是异常的。找我来看的第1诊是2020年3月31号，主要的症状是反复发作性胸闷痛、气紧6个月。当时就诊的时候她妈妈放视频给我们看，视频中病人异常的痛苦，发作时呈痛苦面容，一边在那里喊痛，一边发生异常的动作。

现病史是这样的，病人的这种发作是没有任何原因、不定时的，伴有极度的不适感，服用山楂片及热水袋敷局部后程度可缓解，每天大发作数次。所以当时病人撩起衣服给我们看，剑突下这一块皮肤因敷热水袋都有点烫伤了。病人午休时间（一般是12：30～14：30）和夜晚睡觉时间（21：00～6：45）没有发作。在3月30号，病人因为这个问题就诊于中山大学附属第一医院，拍了胸片示未见异常，诊断为胸痛查因。前面吃过1剂橘枳姜汤加味，但是吃了1剂药之后，她觉得小便失禁，自行停药。患者一般情况：纳眠可，大便正常。

尿频一小时一次，没有明显的寒热交替以及不适感，汗出正常。舌郁红苔少，根部黄腻略厚，苔上裂纹（阳明伏热，燥热火），脉是沉的。当时考虑到可以先增强三焦气化、水火道路畅通那么元气就可增强。给了一个宣降散，这一点我们之前交流过，不再赘述。7剂。每天一剂。

2. 复诊的时间是2020年4月9号，服药后症状同前，没有一点改善。经过反复跟她妈妈沟通，问发作的时间有没有规律？最后她大概总结了一下，与上诊一样。晨起到12：30，疼痛发作时重时轻，中间短时间不发作。12：30～14：30她睡觉了，疼痛自行消失。14：30～19：00疼痛又开始发作，与上午一样。19：00～20：00疼痛自行消失。直到睡觉前亦时有发作。入睡（一般21点）后消失。她不发作的时候跟常人是一样的，其他跟上诊一样，舌脉也一样。

这个时候我想到了百合病，因此就转换了治疗的思路，给了这样一个方：百合 30 克，茯苓 30 克，升麻 5 克，鳖甲 10 克，甘草 10 克，当归 10 克，大枣 7 枚，浮小麦 50 克，麦芽 30 克，共 7 剂，1 日 1 剂，每剂加 700mL 水，大火煮开转文火煮 30 分钟，煮取 60mL，分 1 日，每日 2 次服。这就是四两拨千斤的方法了。

3. 大家看这个方里面有百合、茯苓，针对肺心之阴虚生热扰神，接下来就是升麻鳖甲汤。因此对于《金匮要略》的"百合狐惑阴阳毒"，有的医家就提出来，它其实是同一个病，但是，是这个病的不同阶段。那么我在临床中遇到部分病人的疾病发作符合这一观点。对升麻鳖甲汤的参悟，我把它用在一些免疫性疾病的治疗中，效果还可以，包括治疗骨髓异常增生症。

那么这个病人视频中的那种异常的痛苦状态，符合无形的阴毒，这种毒又不可能速消，速消就是阳毒了，所以用的是阴毒的方。

4. 再结合吃点山楂能缓解、不发作如常人，说明局部肝气是不舒畅的，但在气机的疏散方面又不需大力，就合了甘麦大枣汤，浮小麦和麦芽同时用。用麦芽是张锡纯氏的方法，他认为麦芽能够调达肝气。因为病人是病毒性脑炎 3 年后，她时不时就会笑一下，就像我们背的手厥阴心包经是动则病"面赤目黄、喜笑不休"，这个病人有一点后遗症。给了这个方（7 剂）之后，4 月 16 号病人来复诊，药后胸闷痛、气紧感这些不舒服明显缓解。这就让我当时觉得非常惊讶，因为她走进来的状态都不一样了，我没有认出来。病人由晨起到 12：30 疼痛发作转为 10：00 ～ 12：30，同时疼痛的程度大大减轻了。下午由 14：30 ～ 19：00 发作转为 17：00 ～ 21：00 发作，之后入睡没发作。尿频由一小时一次转为两小时一次。这一诊她妈妈补充说这三个月的月经实际上是淋漓不尽。舌由郁红转为舌淡水滑，大家看这完全是由一个实证、热证的象转为了一个虚寒证之象。苔根部黄腻，苔上裂纹消失，脉是一样的，还是沉的。

这个舌象是火极似水。月经淋漓也是虚热，此种虚是百合病，我个人体会是既然百脉一宗、肺为主，脾肾心肝四脏及胃的阴分也一定不足，邪热浊毒既内陷又上扰神明。因此，五志的疾病在临床中更难治疗。一旦病人能够阳入阴，则阴阳自和而症状自消。

疾病发作时辰的改变对应东南的升、西北的降，说明了阴阳消长盛衰变化的失调，能够症状改善说明三阴里气充足。因为仍是邪热为害，治疗加强了阳明戊土之气的主阖主降功能，结合百合地黄汤证，守方加了地黄，利用地黄配了猪苓、五味子。之前已经交流过这三个药的道理了。

5. 这个病人与大家进行分享，就是源于在临床中这种不是疑难杂病而是杂怪病。但是用的还是仲景的方药，以仲景方药为主。我师父一生的心愿是希望更多的年轻中医快速成长。他教导弟子们："在理论上要听《内经》，临床上要听张仲景，用药大法要听《神农本草经》的。凡与上述违背的都要彻底抛弃。气一元论是我们从事医疗活动的总原则，他的理法方药四大环节是我们必须遵循的铁律，只有这样，才能完成我们的伟大历史使命，中医才能复兴，并传之万世。"

这个病例我拿出来跟大家交流，有这个目的。其实我已经看到中医界后生可畏，一代胜过一代。我们今天的交流就到此为止，谢谢大家。

理：阴虚生热夹浊毒上扰神明。

法：益阴透解伏毒，增强阳明本体液津血的生化化生。

方：百合地黄汤合升麻鳖甲汤、甘麦大枣汤，加麦芽、茯苓、猪苓、五味子。

药：

（2020-04-09）

百合30克，茯苓30克，升麻5克，鳖甲10克，甘草10克，当归10克，大枣7枚，浮小麦50克，麦芽30克。

共7剂，1日1剂，每剂加700mL水，大火煮开转文火煮30分钟，煮取60mL，分1日，每日2次服。

（2020-04-16）

百合30克，茯苓30克，升麻5克，鳖甲10克，甘草10克，当归10克，大枣7枚，浮小麦50克，麦芽30克，生地黄30克，五味子5克，猪苓10克。

共14剂，2日1剂，每剂加1000mL水，大火煮开转文火煮30分钟，煮取120mL，分2日，每日2次服。

假性肠梗阻与液、三焦、中气、宗气

大家好，今天交流一个 28 岁于 2018 年北京协和医院确诊的假性肠梗阻的男性患者，同时患有银屑病。

患者有腹胀病史二十多年，从去年 4 月 11 日来找我看的，因为病程比较长，我把每一诊病机的变化和用药的不同和大家进行交流和沟通。

这个病人长得很高，自幼腹部膨隆，四肢细，曾服用番泻叶水出现休克、肌苷升高。

第一诊处方是丁酉伏邪方。这个方在一开始就和大家沟通过了，丁酉年源于部分病人既有太阳的风寒又有太阴的寒湿，同时土里面有湿热火秽毒，在这种情况下拟出了这样一个方，这种思路就是刘吉人的《伏邪新书》里面提到的。我在临床体会到了伏邪对人体的伤害，怎样让这个邪出来，这个伏邪不只是一个寒证。14 剂药。

2019 年 4 月 29 日二诊，症状稍好转，在原方的基础上加熟地黄 10g，这个我们从常规上很难理解，因为病人腹胀吃不了多少东西，为什么在这种情况下还要加熟地黄这个药呢？《黄帝内经·灵枢·决气》第三十讲到"何谓液？谷入气满，淖泽注于骨，骨属屈伸，泄泽补益脑髓，皮肤润泽，是谓液"，液是具有黏稠性同时又能够渗灌下去的这么一个特性。既能泄泽补益脑髓，又能够润泽皮肤，最里面的精和最表面所需要的它都能够做到，这个功能就是我们每个人身体里面的液。熟地发挥的正是这个作用。这种思维我们一般很难想到，但是在《内经》的指导下就能精准的用这个药。对这个药的参悟可以看看张志聪的《本草崇原》，他认为这个药是补土之专精。这类病人没有这种正常的沃土，任何东西吃进去、包括他的呼吸，生化化生之力都非常弱，不像正常人化生出精气，而是化生出风、火、湿之邪。想要增强化生功能，只有增强病人的元气，这就是我提出的气的一元论。

元气强人了才能帮病人去打仗，我们任何的术都是靠它去发挥作用的。这一诊又开了 14 剂药。

2019 年 5 月 14 日三诊，病人来的时候病情就好一些了，这个时候广州非常的闷热，丁酉伏邪方没有动，把里面的鸡蛋花（首选鸡蛋花，没有的话可用葛花代替）换成了金银花 10g，这个时候用金银花重在增强春之发陈之力。《素问·奇病论》中"治之以兰，除陈气也"的灵活运用。金银花黄白色就刚好作用到土、金，人身上具有土金二德的一个是肺一个是胃，这两个又同时主降，先发陈、升起来然后再降下去，就形成了一个圆运动。同时加了枳壳、太子参，大家一看这两味药就知道对应的是气虚、气滞，枳壳 5g、太子参 10g 都是小剂量的，这样又开了 14 剂药。

2019 年 5 月 28 日四诊，复诊见腹胀较之前继续缓解，纳食较之前增加。这个时候基础方还是不变，大家想加了啥，我们的着重点应该往哪里转移啊？腹胀就要让这个胀消下去，让气斡旋起来，理气、下气对于假性肠梗阻是除不了胀的，没有用。这个时候战场转移到了"宗"——这个宗气，用了黄芪、姜炭各 10g。我也跟大家沟通过木防己汤、橘枳姜汤以及茯苓杏仁甘草汤这些方作用的部位是肺胸膺膈肋，就是胸腔一层一层转一个圆，这些方作用的部位是在中间的，要比陷胸汤的部位浅一点。要往下降这个气，就合用了橘枳姜，我用的是化橘红而不是陈皮，这些病人中气已经是大虚，因为没有本钱是理不动这个气的，所以用了化橘红 10g、枳实 5g，又加回了熟地黄，比之前增加了 5g，用到 15g。也就是病人本气增强之后，再给他不足的本气，同时又可以流转这个气。

大家想一下，在这种情况下，病人的根本还是李可老中医说的先天起点的元阳不够，但是病人土气大匮，根本伏不住火。那么我们第一步能做的，就是起步道路的通畅，这个界面就是厥阴界面，既然是寒，那么大家也能够想到这个药了，就是吴茱萸 1g。那大家肯定会问黄芪对应的到底是中气还是宗气，其实两个都有，如果能够作用到宗气就能达到"贯心脉以行呼吸"，这个时候肺的敷布、朝百脉、通调水道的作用就能够发挥了。这一诊开了 14 剂药，2 日 1 剂。

2019 年 6 月 27 日第五诊，守方的基础上熟地黄调为 30g，听到这里大家也应该明白了，要让这些道路疏通，要把这些伏邪想办法转化归位，而不是直接对抗，就必须靠本气，这个本气就是刚刚讲的用熟地增强土中液的道理。14 剂，2 日 1 剂。

2019 年 11 月 14 日第六诊，患者情况明显好转，吃的东西增多了，气力增多，体重增加，这就回归到了我们最容易想到的思维，这一诊给了黄芪45g、白术 45g、熟地黄 30g、黄连 3g、木香（后下）5g、吴茱萸 1g、乌梅3g（香连丸、左金丸配伍以及黄连＋乌梅），这种情况把中气斡旋起来同时给液。看到黄连、乌梅就知道这里面有热，吴茱萸 1g 没有动，这个时候利用给足的中气合了木香以流动气机，让气机流动得更好，我们的固有思维是理气，看看这样说会不会更好。14 剂，2 日 1 剂。

2020 年 4 月 21 日末诊第七诊，又过了半年，这一次来这个年轻人就不一样了，服药期间体力、腹胀好转，面色由蜡黄转为正常有神，语声由低微无力转为正常，停药后腹胀时有反复但程度很轻，频率减少，活动后即可缓解，体重能够维持，大便日 2～3 解，质稀烂，小便调。睡眠方面，偶有醒后不能续睡，银屑病皮损脱屑减轻，舌淡暗，苔白腻燥，积粉状（病人告知一般在劳累后出现），脉细滑。病人停药近半年病情亦渐好转，说明自身协调力在逐渐恢复。故基本方不变，又回到了加强厥阴起步的力，吴茱萸由1g 加至 3g，同时加五味子 1g，泽泻 10g、升麻 5g、桔梗 3g、桂枝 3g，这时候又回到了我们的常用组药：泽升和桂桔泽（丁酉伏邪方的三个主药），桂枝 3g、桔梗 3g、泽泻 10g，这是经典"小分队"用药。

今天这一讲时间长一点，因为想一次把病机和用药的变化跟大家讲清楚，希望能够一起进步，开拓思维。

今天的交流就到此为止，谢谢大家！

灼口综合征？半夏泻心汤、乾坤大挪移方

1. 大家好，今天交流一个有口腔灼热感的病例，这是基地诊治的一个病例。简要的病史是这样的，患者1月前无明显原因出现口腔灼热感，表现为舌体、上颚烫伤感。上一诊的医生用过五苓散加味、竹叶石膏汤加味、温经汤加味，舌体烫伤感好转。现在是舌尖及上颚烫伤感、灼热感明显，纳眠可，大便日2解，质干，矢气多，舌暗郁，苔薄略燥，脉细滑。

2. 大家看这是一个实证，包括大便干也是一个实热证，但是像这一类病人，临床上有一个灼口综合征的病，虽然未确诊，如果你有这方面的知识会考虑到他根本还是虚证。

这一诊用了半夏泻心汤合基地的乾坤大挪移方，以这两个方为主，同时也考虑到了阳明本体阴分不足所产生的邪热及李可老先生说的"先天起点的元阳不足"。

方药看起来简单，但是病机线路有好几条，我慢慢跟大家分析。

3. 处方是这样的：法半夏10克，黄芩10克，黄连5克，炙甘草15克，大枣5枚，白芍15克，甘草15克，黑顺片5克，生地黄15克，开了三剂，每日一剂，每剂加900mL水，一直文火煮一小时，煮取200mL，每日两次服。

4. 第一条病机线路以膈为横切面，是分上下的这一个寒热虚实不协调的一个证。半夏泻心汤，以膈为中心，膈是阳明，为什么形成了上面的热和下面的寒，也就是我们熟知的黄连和干姜的对药，源于小柴胡汤证出现了胃中虚寒。这个虚寒是以膈为中心，界面是阳明。阳明的邪热往上了，所以上面用的是黄芩、黄连，下面用的是干姜，大的中土除了半夏对治的膈、同时有气液津不足——炙甘草、人参、大枣。打开膈阳明的用的是半夏——也属土。之前沟通过半夏是太阴、阳明、少阴三个界面的药。它能够开这种气结，首先是因为寒导致有水湿或者水饮，同时又有阳明的燥热作用于这一个水湿水饮，就变成了像自然界中所看到的红胶泥这样一个气结的状态。半夏

开此种气结能够降肺，降胃，所以这个药可以化痰、可以止呕、也可以止咳。小青龙汤姜辛味夏，那就是化饮止咳了。

5. 这个病人因为胃中的虚寒热已经不是在胸膈了，而是直接到了上面的窍。口腔这个部位我个人认为要回到一脏五腑至阴土，"其华在唇四白，其充在肌，其味甘，其色黄，此至阴之类，通于土气"，是在这样一个对应的土里面的邪火。这个与小柴胡汤证参悟的土一致。因此依据李可老先生提出的土伏火大法，土虚寒热内生、这里炙甘草和生甘草是同时用的。那么如果我们考虑到灼口综合征，继续找源头，就会找到李可老先生说的先天起点元阳的不够，因此合了小剂量附子，也就是炙甘草和生甘草各 15 克，黑顺片是 5 克，这三个药是 3：3：1 的药量。

土里面虚的话，气是不够的，气不够既生寒又生热，要益土又要把寒热同时解决，我们跟大家沟通过，生炙甘草同用，源头的不够益火，但是火土，不能让患者热，它里面有热，又要做到土伏火。这就是乾坤大挪移方的道理。

6. 白芍、炙甘草就考虑到了邪热来源于甲胆，为什么？因为前面医生用过竹叶石膏汤有部分效果，说明阳明经热的对治需掐死源头，这就是王松如的"肝胆乃发温之源，肠胃乃成温之薮"，卡死在肝胆东方、用芍药甘草汤降甲胆。

7. 最后一个药是生地黄，这个药也跟大家沟通过了，邪热在这里，第一个我们考虑自然规律，土不伏火。这个土刚刚已经通过生炙甘草讲过了，有寒有热。那么这种热必耗土里面的津液，甚至是津液血，这个时候要加强阳明本体液津血的化生。这个药首选地黄。地黄，地之黄。那么生地与黄连可以搭配，清胃散里面有（当归连生地丹皮升麻）。当归六黄汤也有。生地黄、黄连，再加上黄芩，这里用了三个"黄"药。

总结：半夏泻心汤一组。降甲胆芍药甘草汤一组。乾坤大挪移火生土、土伏火一组。元阳不够的生寒，与阳明本体阴分不够生火一组。有这么几条病机线路。

因为阳明本体不够、邪火盛，去掉了干姜、人参。

8. 病人三天之后过来复诊，上面的症状完全消失，自觉上颚有一点粗糙感，晨起口干，喜欢喝凉水，晨起眼屎多，大便前干后成形，由日 2 解转为日1解，舌转淡、苔转薄白，略燥是一样的，脉细是一样的，没有脉滑反而出现略紧脉。这个紧脉跟前面的细滑脉对比，其实是里面的一种寒邪出来了。舌脉的变化说明体内有寒，哪里来的？我们看到的都是热，这就是伏邪了。前面我们也讲过刘吉人的《伏邪新书》，在临床上遇到了这种情况，医生自己得明白。用上面的方他的寒出来了，其理（源头）却是阳明本体阴分不足和伏邪。因此接下来前面的药都没动，生地加量，由10克加到了30克。刚刚讲过当归六黄汤、清胃散，加了当归10克，加了柴胡10克、桔梗5克。柴胡、桔梗是升散一脏五腑至阴土里面的伏热或者伏火的。

今天的交流就到此为止，谢谢大家。

理：

1. 泻心汤证共同病机胃阳明戊土虚寒、以膈为中线分上下，上热下寒。

2. 元阳不足虚寒与阳明伏热伤阴互为影响。

方：（2020-4-17）半夏泻心汤合乾坤大挪移，加白芍、生地，去干姜、人参。

（2020-4-20）前方生地黄加至30克，加桔梗、当归、柴胡

药：

（2020-4-17）法半夏10克，黄芩10克，黄连5克，炙甘草15克，大枣5枚，白芍15克，甘草15克，黑顺片5克，生地黄15克。

3剂，每日1剂，每剂加900mL水，一直文火煮一小时，煮取200mL，每日两次服。

（2020-4-20）法半夏10克，黄芩10克，黄连5克，炙甘草15克，大枣5枚，白芍15克，甘草15克，黑顺片5克，生地黄30克，桔梗5克，当归10克，柴胡10克。

3剂，每日1剂，每剂加1000mL水，一直文火煮一小时，煮取200mL，每日两次服。

中西医联合治肺癌伴转移

　　大家好，今天交流一个肺癌多发转移患者的中西医结合的治疗。初诊是 3 月 26 号，主诉是腹痛 3 个月。现病史是 2019 年 3 月因咳嗽于当地人民医院确诊为肺腺癌晚期，予口服埃克替尼治疗至今。2019 年 11 月发现腹腔转移，行放疗 25 次，放疗后出现腹胀、腹痛，以腹痛为主。2020 年 3 月行化疗一次，出院诊断为：支气管恶性肿瘤（右下肺中分化肺腺癌，双肺、腹腔、盆腔多发转移 T3N2M1，IV 期）。

　　3 月 26 号来的时候腹痛、腰痛，需服止痛药止痛（每日 2 次）。

　　双下肢乏力明显。

　　时有头晕，吃饭可以。因为疼痛影响睡眠。

　　大便每日 1 解，质烂。

　　夜尿 4~5 次。

　　全身怕冷，不怕热。

　　汗出正常。

　　口干思温饮，能解渴，饮水多易反胃。

　　晨起口苦，平素不易上火，化疗期间反胃、食欲明显下降。

　　舌淡嫩红，齿痕，无苔，上有细小裂纹，脉滑实细。

　　患者多处转移，化疗期间的反应是反胃、纳差，结合平时饮水多也会反胃，没有苔但是又有细小裂纹，脉不弱（滑实），舌淡嫩，这个属于厥阴病，他的这种转移是在下焦，对应的界面就是厥少二阴了。自然规律是这里寒极了会有火出去。同时通过舌和他化疗期间的反应，以及平时饮水多会反胃，说明后天胃气这一块已经是虚弱了。

　　因此，这个病人的治疗，卡死一个厥阴入手，为什么不治少阴？之前跟人家交流过无数次了，对于这一类病人如果上气是严重不足的情况下，你能给的温化三阴寒冰，第一个就要想到人的规律，就是初之气厥阴，所以先从厥阴入手。

　　既然拿出来和大家交流了那肯定是有效的，看看大家认不认可这种从规律入手来治病的方式，就是中医的阴阳应象，"其知道者，法于阴阳，和于术数"是指的天地的阴阳和数术的道理，是指的普遍的而不是你个人的。

　　处方是这样的：吴茱萸 10g 是第一组药；接下来是一个小分队，大家应该能猜出来了，听了这么久，既然那些地方多发转移，都憋住了，病人腹痛、腰痛，你一定要开这种气结，但他又没有本，所以给的苓二芍（赤芍 60g、白芍 60g、茯苓 60g），我们不再解释了，这是第二组药；第三组药是人参 30g、五灵脂 30g，这就是气虚血瘀，益气、化瘀；接下来一个药就是刚刚反复强调的饮水多反胃和化疗期间的反胃，要用生半夏 30g；那么扶正的除了人参后面加了大枣 12 枚，大家再想这个方结束了没有？从厥阴病入手，温益厥阴，给起步之力，然后开通道路（气血痰，湿痰死血），然后给大枣，当然吴茱萸、人参、大枣的原理大家可以理解，但它已经没有生姜的寒水之气，已经变成了火了，而且这个火是伏在身体的深层，对应厥阴和阳明两个极致的界面，我们用苓二芍加半夏这样来开道的方法。那么给大枣是为了什么？就是对于这一类的病人，你可不可以再想一个办法让肿瘤巢穴再解一下压呢？之前跟大家交流过五虎汤，利用大枣给了五虎汤（时间关系我就不展开讲了），这个方法叫作提壶揭盖。

　　为什么这样给药呢？病人全身怕冷、他不怕热，汗出正常，接着大家要想了，听了这么久，如果汗出太多的话，我们是不会这样给药的。开了 14剂，一天一剂，煮药方法加水 1300mL，一直文火煮 2 小时，煮取 120mL，分 1 日，每日 3 次服。因为病人接着还会做化疗，中药的目的是希望病人下一次化疗时，可以减缓他化疗的副作用。

　　接下来看一下第二诊，4 月 23 号复诊，药后 4 月 22 号化疗，化疗期间反胃以及饮水多、易反胃消失，胃纳较前明显改善，可以进食 2～3 碗饭（所以这个老人家很开心，能吃了）；腰痛好转，腹痛消失（这就是中西医强强联合各取优势取得的效果），双下肢乏力较前明显好转，行走有力；时有头晕好转一半；出现了一个轻微的口腔溃疡，服用益生菌一周后自行消失，睡眠较前好转（因为不疼了）；大便转为晨起 6 点一次，质硬，夜尿由 4-5次减少为 2～3 次，怕冷减轻，自我感觉仅剩双脚怕冷，加一层袜子后则消失，汗出和不怕热是一样的，口干减轻，晨起口苦减轻，近期有少许痰，易咯出（伏邪外显）；舌的变化是这样的，上次是淡嫩红，现在变成淡红舌，嫩没有了，齿痕消失，没有苔转为两侧薄白苔，细小裂纹消失，脉由滑实细转为搏指。大家看风、火往上的这种势也就是厥阴风木能够疏泄的这种势出来了。又回来了，即我们打仗的特点，正打邪，希望能够把他们转化。

　　这一诊三阴虚寒的本证、本象出来了，有本钱了，所以直接转为三阴界面打仗，但是他阴分不足，毕竟是两侧有苔，中间没有，这个时候用了明医堂的逆气方，阴分这个药给的是淮山药，如果是这样一个阴阳的情况，附子、甘草的比例至少是 1 : 2，处方是这样的：酒大黄 5g，茯苓、泽泻、牛膝各 30g，蒸附片 20g，炙甘草 40g，人参 30g，山药 60g，姜炭 15g、桂枝5g，赤芍 30g，吴茱萸 6g，乌梅 6g，升麻 10g，柴胡 10g，这些药我们都很熟悉了，阳明经表现为大便转硬了，除了酒大黄，利用了桂芍厥阴起步，然后开南方 1 : 6，同时血脉里面的寒热是赤芍和姜炭兼顾了，然后厥阴的本寒用吴茱萸，中化太过为火用乌梅，柴胡和升麻治疗土中的郁火，这个土大家已经很清晰了（一脏五腑至阴土），升麻跟泽泻又是升清降浊，柴胡又能够将所有的缝隙、腔隙、膜原里面的伏火透转出来。开了 7 剂，转为每 3 日1 剂，加水 1500mL，煮 2 小时，煮取 240mL，分 3 日，每日 2 次服，这个病例拿出来主要是想让大家明白这种病机的转化以及这种方药的变化，这个是我们学习的重点，今天的交流就到此为止，谢谢大家。

翻土治疗失眠

大家好，今天和大家交流一个主诉为失眠的 68 岁的男性帕金森病人。因为他的疗效是我没有想到的，跟大家一起学习一下。

2020 年 4 月 14 日初诊，主诉：睡眠差 10 年，确诊帕金森病 2 年，加重半年。主要症状：①10 年来入睡困难，甚则彻夜难眠；②有便意，排解困难，需要开塞露助便，尖干硬后成形，最长 7–8 日 1 解，纳可；③手抖，帕金森规律治疗中；④近半年出现驼背，并且逐渐加重，视力下降，不能看手机；⑤时有子时意识模糊 1 年，加重 2 月；⑥时心悸，饮白糖水可缓解；⑦腹部怕冷，喜热敷及热饮，白痰多；⑧小便浑浊，尿量少（未达到西医少尿诊断标准）；⑨体重近一年下降 10 斤左右。

大家看病人子时意识模糊 1 年，加重 2 月，因为过年加上疫情期间就没有看医生。一直按专科医嘱规范服药治疗帕金森病。病人家属寻求中西医结合治疗，遂带病人来就诊；舌暗略郁红，少许薄黄苔、分布不均匀，脉如裹（指下脉细小滑实，给人裹足不前的感觉）。

通过这样的分析，第一个症状肯定是关于火——彻夜难眠，但是意识模糊这个表现肯定是虚；无便意体现是一个虚证，但是大便是干硬的，没有到阳明腑实证，那就是虚而燥热；心悸，饮白糖水可缓解，这个我们都清楚了，应该是中气的问题；腹部怕冷喜热敷热饮，白痰多，这就是太阴的寒湿了；小便浑浊如果结合整个前面的分析，虚定位在了太阴，那么这个就是《内经·灵枢》中的"中气不足，溲便为之变"的临床表现，机理就定下来了。

体重下降加上驼背，这个就体现了肉气，这个脊梁已经挺不起来了，因此他的精如果定位在太阴比如视力下降没法看手机这种，他的精气是没办法输布的，但是从舌象这里看，憋在那里的气是有的，病人中气、胃气敷布蒸腾的这种作用又是差的。脉虚中有实且动力不够。由以上分析，遣方如下：

黄芪 150g，桂枝 10g，赤芍 60g，白术 120g，人参 30g，盐菟丝子 60g，

炙甘草 30g，山药 60g，乌梅 10g，蒸附片 10g，桔梗 5g，泽泻 10g。

共 7 付，每 2 日 1 剂，每剂加水 2000mL，一直文火煮 2 小时，煮取 240mL，分 2 日，每日 3 次服。

大家看这个用药量，第一个药黄芪的用药量当时斟酌了很久，病人虚而有燥热，跟大家沟通过黄芪有 18 字的功效，如果说回到日常生活中，它有翻土的作用，150g 黄芪肯定能把中气撑起来，包括驼背那个大气也能顶起来，那想翻什么呢，想翻出一点寒湿，对治病人里面的燥热。白术 120g 已经是极限，和大家交流很多次了，通过健运太阴，目的是对治阳明的燥热。在我师父李可老中医的书上是滋液通便，脾亦主散精，这样就是一个药多个用途。

桂枝：芍药 =1：6，这个就很清晰了，病人气往下陷，脾一下陷肝就下陷，肝脾同主升，升肝开南方，目的是降西方，降西方承接的药——淮山药、菟丝子、乌梅。人参、炙甘草是很直接的温益土的，因为病人的舌苔分布不均匀、少，又是薄黄，有热，并不是单纯的热，是寒热都有。

最后启动的原动力是附子和炙甘草，且附子与炙甘草的用量是 1：3。这样一看就（说明）病人的土气不够，需要启动原动力，（同时又）需要用这种相对温的炙甘草来伏这个火。

桂枝、桔梗、泽泻，桂桔泽这是一个小分队，意在加强元气之别使、三焦水火道路的通畅，同时就有气化的作用了，这里对应比如小便的浑浊、再如白痰。病人心悸喜饮白糖水，这里给中气就可以了，这个病人重用的是黄芪、白术，需要琢磨的是为什么这个病人用了 150g 黄芪而不是 120g，这是这个病例的出彩点。

2020 年 4 月 27 日二诊，病人诉：①服药后睡眠较前改善，易入睡；②大便 2 日 1 解，排解较前顺畅，尖干硬后成形转为成形质稍软，纳可；③手抖较前好转；④背脊自觉较前可挺直一些；⑤双眼视力较前改善，可短暂看手机；⑥时心悸，腹部怕冷明显好转，大家看这就是中气，同样是寒，可以用黄芪、白术两个药为主，只是后面用了小量的附子；⑦腹部出现温热感，白痰较前减轻；⑧小便量增多，浑浊同前；⑨舌嫩红，苔根部两侧白微腻（寒湿出来了，用着这些温药，病人的寒和湿就出来了），舌郁红转为嫩红（实证变成了虚证），脉沉（由裹足不前的感觉转为沉，就是病人飘出去的阳收回来了，会再一次生升发）。

本诊在上一诊药物基础上增加了山茱萸 15g、淫羊藿 30g、枸杞子 30g，即增强了肾精肾气、增强了乙癸同源，目的是让病人的气和缓有序的生发。

今天的病例就交流到这里，谢谢大家！

虚虚之错纠正

大家好，今天交流一个我自己认为第一诊治疗是失败的一个病例（犯了虚虚之错）。患者是一个79岁的女性，西医明确诊断为高血压，初诊是2020年2月24日，主诉：颈部转动时疼痛1月余。病史：1月前无明显原因出现颈部活动时疼痛不适，易头晕，右侧耳痒痛、双眼痒。下肢行走多时酸软痛。饮水、进食时易呛咳，咽痒有痰，气短。晨起双手关节僵硬不适。难入睡，春节前服黄连阿胶汤后好转，易醒，难再入睡，醒时易烘热汗出。纳可，二便调，晨起时口苦。舌暗红，苔中根部黄白腻，脉细滑。

我重在跟大家交流病机和方药的分析，第一诊源于当时服用黄连阿胶汤后老人家入睡能够好转，加上当时广州的天气，结合她的舌脉和症状，考虑虽然年龄这么大，还是有一个实热或者是温热之邪在体内，因此给了一个温湿郁火方。具体的方我就不说了，我们讲其他，这个方我们之前交流过，开了5剂，吃了10天。处方：温湿郁火方。

方药：北柴胡10g，黄芩10g，金银花10g，蝉蜕15g，滑石10g，甘草10g，酒大黄5g，赤芍10g，太子参10g，炒僵蚕5g，白芍10g，地黄30g，皂角刺10g。

3月9日来复诊，症状：服药后饮水、进食时易呛咳较前好转；易头晕较前缓解；双眼痒消失；颈部活动时疼痛不适渐进性加重，右耳痒痛加重、头皮胀酸痛、耳朵出气感（当时病人跟我一交流到这里，我就意识到那个方用得不太好了，还是一个虚证，我考虑成以实热为主了），双下肢酸软痛加重（大家看，这样就不对了），纳可，二便调，晨起双手关节僵硬不适、难入睡同前，舌暗红是一样的，苔中根部黄白腻转黄厚腻，细滑脉转沉（也有一点点对，大家想一下，错在哪里？）

这个老妈妈，还是李可老先生留给我们那一张纸，（是）引火汤的证。她的所有症状的加重，尽管我用的药量很轻柔，顾护了中气、中土这一块，但是，里面的这一种秽浊出来之后，她肾精、肾气不够，就出现了风火相煽，那厥阴风木这样去疏泄，疏泄得越多，里面的精（越）不够，所以病人在上面的这些疼痛就加重了，尤其是这些窍；当然下肢那肯定酸软痛也是加重的；当时就转了引火汤7剂，1天1剂，看看这一个星期把这种势头希望得以扭转；但引火汤没有用紫油桂，茯苓由15g调整为60g，五味子由5g调为10g，加了怀牛膝30g，这个大家一看就知道，主要是为了引火下行。

方药：熟地黄90g，巴戟天30g，天冬30g，麦冬30g，茯苓60g，五味子10g，怀牛膝30g。

7付。用法：每1日1剂，每剂加1200mL水，一直文火煮1.5小时，煮取150mL，分1日，每日2次服。

7剂之后，3月16号回来复诊，这就达到我们想要的效果了，症状：服药后颈部活动时疼痛伴有耳痒痛、头皮胀酸痛、耳朵出气感均改善70%；饮水、进食时易呛咳几近消失；头晕偶作；难入睡较前缓解；眼角时有发痒，口苦；（大家看，这些反复的症状，它还是一个火）；晨起双手关节僵硬不适好转，双下肢酸软痛减轻；纳可，二便调；舌暗红，苔中根部黄厚腻转为黄腻（厚苔消失），沉脉转为略大脉。（又回来了，正打邪，用着让龙雷火上奔的这种势头回来导龙归海、引火归原的方法，出现的脉反而是你想达到的那个效果的脉，这就是正打邪）。因此这一诊，在上方的基础上，加了李可老先生的龙骨、牡蛎、磁石各30g，这三个药放在一起，就是三石汤，7剂，这个时候就转为4日一剂，改为缓调了。

我们最后一诊的时间是4月13号，主要症状好转90%，耳朵出气感、呛咳消失，头晕偶作。苔转为中间薄黄苔，脉转为细滑。这是真正的风火相煽的势回来之后病人能够藏精了，这种势大大地减缓了，或者我们几乎看不到了。因此这一诊的方就很简单，因为已经是79岁的老妈妈，在这种导龙归海回来之后就去熟地黄加肾四味，以起到补益肾精、鼓舞肾气的作用。同时配合了李可培元固本散2号方，那么这个病人的整个治疗，基本上就结束了，我告诉病人，可以不来复诊。如果想要调，到了处暑之后，利用阳气往下降的时候，再过来调治。那今天的交流就到此为止，谢谢大家。

方药：巴戟天30g，天冬30g，茯苓60g，五味子10g，牛膝30g，麦冬30g，龙骨30g，牡蛎30g，磁石30g，枸杞子30g，淫羊藿30g，菟丝子30g。

7付。用法：每4日1剂，每剂加1300mL水，一直文火煮1.5小时，煮取200mL，分4日，每日1次服。

李可培元固本散2号180g。

3g/次，2次/日，蜂蜜制丸，温盐水送服。

甲状腺癌术后调治、三阴统于太阴、伏邪转化

1. 大家好，今天交流一个 42 岁男性甲状腺乳头状癌术后，同时有高尿酸血症这样一个病例的两诊的治疗。初诊是 2020 年 3 月 24 日，主诉是术后出现晨起咯白黏痰 2 年余。简要的病史是这样的：患者 2017 年 11 月体检发现甲状腺肿物，后于当地人民医院手术切除，术后病理提示甲状腺乳头状癌，出院诊断：双侧甲状腺乳头状癌伴颈部淋巴结转移术后（T3bN1bM0 I 期），术后行 2 次碘 131 治疗，之后口服优甲乐，定期复查甲功正常。他主要的问题是术后出现晨起咽有白黏痰，可咯出，（因为这个问题）已戒烟 2 年；精神略差，怕热，食欲一般，眠可，大便每日 2 解，成形，小便调，无口干口苦，汗出正常，舌稍红，苔薄白、齿痕，脉沉小紧。

2. 这个病人其实没有多少症状，就是想过来调理一下身体而已。这种情况下辨证需要回到我提出来的天地规律、生命规律、疾病规律和个体禀赋特殊规律分析。

针对甲状腺癌这个部位，回到《黄帝内经》的认识，这个部位叫缺盆系。缺盆系的肿瘤，我们一般会考虑到阳明和少阳界面的阳邪，就是火热燥。为什么会这样？首先考虑是土不伏火，中土的虚，再根据病人的其他症状来判断是虚寒？虚热？还是两个都有？

痰是黏的就有燥。如果是白色呢？那就是有湿了，我们觉得有点湿寒。如果是白黏痰，就卡死燥湿，那就是太阴、阳明。容易咯出来，马上就推断为以太阴为主。因为如果是燥很盛，痰是不容易咳出来的，或者是如果燥盛，他会有口干、咽干、舌头的不舒服等症状。他这些症状都没有，因此我们就根据这个症状卡死了以太阴为主。然后看大便，是正常的。怕热说明这个阳已经飘到外面了。

舌略红有少许热，齿痕属太阴湿。脉沉小紧，沉在里，紧是寒，小是元气的力不足，或者说三阴本气不足。因此我当时判断这个人肯定是三阴病，卡死在太阴界面打仗、同时也判断出体内有伏邪。伏邪是胶结在一起的这一

类情况，尽管脉紧有寒，但是寒里面包着的却是火。

3. 这样处方就出来了，第 1 个药是白术 60 克。白黏痰，它的源头是什么？是一个小分队——苓二芍。苓二芍之后，考虑到形成甲状腺癌和淋巴结的气必定有顽痰死血。刚刚分析过他的脉，考虑到有伏邪，因此要挖这个土，要让里面形成这种病理产物的邪出来，或者叫作给邪以出路，给一个小孔，用了 10 克的生半夏，在我的临床 10 克是不算大的，小剂量我们会用到5 克。

接下来，阳明的伏热，用酒大黄，少阳的伏热，用柴胡。太阴也是不够的，依据大便没有干硬，也没有口干口苦，所以配了姜炭 10 克，姜炭和赤芍把血脉里的寒热同时兼顾。舌稍红、痰粘配了生甘草 30 克。利用大黄配了一个解毒、化痰、散结、在升降散中升清阳力量最强的一个药，因此僵蚕和大黄是一组。僵蚕是虫类药，我们之前有过一次交流，专门讲虫类药的使用，有柴胡相配，它不会陷入阴分而出不来，引起病人胸憋闷等症状。

这样转了一圈再回到人的生机，即初之气 -- 起步的厥阴风木。有怕热，阳飘在外面，但是厥阴界面的寒也好、飘出去的阳也好，一定是因为它先掉下去了。这个时候一定要给起步的力，起步的力就是桂枝，桂枝能够降逆气，是因为它能够起陷，因为逆气的源头是它掉下来了，你不解决源头，单纯地降疗效不佳，故有桂枝加桂汤治疗奔豚。因此就给了桂牡组药，桂枝 5克，因为寒象不明显，因此比例是 1：3，5 克配 15 克。

甲状腺癌必有火，此火的源头是：厥阴界面的寒冰。只是这个时候我们看不到，就是说刚刚讲的伏邪，它里面包着火，火里面又包着的是寒，一层一层，因此用了 3 克吴茱萸。3 克吴茱萸的开破力与前面讲的甘草 30 克匹配。白术在太阴的作用是崇土治水，最直接简单的益土药首选称为国老的甘草。

方药如下：白术 60g，茯苓 30g，白芍 30g，赤芍 30g，生半夏 10g，酒大黄 5g，柴胡 10g，甘草 30g，姜炭 10g，炒僵蚕 5g，桂枝 5g，牡蛎 15g，吴茱萸 3g。

14 付。用法：每 2 日 1 剂，每剂加 1300mL 水，一直文火煮 15 小时，煮取 200mL，分 2 日，每日 1 次服。

4. 复诊的时间是 4 月 23 日。病人服药后精神状态特别好，纳食较前增多，大便每日 2 解，成形转稀，矢气多、味臭。那么主症明显减少。我们前面看着那些症状来逐症分析，结合四诊合参，立足太阴打仗，解决了一部分阳明，以太阴为主，阳明为辅，但是在这个气结里面它是火，火的里面又是寒。大家看服药后出现的正是我们前面判断病机、给了方药之后体内伏邪的临床典型表现。主症缓解后出现这些现象，就很清晰了，是正打邪。这个时候主战场不变，利用增强的元气，继续往三阴治，吴茱萸加量。那么大便的稀，利用桂枝加桔梗 5 克，泽泻 10 克。这是另外一个小分队——桂桔泽。

他的舌象没变。脉由沉小紧变为了细紧，我们在临床就进一步验证了仲景这条医路的伟大之处，伤寒体系里面，脉象的变化，都是针对气的变化，反映的是病人体内气的一个象。因此这个病人由沉小紧变为了细紧，说明什么？他元气还是不够。紧了说明还有寒，但是他的伏邪减少了。因此这一诊就是这样调整了药，14 付，每 3 日 1 剂，每剂加 1300mL 水，一直文火煮 1.5 小时，煮取 210mL，分 3 日，每日 1 次服。

那么，这个病例就跟大家交流到这里，谢谢大家！

理：三阴本气不足，局部阳明少阳伏热，

法：健运太阴，开气血水脉络之气结，透转伏邪。

方二诊：2020 年 4 月 23 日

白术 60g，茯苓 30g，白芍 30g，赤芍 30g，生半夏 10g，酒大黄 5g，姜炭 10g，炒僵蚕 5g，柴胡 10g，桂枝 5g，牡蛎 15g，吴茱萸 9g，甘草 30g，桔梗 5g，泽泻 10g。

14 付。用法：每 3 日 1 剂，每剂加 1300mL 水，一直文火煮 1.5 小时，煮取 210mL，分 3 日，每日 1 次服。

虚家调治——元气

大家好，今天交流一位 65 岁老妈妈的一个病例。初诊是 2020 年 4 月 7 日，主诉是头晕、气短、乏力、易惊 20 余年。

简要病史：

1. 患者 20 年来活动后容易头晕、气短、乏力，行走一公里中间需要休息，在当地医院做心电图提示心动过缓，服用丹参类中成药不适，服用天王补心汤、柴胡疏肝散、归脾汤等汤药取效不明显。

那大家看一下，首先这是一个虚证，但是虚证如果用这些方药效果不明显，那我们就要考虑人体的动力了，那么这个动力就是阳气了。

2. 容易惊吓，易怒。易惊吓这个症状，大家都知道肾是主恐的；在临床还有另外一个机理就是"宗"，这个宗气它的不够，因为宗气是"以贯心脉，而行呼吸"，那老百姓就会说我心血不够容易受到惊吓，因此这个症状要考虑两个方面。易怒很清晰了——肝厥阴风木它的疏泄太过了。

3. 易上火表现为眼屎多，尿意频，这个症状一定要搞清楚，上火在上面的窍，即眼睛（五脏六腑之精气，皆上注于目而为之精），她不是眼干涩痛，而是眼屎多，那么除了热、燥还有一个湿邪，如果说火上到这个地方了，那么下面出现了尿意频就提示我们下面的阳是不够的，元阳蒸动气化能力是不够的，就这一个症状让我们考虑到宗气、厥阴、元阳的不够，水湿气化能力下降，但是这就形成了眼屎，说明南方是有湿热的。

4. 怕热，阳在外了，跟大家交流过李可老先生给我们写的那张纸，这种虚人的怕热就叫浮阳了，阳浮到外面了，结合前面眼屎多，阳浮出去，下面的阳气不够，这个症状跟那个一个道理。

5. 不耐受密闭环境，这个在密闭环境里面她不能够耐受。第一个考虑也是原动力，元气这个不够，我们"呼出心与肺，吸入肝与肾"，吸进来的不够多又要考虑到上焦宗气了。

6. 不容易出汗，第一个考虑汗的源头不够，但是结合前面汗的源头不够是阴的话，他的根本源头又回到了元阳（阳气的不足）。这就是逐症分析，由博返约，就一个症状出来你会考虑到 1、2、3、4，另外一个症状又跟它融合你就知道它们的病机线路是什么。

7. 患者 10 年来进食多则头晕、胃胀，这个就是非常典型的清阳升不上去，浊阴又拥堵在中焦，同时伴解稀烂便，每日 2～3 解，湿邪又出来了，而且水往低处流，这个偏于寒湿，这个症状提示己土之气不足，如果有寒湿也要考虑到原动力，平素大便没问题。

8. 肩背部酸痛经服桂枝汤类中药可以好转，结合前面虚人阳气不够、宗气不够、有寒湿、有湿热、有燥，那么这一个症如果桂枝汤有效的话，那就是伏邪了。

9. 双下肢酸痛，这个一看就知道凡是酸的感觉都是对应中医学精的不足。痛是什么原因？既然有一个虚，不荣、不通两个方面都有。

10. 吃饭、睡眠、小便没有异常，舌淡红，苔薄白、裂纹（燥邪出来），齿痕（湿邪出来）。脉沉，这位老妈妈气运行的动力是不够的。30 年前做过乳腺癌切除术，那结合前面的整个病史，处方卡死刚刚讲的病机，给了三味药的一个方，生甘草 30g，蒸附片 10g，茯苓 15g，14 付，用法：每日 1 剂，每剂加 700mL 水，一直文火煮 1 小时，煮取 50mL，1 次服。

2020 年 4 月 26 日回来复诊，药后头晕消失，活动后心悸、乏力均较前明显减轻，可行 2 公里，但是易惊吓、易怒、气短同前，肩背部酸痛消失，双下肢酸痛好转。

这样一个方药我们整个思路还是启动了原动力，因为有燥、有湿，燥和湿胶结在一起，随着厥阴风木一升又升到了肝开窍于目，表现为眼屎多，同时下焦不够，那土里面首先是虚，虚了之后有寒有热，怎么平衡这个寒热？又要启动元阳，土里面虚有热用的是生甘草，因为它的邪热比较重，没有用炙甘草跟附子这样匹配的土伏火。这就涉及阳明阳土跟元阳不足，阳明阳土不够是生热的，元阳不足是生寒的，如果两个互为影响，这个矛盾必须同时解决，那就是这两个药了。茯苓这个药我们跟大家也交流过好多次，"理先天元气，安虚阳内扰之烦"，原理是在终之气人的这个命根叫作坎卦（二阴抱一阳），但是它用五运六气的表达这个地方的气叫太阳寒水之气，因为最大的阳藏到地下，但是对应的气是寒，对应的五行这种状态是水，如果元阳不够，哪怕上面是燥热，这个时候因为这是一气，往往会出现相关部位的地方的水会随着初之气厥阴风木而逆上来，比方说《伤寒论》里面的苓桂剂就是以这一个出来的水饮、水湿为主，相应的病症苓桂术甘、苓桂枣甘、苓桂姜甘、苓桂味甘汤。

因此我们看到这里就知道这个方药肯定是对了，接下来患者五天前出现了全身瘙痒，右手皮肤可见散在粟粒状红色痒疹，影响睡眠，苔根部由薄白转为黄腻，中见细浅裂纹齿痕，脉沉、舌淡红是一样的。出来湿热了，之前也沟通过，凡是根部见到这样的苔一定要考虑到元阳的不足，但我们上一诊偏偏是立足于这一点治疗的，因此又出现了我们跟大家沟通的道理"正打邪"，如果这样，那我主力是不需要改变的，因此前面三个药加量。那既然是元气不足，我要让里面的伏邪能够不断地转化归位，加了另外一个小分队桂桔泽（元气之别使，水火之道路），这一个三个药的小分队就能够穿过所有的小缝隙，把水火道路拓宽，而且这些邪自然而然转化。因此这个病人我们这两组药全部是立足在元气这一个点给出来的，今天的交流就到此为止，谢谢大家。

中风、肾病——虚多邪杂 1——土气

大家好，今天交流一个 41 岁确诊为脑梗死、肾病综合征、慢性肾功能衰竭、左肾萎缩、肾性高血压病史的患者。

2019 年 12 月 16 日初诊，主诉：口舌歪斜、行走受限近一月，口歪加重一周。

现病史：患者于 2019 年 11 月 21 日突发口舌歪斜，讲话时有部分发音不清，行走受限，在当地医院住院治疗，诊断为脑梗死。经治疗一周后，言语恢复正常，口舌歪斜、行走受限好转后出院。来就诊前 6 天出现口舌歪斜略加重，前 2 天出现左眼眶内隐痛。

首先对于一个 40 多岁的男性，相对而言基础病就比较多了，那么我们立足李可老中医的"凡病皆为本气自病"，肯定是元气的不够。肾的这些疾病和中风那就是元气不足引起的，依据疾病的规律，此种情况下病人既有外邪容易侵犯，又有因为本气不足而内生邪气。

中风和肾性高血压同时出现在一个人身上，回归到疾病规律：必有下焦寒湿阴霾逆上、顶在局部南方，这就推出了苓、泽、牛小分队；以及血脉里面的寒热均有，用赤芍姜炭对治。至于南方发生了什么样的热化再结合其他症状和舌脉而定。

2 天前出现的左眼眶内隐痛，除了与中风、高血压同理的病机线路，因肝左升、肝开窍于目，此时应该即刻考虑到甲胆逆上之热，首选芍药甘草汤。

左下肢乏力，行走趔趄，跑时颤抖感，这是中风后乏力。对于中风的病人，下肢的乏力除了正气的不够，一定要注意水之上源——肺阳明的功能。左眼左下肢左肾同在左侧，提示左升之力不足。

易上火，自觉胸内烦热，这就是虚人，虚人出现的这一类的热，他局部其实是实火，但是根本还是在于虚。夜间丑时易醒、烘热汗出与鼻衄交替出现，听到这个症状我们都知道了，这是局部的一个阴火证，结合前面的分析、虚人，考虑到是甲胆的不降、风火相煽。所以这个病人在血脉和甲胆的方面考虑的比较多。

病人近半年感冒较多，这就恰合前面的分析了，这是里气的不足导致表气的不固，容易感受外来的邪气。感冒首发症状为打喷嚏、流鼻涕，如此元气不足之人首发症状并不是疲劳，而是太阳病。这样卡在少阴太阳相表里两个界面，与中风机理相同，可以判断出病人体内必有伏邪。师父李可老中医专门论述过大小续命汤在临床的应用，留给我们的亲笔稿《中风要方二则》。

口干、唇干燥脱皮、喜凉饮，不管是哪里干，加上喜凉饮，那就卡死在阳明经的伏热。

近一个月咽痒、单声咳、无痰，服止咳糖浆后略减。光是咽痒、单声咳、无痰这一个症状，一般我们考虑不会是大实证，有虚、有风、局部的气是憋住的，这就是我们后面用射干、僵蚕的道理。

精神体力尚可，纳佳，可耐受辛辣寒凉，如果是正常人便是好事，说明土气比较旺，什么东西都能耐受。但是对于一个这么多疾病的人，对这些食物过偏的性没有反应，那么我们考虑病人的这个土相对而言是有点呆的，起码我们会考虑到这里有湿、寒和燥热是胶结在一起了。

睡眠可，大便调，小便微黄，夜尿1次，舌淡红、苔白腻——说明有寒、湿，根部黄腻（我们沟通过，涉及根部，第一个先考虑到元阳不足），前白腻后黄腻，就考虑到是寒湿郁而化热。脉细疾沉，既有三阴本气的不足，又有伏热，疾脉就是厥阴风木相对来说疏泄太过。

中风、肾病——虚多邪杂 2——土气

大家好，前一次交流，通过基地师承教育模式——逐症分析由博返约，以及西医疾病诊断对应中医病机的共性跟大家进行了沟通和交流。这个病人的病机我们这样分析之后，病机的关键是：虚多邪杂。尽管元气大虚，但从上面这样分析，能够在一个地方把这些比较杂的邪和比较虚的本气同时对治，就回到了"无土不成世界，土能生万物"这个点了。因此立足中土治疗，这个方法就是李可老中医讲的"三阴统于太阴，三阳统于阳明"。我个人认为，这是这个病人治疗的捷径和上策，给的方是自拟方。

方药：白术 60g，白芍 30 g，炙甘草 30g，乌梅 5 g，炒僵蚕 5g，桑白皮 5g，射干 5g，怀牛膝 15g，茯苓 15g，泽泻 15g，赤芍 15 g，姜炭 10g。

共 14 剂，每 2 日 1 剂，每剂加 1000mL 水，一直文火煮 1 小时，煮取 150mL，分 2 日，每日 1 次服。

60g 白术记住我们交流过的要点，不管大便是稀的，次数多的，质黏的，还是略干硬的，这样的药量一定是太阴阳明同时治疗，但它的重点是通过健运太阴来对治阳明，重点放在太阴，这也就是李可老中医说的"阳明之降乃人身最大的降机"，但"阳明之燥热永不敌太阴之寒湿"，立足三阴统于太阴，这个病人我们首选的白术。

白芍、炙甘草各 30g，这是《伤寒论》29 条，利用自然界、生命、治病规律：土载木，因此，降甲胆不是直接往下压，而是用土载木的方法。

后面的组药，乌梅、僵蚕之前沟通过，针对人这个物种架构里面所有脂膜分肉间的湿热火秽毒，僵蚕在这里的配药，利用了肺之上源——桑白皮，同时我们刚刚讲的咽痒不适但是没有痰，觉得这里的气是憋住的，又加了开肺的射干，之前也交流过上焦宣痹汤、鳖甲煎丸中也有这个药。这两个药借水之上源（开肺）而增强元气。

组药分析：

通过疾病规律结合舌苔判断出来病人是有寒湿阴霾逆气的，给了茯苓、泽泻、牛膝。那么我们扩展一点，寒湿阴霾的源头是下焦元阳的不够，所以我师父给大家留下的《中风要方二则》里面，是整合了大小续命汤，写出来"重订续命煮散"和"加味五生饮"，直接把源头以及因为源头而出现在病人得了这个病之后有规律性的病机线路，这两个方卡死。但是因为这个病人肺之上源不足，病人又有燥热，所以没有直接启动元阳。

针对脉内外的寒热邪气——赤芍、姜炭，芍药、甘草（芍药甘草汤）各30g，同时甘草配合乌梅——土伏火、土载木。

关于乌梅的理解，彭子益的《圆运动的古中医学》里面讲得很到位，我师父李可老中医有讲过，临床要少犯错误，应该把钦安的学术思想和彭子的学术思想揉合起来。乌梅在《伤寒论》里面有乌梅丸，我们知道厥阴中化太过为火。彭子用乌梅冰糖水治疗温病，他认为这是温病的源头，土不伏火，所以乌梅冰糖水治疗很多大病，我们把这些思想拿来为我所用。

2020年4月底二诊，夜间丑时易醒、烘热汗出与鼻衄消失，左眼眶隐痛消失，口舌歪斜恢复正常，左下肢乏力好转，行走受限明显好转（病人走进来就诊时步态已完全正常），诉快走时活动略微受限，咽痒咳嗽好转，疫情期间戴口罩会觉得咽痒想咳。

口干、下唇干燥脱皮较前好转，但是因为病人喜冷饮消失，留下来的这个症状（燥邪）就要考虑来源：厥阴的寒与土中伏热。手足末端怕冷，纳眠可，到复诊时将近4个月体重增加4kg，大便正常，夜尿1次同前，舌转为略红，苔转为薄微黄，脉细小。这个病人服药一个月，停药三个月，体重增加、主症大部分消失、部分好转，说明随着病人自身协调力增强，现在看到的热，又回到我们经典治疗之路"正打邪"——体内的伏热可透转出来。因此这一诊守上方同时加了吴茱萸3g，黄连3g，赤芍加至20g，针对厥阴的寒和土中的伏热。

大家想一下，临床很多病例在首次治疗取效后（无论立足在哪里），接下来需要考虑的往往是人的生机和活力，即初之气厥阴风木。这就是利用天地生命规律治病。

今天的病例就交流就到这里，谢谢大家！

头皮麻木——虚实、重在左升厥阴

1. 大家好，今天交流一位 48 岁女性头皮发麻 1 年多的病例，该患者就诊过两次。初诊时间 2020 年 3 月 31 日，主诉：反复右侧头皮发麻及右耳根痛 1 年，加重 2 个月。简要病史：患者近 1 年时有右侧头皮麻木感，右侧耳根时有疼痛，近 2 月发作次数频繁难以忍受，于当地医院头部做 CT 提示：脑动脉供血不足。这一个症状的分析，首先我们依据气虚则痹、血虚则麻，那么麻木就是局部的一个虚证了，它的部位在右侧，相对而言左升右降，虚证、降不下来，虚在哪呢？那就虚在了左边的升。右侧耳根痛，既然是痛，那么前面有虚，但是这里我们也知道降不下来有实，那就是不荣、不通都有。虚要升，实要降，升的这一个我们就会考虑厥阴了。降呢？就重在局部了。

2. 右侧头部白发多，这个病人的特点基本是集中在右边，我们前面交流的病人集中在左边。降得不好，右头部白发多，除了虚还有一个火。

久视后眼花，这个很清晰，是精的不足。但是为什么久视后不是头晕呢？这就需考虑厥阴的体阴而用阳，阴上不来，这一点跟我们前面分析的结果是相合的，卡死在厥阴界面。

下肢静脉曲张显露，皮肤散在红痣，这是一个 48 岁的女性，那么这一类病人她是有个体禀赋规律的，最根本的是元阳不足、寒邪内生，但是它也涉及厥阴中气的下陷，且下陷之后郁而化火，这就形成脉内伏热。这也是我们后面用药的依据。

食欲过佳，现自行控制食量。有些人胃口特别好，如果身体没有问题，能吃是好事，但是如果身体有问题，这样能吃还是虚，一般来说是中气虚，大虚之后就有火。这个火过盛，就老是要吃东西。但是临床还有一种邪热不杀谷，那就不想吃了。临床需要分辨清楚。

睡眠沉，难醒，久睡超过 8 小时后更加疲乏。人体正常睡觉休息，五脏在各自摄入自己的精气而储蓄能源，她反而是醒了之后更加疲乏，第一个证明元阳振奋的力度是不够的，另外一个有火邪。晨起更加疲劳，说明厥阴也升发不起来，这就是后面我们要让元阳振奋，要让厥阴升发起来配药的道理。睡眠方面还会出现时有3点早醒后难以入睡，这就是典型的阴火了，说明里面的阴分也不够，跟前面肝体阴而用阳那一个症状机理是一致的。

大便日1解，时成形，时稀烂，就相对而言没什么特别了。

舌郁红，苔少，里面有伏火，阴分不够。脉沉伏，那就是有伏邪了。到底有什么伏邪？我们通过前面的分析，有寒有火。既往史：36岁因子宫肌瘤每月经量过多行子宫全切术，现已绝经；15岁时确诊甲状腺肿，甲功无异常。

3. 经过这样的分析，其实方药已经出来了，尤其是时间睡得久她更累。首先我们就回到了生机活力起步的这个界面——初之气厥阴，这个方就是来复汤。来复汤里面本身有芍药甘草，就已经降了顶在局部的甲胆逆上来的这种热了。厥阴中气下陷结合没有苔，我们判断它里面伏的是火，因此我们加了柴胡10克，升麻5克。后耳根的痛，局部的实证，前面有芍药，因此又配了茯苓和赤芍——苓二芍小分队。元阳的启动、风木的起陷，合了蒸附片和桂枝，且附草1:3，火生土、土伏火，增强元气。桂二芍就是另一小分队。

开了14付，每2日1剂，每剂加1500mL水，一直文火煮1.5小时，煮取200mL，分2日，每日2次服。

4. 复诊的时间是2020年4月27日。服药后右侧头皮麻木消失，右耳根时有疼痛减轻90%，睡眠改善，眠沉难醒好转，晨起无疲乏感，凌晨3点醒来可再入睡，弯腰酸痛减轻50%。近日右肩疼痛，自行热水袋热敷后好转，

大便日1解转日3~4解，时成形时黏，便后舒畅，这就是伏邪，推断出来有少许燥热湿。又补充了一句，如果她有尿意一听到水声，必须马上去解小便，但是小便的量很少，这属于肾精、肾气的不够。纳食、下肢静脉曲张同前。舌郁红转淡暗，说明憋着的这种郁火散开之后，暗淡就是三阴的本位本气虚寒。苔少同前，脉细略搏指，这样又出现了：我们治的厥阴风木反而出现了厥阴风木异常升发的这样一个脉，说明是正打邪。因此第2诊就简单了，守方加强苓二芍的力继续开道。同时加了30克菟丝子补益肾精、鼓舞肾气。开了7付，每4日1剂，每剂加1500mL水，一直文火煮1.5小时，

煮取 200mL，分 4 日，每日 1 次服，这样就减少了药物的助力了。

那么今天的交流就到此为止，谢谢大家！

理：厥阴中气下陷、内有伏火

法：蓄健萌芽，启动元阳，升散郁火

（2020 年 3 月 31 日）方：来复汤加味

方药：山萸肉 30g，人参 30g，龙骨 30g，生牡蛎 30g，炙甘草 30g，白芍 30g，北柴胡 10g，广升麻 5g，茯苓 30g，赤芍 30g，蒸附片 10g，桂枝 10g。

14 付。用法：每 2 日 1 剂，每剂加 1500mL 水，一直文火煮 1.5 小时，煮取 200mL，分 2 日，每日 2 次服。

（2020 年 4 月 27 日）方：守方加菟丝子，苓二芍翻倍。

方药：山萸肉 30g，人参 30g，龙骨 30g，生牡蛎 30g，炙甘草 30g，白芍 60g↑，北柴胡 10g，广升麻 5g，茯苓 60g↑，赤芍 60g↑，蒸附片 10g，桂枝 10g，盐菟丝子 30g。

7 付。用法：每 4 日 1 剂，每剂加 1500mL 水，一直文火煮 1.5 小时，煮取 200mL，分 4 日，每日 1 次服。

厥阴寒毒方治痛证

  大家好，今天交流一个睡眠障碍和关节疼痛的女性患者，重在交流第二诊。第一诊是春节前，患者睡眠障碍1年多，整个人疲劳，情绪不稳定，容易烦躁，精神体力极差，当时开了3剂黄连阿胶汤加黄芪120g。像用到黄连阿胶汤这种方一般是原方原量，在之前我们交流过，这个方李可老中医跟我们讲的是针对南方离卦位，"离者，丽也，明也"，这个正常的状态发挥不了就变成了邪火。方中既然能够加120g黄芪，就不是单纯的虚了，120g它能够定中轴，也就是人法地的这种力，那除了虚还有一部分气推动不了的如湿寒饮瘀等对应的症状——这就是实证，包括我们临床常见的不完全肠梗阻。

  由于疫情一直到4月16号复诊，患者说吃了这个药睡眠好转，入睡困难消失，心烦消失，那自然而然精神体力较前好转。余下来的症状特点是这样的：

  1. 第一个，头痛及关节疼痛与气温和心情有关，因为她一年多的这种情况自我感觉冬季好转，春季加重，这一个是我们辨证的关键。依据一年四季阳气的变化，说明这个人在生生之源、阳根之所的元阳是不够的，但是春天又升发太过，阳飘出去，头、关节这些地方相对而言，就是阳气的不够以及阴精的不濡润。

  2. 第二个她的特点是关节弹响，只要活动就会出现。这个就像我们骑自行车链条发出声响一样，就知道是润滑油不够了。因此这个症状就归为阴精的不濡润或者是液的不濡润，为什么呢？除了虚，依据睡得不好、局部肯定是有实邪的，因此这里还有一个我们前面交流的小分队的用药——苓二芍。

  3. 第三个她觉得关节瘀痛、冷痛，这个也与心情有关。这两个跟前面两个症状往回一约，解决冷痛要用温药，解决瘀痛要用推动的药。这也是我们这个方君药出来的道理。

  4. 第四个双上臂、双肩胛、右髋部疼痛，同样是与心情有关，左脚后跟疼痛反复发作，右脚后跟热气有上蹿感，服了春节前的药以上症状消失了。

听到这里，总的来说我们会判断这个人元阳所在的地方是不够的。另一个关键点是：心情一不好这个气就掉下来，掉下来她首先就是疼痛和睡眠不好。尤其是在关节部位，我们知道关节部位（"阳明者，五脏六腑之海也，主润宗筋，宗筋主束骨而利机关也""阳明多气多血"）除了一个寒结合她自己描述的瘀痛，说明气推动血的力也不够，君药就出来了，温而推动，这个药就是黄芪。

吃饭可以，大便可以，舌淡红苔薄白略腻，脉细，那就说舌脉这一块看到了一点点寒湿。

这一诊是依据春节前那三剂药有一部分有效，尤其是在睡眠这一块有效，如果黄芪用的不对，因为黄芪是温药，如果是实火的话，春节前那 3 剂药不会让她睡眠好转，心烦消失说明这是一个虚人，有使用黄芪的指征。

依据上一诊取效的道理再结合这一诊的关键症状：心情一不好气就往下掉，掉下来就推动不了，那如果君药给了黄芪，那我们卡死在生机活力的这个界面了——初之气厥阴。如此分析她的头痛（关节疼痛冬季）好转，属厥阴寒或者寒冰。有黄芪 120g 的一个方——今年总结出的厥阴寒毒方，这个方是黄芪 120g，吴茱萸 30g，五味子 30g，当归 30g，大枣 25 枚，菟丝子 30g，苓二芍（茯苓、白芍这个病人是各 30g，赤芍 60g），生半夏 30g，人参 30g，加了少阴、少阳两个枢直接对应的药柴胡和附子的小剂量各 10g。

吴茱萸重剂使用破沉寒痼冷，开冰解冻。

这种用药一定要有承载它的力，除了属上的黄芪、大枣和人参，同时也有菟丝子和当归，土里面的气血阴精都给了，就保证这种虚人用这么大剂量吴茱萸的时候她不会觉得身体承受不了，又用了两个枢加强恢复整个一气周流的开与阖。开了 7 剂，三天 1 剂，加水 1800mL，煮两小时，煮取 300mL，分三日，每日 1 次 100mL。

复诊时间 5 月 7 号，疗效完全出乎我的预料。整个精神、体力、心情完全恢复正常，睡眠上次好转，这次也是完全恢复正常，其他的头痛、关节痛、弹响、双上臂等这些都好了 90%，左脚跟的反复发作极少了，舌由淡红转为红，薄白略腻苔转为了无苔，而且出现了浅裂纹，脉细是一样的。变化重在舌象，阳明的伏热出来了。问诊的时候了解到生半夏如果不打碎一起煮，大便是成形的，如果打碎一起煮，大便前段成形后段是稀烂的，而且她会觉得身体有点累以及腰痛。这就回到了前面分析的元阳不足了。

因此这一诊守方，吴茱萸减半为 15 克，生半夏减为 10g，附子由 10g 增为 30g，茯苓由 30g 调为了 60g 对治。所以茯苓"安虚阳内扰之烦，理先天元气"，这是它在杂病当中发挥作用的一个最精美的表达。那今天交流就到此结束，谢谢大家。

逆气方治疗混合型颈椎病阳明伏热与元阳不足互为影响

1. 大家好，今天交流一位 58 岁女性患者。初诊时间 2020 年 4 月 16 号。主诉：颈项部不适 2 年，西医诊断为混合型颈椎病。简要病史：阵发性下牙齿麻木，伴头顶、两侧痛，夜间 3 点痛醒，疼痛严重时觉咽喉部有气上顶感、伴血压升高。在临床上一旦遇到这种上面的问题，尤其是颈椎，一说颈椎，我们就考虑到大气、督脉、元阳。出现了血压的升高，那就风火相煽，气已经往上走了，它的根一定是元阳的不够，下牙齿麻木，有虚有实，再加上头顶以及两侧的疼痛，夜间 3 点能够痛醒，之前我们交流过这样的病例，这个时辰的问题，除了子午流注这个时辰当令的那一个经气要考虑，还需要考虑他前面的经气运行出现了什么问题？顶在这里，那就升得太过降得不够。我们回归到天地生命疾病的规律，这个就卡死了甲胆的逆上。另外一个头部的这种痛，以及咽喉部有气上顶感、血压升高，也跟大家沟通过，疾病的规律必有寒湿阴霾逆气。这样我们就把病机线路拉了几条。

2. 偶有右侧胁胁肋部气顶感。这个病人总是有这种气往上顶，我们说厥阴风木它的疏泄它往上顶，第一个要考虑到土载木，然后才是水涵木。这个不管是什么，按照部位我们是少阳，但是右侧又不降，我们又会考虑到阳明，总的来说这里有个逆气，因为它是偶尔有跟上面病机线路是一致的，我们就不需要再多给药。

3. 怕热、不容易疲劳，既然是一个元阳不够三阴本气不足出现了这一个，我们就会推断他的病机是三阴虚化寒化又发生了热化至阳明界面。怕热、不容易疲劳，结合他的大便是正常的，推断为阳明经伏热。

4. 耐受寒凉食物，大家听跟我们分析是一致的，胃阳明戊土是有热的，但接着一个症状，喜温热食物，首先考虑到己土，接着是不是要考虑三阴本气？元阳这里面是虚寒的，跟我们前面的分析完全一致。

5. 易上火表现为咽痛，这一个是另外一个病机线路。咽痛这里一定要想到南方血脉。病人每天饮菊花、枸杞、陈皮、姜片水，病人自己搭配的都是寒热一起，那么南方的郁热根据他喝的这些，我们会用到赤芍，但它的源头必然是厥阴风木的下陷，加上前面顶的那些气，看到是阳明不降，其实是左边厥阴升的不好，升的不好是先掉下来，然后升不起来或者直升。

6. 睡眠稍差，做梦多，结合前面，这个症状就是一个伏热。头部吹风有触电样感觉，如果我们按照这样一个描述，那就是风火相煽，触电样感那就是有热了。临床常见头部这一个，那就是李可老先生留给我们那张纸，下面元阳的不够，导致了局部离位的相火，或者直接热化成阳明界面的热。舌淡 --- 气阳不够。苔黄腻 --- 那就看到湿热了。裂纹 --- 阳明经的伏热。这就要找黄腻苔这个湿热的源头是哪里？因为大便正常，我们卡死了源头来源于甲胆，也就是王松如的"肝胆为发温之源"。

7. 这样一分析，总的病机、病机线路都出来了，因此给的是明医堂的逆气方加减。因为是阳明经热，将逆气方中的大黄换为石膏，有甲胆不降加了白芍 30 克，有南方的血脉的郁热，同时又有厥阴的下陷，加了 5 克桂枝和 15 克赤芍，开了 14 付。用法：每 2 日 1 剂，每剂加 1300mL 水，一直文火煮 1.5 小时，煮取 150mL，分 2 日，每日 1 次服。逆气方相信大家听了这么久应该很熟了，我就不读了。

8. 二诊的时间是 2020 年 5 月 9 号，阵发性下牙齿麻木恢复 80%，头顶、两侧痛缓解 85%，可仰头睡。夜间 3 点痛醒、疼痛时觉咽喉部有气上顶感、血压升高全部消失，头部吹风有触电样感觉消失。睡眠转佳，梦多减轻。时有夜间右上肢麻醒，大小便调，纳可，舌转淡红（本气增强）、苔转薄黄、腻苔消失，裂纹同前。脉由细转实略搏指。

9. 听到这里相信大家已经明白了，在元气增强之后，腻苔消失，转为薄黄苔还是有热，同时又有裂纹，那么这个反映的是阳明经的热，但脉是实略搏指，搏指脉厥阴还在疏泄。如果这样元气足了，反而出现这样的脉，这就是我们常说的正打邪，但是脉实说明身体的深层还有伏邪。这样我们在主症缓解、元气增强的基础上出现了这样的症状变化，就卡死了阳明经伏热和元阳不足互为影响，（并）成为主要的矛盾。针对这一矛盾，（守）原方、加石膏和附子、由 10 克增为 20 克，也就是翻倍。服药的方法：由 14 剂转为 10

剂，2 天 1 剂转为 3 天 1 剂，煮取 150mL，分 3 日，每日 1 次服。

这个病例虽然是颈椎病（大气、阳气），但是根据病人出现的症状，我们还是回归到了以病机统万病，执万病之牛耳，回归到了李可老中医倡导的这条医路上，元阳不足，发生了三阴本位本气虚化寒化，但同时这个病人更重要的是发生了热化至阳明界面，通过分析是阳明界面的经热证。

那么今天这个病例的交流就到此为止，谢谢大家。

理：三阴虚化寒化又热化至阳明界面，阳明伏热与元阳不足互为影响。

法：温益元阳，疏导寒湿阴霾逆气，清解阳明伏热。

初诊方：（2020-4-16）逆气方加减

方药：生石膏 10g，茯苓 30g，泽泻 30g，牛膝 30g，蒸附片 10g，炙甘草 30g，人参 30g，山药 60g，白芍 30g，桂枝 5g，赤芍 15g。

14 付。用法：每 2 日 1 剂，每剂加 1300mL 水，一直文火煮 1.5 小时，煮取 150mL，分 2 日，每日 1 次服。

二诊方：（2020-5-9）守方

方药：生石膏 20g↑，茯苓 30g，泽泻 30g，牛膝 30g，蒸附片 20g↑，炙甘草 30g，人参 30g，山药 60g，白芍 30g，桂枝 5g，赤芍 15g。

10 付。用法：每 3 日 1 剂，每剂加 1300mL 水，一直文火煮 1.5 小时，煮取 150mL，分 3 日，每日 1 次服。

问天方治虚人之睡眠障碍 1

大家好，今天交流一个 52 岁的男性，诊断是睡眠障碍和十二指肠球炎。初诊的日期是 2020 年 4 月 23 日，主诉：眠差 7 个月，剑突下疼痛 1 个月。

简要病史：

1. 7 个月前因耳石症、房颤经治疗后出现入睡难，眠浅易醒，平躺则头胀、头晕、鼻梁有沉重感，这是这个病人非常典型的一个症状，他睡觉是不能平躺的。人类有一个共性，由坐着、站着转为平躺，而出现不舒服，一个共同的病机是——肝肺不能顺接。病人的头胀、头晕、鼻梁的沉重感，局部其实是一个实证，那么这个实证会归为肺气或者肺阳明的不降，同时为什么会这样呢？结合房颤、耳石症病史，说明这是一个虚人。

2. 凌晨 4-5 点上腹痛醒，醒来全身大汗出，下半身较上半身汗多，不怕冷、不怕风、不疲劳，这也是一个非常典型的阳明经热证。痛醒马上就是大汗，那是一个实证，但是如果能出汗，而且是全身汗出，病人并不会很累，这就是一个阳明了，局部看到的这个是阳明。下半身较上半身汗多，就这一个症状而言，这个人元阳不足，阳气会飘到哪里呢，飘到下半身汗出多的地方。坐立则诸症好转，只要坐起来就会好转，跟刚才我们分析的道理是一样的，坐起来空间大了，这个时候肝肺不顺接好转，下陷的厥阴风木之气能够升上来，肺自然而然能够降下去。听到这里，他的这些症状都是虚实夹杂，归为阴阳全部卡在阴阳气不能顺接。

3. 喜欢高枕，平卧、侧卧则呼吸困难、头胀加重，就是他本来呼吸就不畅（头胀），如果是平卧或侧卧就加重，这个跟前面一样都是肝肺顺接不利。但是如果侧卧也加重，在临床除了他讲的这些症状，有些病人会出现侧卧的时候出汗，暴露在外面的身体出汗，压着的那一部分不出汗，这一个症状我们在《师徒问答儿科篇》这 本书里面专门讲过它的病机，要考虑到这个病人肉气对应的土，它是不够的，不够到什么程度呢，刚好是压着床的那个力就能达到土伏火，而暴露的地方就土不伏火，土载不住这个木，那就会出现风火相煽的情况。

因此，这个病人是虚人，肺不降，包括他表现的呼吸困难、头胀加重。再一个就是有些虚人阴分不够，他主要表现在心肺的阴虚，那么有热往上冲，也会觉得胸口憋闷、呼吸不畅、头重、头胀痛，所以看到这些症状就要想到这么多条病机线路。

4. 饭后腹胀打嗝，到了膈以下了，中焦这一块结合前面的一起分析，胃中受纳水谷，胃主腐熟、脾主运化这一块的功能下降，不管是太阴阳明，这种情况下我们就归为土气虚了。腹胀、打嗝，总的来说这个气是不降的，但是我们结合另一个症状，大便每日 2 解，成形且畅顺，就推断出来这个腹胀、打嗝的症状是阳明经热而非阳明腑实热，也就是病机十九条——诸胀腹大，皆属于热；诸逆冲上，皆属于火。这就是虚人产生的这个火。如果这样推断，那么为什么有这些火热？主要是土虚，针对一脏一腑，其实针对这个人的这些症状，虚了之后既生寒又生热。不管是哪个，都要治疗源头，就是怎么解决让土产生寒热、气不降的源头——这个就是处方非常重要的依据，生炙甘草同用。

这个症状一出来，前面那些症状我们能判断出来那也是火证。

5. 剑突下向两肋方向闷胀，躺下加重，坐起来就会好，这个就是膈阳明。因为膈阳明不降，肺胃不降，出现了膈以下的气虚气滞，气堵在这里是一个实证，所以躺下了更不舒服了；深呼吸则好转，吸入肝与肾，如果深呼气他能够吸得更深一点，那就是肝肾下焦元气增强，他觉得这个症状会减轻，这个症状就涉及元气不足了。

6. 饭后流清涕，这个是典型的阳明经伏热，这个非常难理解，因为症状看起来是寒，病机却是热，为什么呢？卫气来护卫太阳表证，卫外功能表现出虚寒与脉内阳明伏热为主的实热证（是相对的），因为这个地方有阳明经伏热，相对于卫气来说，卫外功能就变现出虚寒，跟前面鼻梁有沉重感是一个道理。

7. 讲话则声音沙哑，这个每个人都清楚——是由于中气不足。

8. 眼屎多，就跟厥阴风木疏泄有关，毕竟是肝开窍于目，那么眼屎对应的湿热是哪里来的？是由土中来的，土里面寒热均有，如果厥阴风木不直升，它不会把湿热带到开的那个窍的部位，所以这里面涉及土里面湿、燥、热，还有风木化火上冲于肝开窍的地方。

9. 纳可，夜尿 3-4 次，这个是典型的元阳不足。

10. 易上火，食煎炸食物则作，咽痛，这种情况我们首先考虑土虚，土不伏火，但是如果经常出现咽痛、而不是口腔溃疡，不是黄痰，不是鼻衄，那就要考虑少阴元气不足，在少阴元气这个地方出现了阴阳俱损。

问天方治虚人之睡眠障碍 2

1. 怕冷，不怕热，怕风，这是典型的里面的阳不够，同时在表的阳不够，整个元阳都不够。

2. 易感冒，不易恢复，一是这样的病人肯定是元气的不够。临床遇到这类病人，我们就要考虑三阴是以哪一个为主，还是我只启动原动力就可以了。首发症状为流清涕、咽痛，这是我非常重视的问诊，因为感冒后首发症状可以卡死界面。吃煎炸食物咽痛是土不伏火；而感冒首发症状为咽痛则是外感之后很快热化，这个就卡死在厥阴和太阳的关系了，因为厥阴阖得不好，中化太过为火，所以给到太阳（太阳主开），这个气一升的时候就会出现咽痛，所以这个咽痛是少阴、厥阴的问题。

3. 去年9月始患者体力下降明显，那就是在往秋天走的时候，易疲劳，疲劳则双侧太阳穴闷胀痛、胸闷。大家听，这个病人总是在这个地方，头、胸、鼻窍这些地方，气机是不畅的，结合前面秋天降不下来，他不只是一个累，还有气往上走，走上去又不舒展，这种累我们会考虑到壮火食气，这种闷胀痛其实是因为虚而导致局部气机的不舒畅。舌郁红，气憋住了化热，苔黄燥浅裂纹，苔显现出了阳明的伏热。脉沉伏，那就是有伏邪了。

既往史：2019年9月确诊为耳石症，大家有西医的知识都很清楚。如果从中医角度怎么考虑？考虑到土不载木，水不涵木了。房颤的症状表明肯定归到三阴了，但是既然是颤，不停地这种动来动去，就对应到了风木疏泄太过为火，而且这个火，它看起来是个实火，但是，这是因为虚，这就是厥阴界面，所以有些医家他会用乌梅丸来治疗房颤。这也就是我们总的分析之后阳明出来了，生生之源的元气不够出来了，土气不够、土不载木、土不伏火出来了，厥阴中化太过为火出来了，汗又多，气津耗损。因此这个病人给了一个（贯一明医堂）的"再问天方"（膏参梅二草：生石膏10g，人参10g，乌梅10g，生甘草30g，炙甘草30g）。

2020年5月11日二诊：药后入睡难好转，可一觉睡到5-6点。平躺侧卧鼻梁有沉重感好转 80%，鼻梁这一个问题我们考虑到肺，也考虑到阳明这一块好转了，就是刚刚分析的肝肺的顺接，肺的降和胃的降，整个阳明的降的功能，在这一块发生好转。呼吸困难、头胀如前，虚的这一块还有往上冲的感觉没有解决。夜间 4-5 点上腹痛醒、醒来大汗出缓解 80%，饭后腹胀、打嗝缓解 50%，夜尿 3-4 次转为 0-1 次，这就正常了（患者 50 余岁）。平躺则头胀、头晕缓解五成，但是他就提出来可不可以让我很舒畅地睡一觉？尽管好转了，但是他的头不能左右转侧，当时这是他这一诊提出的最不舒服的症状。那么如果说头不能左右转侧，这个人左右正中线一分两半的话，他的症状说明这个气顶在了南方，包括他没缓解的头胀、呼吸困难，那这里首先我要打开，另外为什么这里会顶？那就是还有一条病机线路往这里输送这个气，然后顶成实证了。依据前面第一诊取效对应的病机，这个人的火邪就与下焦元气阴阳俱损有关，前面我们也分析了，但是第一诊重在阖阳明，在益土的同时阖阳明、阖厥阴，利用土阖回来之后，中气能够斡旋增强元气。这是这一诊最不舒服的症状，推断出来了病位是下焦，如果是下焦的真阴不够，水浅不养龙，那是引火汤里面最直接的配伍的几个药，里面一条病机线路就是熟地黄和五味子。阳的不够已经炙甘草了，那我们启动原动力就是附子，地附味我们可以把源头生生之源这一个阴阳俱损出现的火对治了，这条病机对应的方药就出来了。

　　那顶在南方的，这个就是我们非常熟悉的一个小分队——苓二芍，而且茯苓本来就是引火汤里面的一味药。他增加的症状是腋下湿疹，初有瘙痒，晚 9 点极度疲劳，1 小时后消失。那根据子午流注我们会想到的还是壮火食气，阳明降得不好。还有一个眼屎多加重，大家看又是风木这一个要点，其他症状较好，风木这一个直升，带着这种湿热。因此我们利用了前面分析的熟地黄、五味子，那本身就能够（发挥）水涵木（的部分功效），又有苓二芍又能够开这些气结。下半身较上半身汗多同前，这个我们分析过了，属于元阳的不足。舌郁红，苔黄腻水滑（之前是燥），这一次出现了寒湿热，水滑表明阳气的不够，浅裂纹也是一样的道理，脉由沉伏转为细紧，寒象出来了。

　　人乃禀天地阴阳五行而生，不是简单的我们想的"寒则热之，热则寒之"，一定是六气是一气的变现，永远把它约为阴阳，然后再约为一气，但是一散就是三阴三阳、六气、五行，就要把它们糅合为一气。

这一诊方药就简单了，处方：石膏 10g，人参 10g，乌梅 10g，生甘草 30g，炙甘草 30g，熟地 45g，五味子 5g，茯苓 15g，赤芍 15g，白芍 15g，蒸附片 10g。

那我们今天的交流到此为止，谢谢大家。

立足土气治疗宫颈癌肝肺转移

1. 大家好，今天交流一位 59 岁宫颈癌肝肺转移患者，初诊时间 2020 年 3 月 24 号，主诉：绝经后出现阴道出血半个月。简要病史：患者半个月前因用力解大便时阴道少量出血，于当地医院行阴超检查发现"宫颈部异常实质不均质回声"；后至中山肿瘤医院就诊，确诊为宫颈癌。

2. 这种病机我们会归为局部的实证，但也有虚证，主要是针对用力大便时阴道出血这一个虚和局部癌肿这一个实。医生建议化疗，患者家属拒绝。来就诊的时候精神略差，近日易饥饿但纳少。空腹血糖偏高，这一个就是土气的不够了，我们会归为中土的气虚。

患者未服降糖药，睡眠一般。

夜间阴道分泌物清稀，这个症状一出现第一个想到的病机是厥阴寒，但是根据这样一个病史，我们就会考虑，因为她有一个癌肿在那里，也就是里面是一个实证，外面我们看到的分泌物是一个虚寒证。这个也是辨证用药的关键。

晨起 5–6 点口苦明显，可自行缓解。这个症状说明病人的气机一升发的时候是有热的，但是我们结合病人这样一个大病，这种火该怎么解决，这是一个关键。患者大小便正常。

舌暗郁瘀，说明气不够，停在那里憋住了表明有热、有火，同时血脉已经部分凝滞了，这个需要打开。病人确诊就已经是肝肺转移，也是这个病机，与这个病机是一样的。

苔是黄燥腐，我们就知道土里面有秽毒，秽毒已经形成了。黄燥表明有湿热、有燥，我们就卡死土里面的湿热火秽毒了，对应的方马上出来了，这就是杨栗山先生的升降散。

脉是细小的。癌症病人摸到这种脉，说明她的元气被凝住了，就可以这样去理解。因此在治疗的时候能够利用病人本气的前提下，要破一点点寒，在哪个界面打仗呢？我们交流了两个多月，大家都知道了，肯定是在生机和活力这方面，也就是起步的这个界面，它叫作厥阴。

3. 当时给了一个自拟方。患者有出血的症状，想要止血，局部又有实证。那么止血的这一个方向我们利用的是太阴——重剂白术 90 克；治疗厥阴的寒用了 3 克吴茱萸；局部的实证对应水气逆上之热、营热、血热，小分队苓二芍各 30 克；血脉的寒热都有，用了一组对药：赤芍 30 克、姜炭 15 克。晨起的这种口苦的伏火，加上清晰的白带，我们认为厥阴中气同时下陷，下陷之后为寒，但是同时掉在那里，因气有余便是火，郁而为火，用了升麻 5 克，桔梗 5 克，柴胡 10 克，也就是升柴桔小分队。湿热火秽毒是升降散来治疗，用了酒大黄 5 克，僵蚕 5 克，蝉蜕 10 克。蝉蜕为什么调大？因为病人已经出现了肝肺的转移，尤其是肺，中医认为肺是清虚之地的其中一个地方。那么大家想一下，在人身上还有哪个地方属于清虚之地？便是脑。也就是升降散里面蝉蜕可以到达的地方。其实很多这一类的癌症病人，我们治得多，有一定经验，一旦看到是这一类血脉里面瘀滞比较重，不是局部原位往大长，而是从在里、在内在深属阳明界面从后往上顶，这个时候要提前用升降散，尤其是蝉蜕的使用就可以截断病势。

开了 14 剂，两天一剂。

4. 复诊的时间是 2020 年 4 月 21 号，药后患者精神状态好转，睡眠及胃纳好转，服药后一直到 4 月 19 号，阴道未出血。4 月 20 日吃完了最后一次药，再次出现阴道少量出血，夜间阴道分泌物清晰同前。晨起 5-6 点口苦减轻（进食高丽参后口苦稍减轻），易饥饿的症状消失。其他并没什么特别，舌由暗郁瘀转为了水滑，苔由黄燥腐转为了薄黄，脉由细小转为了细实。听到这里，我们觉得病人的元气（可利用的本气）是增多了，睡眠、饮食精神状态好，局部吃药期间没有出血，但是停了药后出现反复，所以对于肿瘤的巢穴起到的作用是非常细微的，但是舌苔的变化，尤其是腐苔的消失，她憋着的那种郁红的舌没有了，显现出了三阴虚寒的本相，就是只转化了一部分，而且细小脉转为细实，也就是凝的这种力减少了，同时说明里面深伏胶结的六气。因此这一诊依据首诊取效之理，加强崇土及开道之力。白术直接用到了李可老中医用的最大的药量 120 克，苓二芍增加到各 60 克，姜炭增加到 30 克，吴茱萸增加到 9 克，后面加了黄芪 10 克，桂枝 5 克，泽泻 10 克，桂枝、泽泻是利用前面的桔梗（桂桔泽），这一点跟大家之前交流过，这是一个小分队，苓二芍是个小分队，桂桔泽是个小分队，这个小分队干什么呢？发挥元气之别使、三焦缝隙功能，将水火的道路拓宽，对治的是寒和热两个极致的邪。黄芪 10 克，是增强宗气贯心脉以行呼吸的功能，整个一气在浅层的周流。本次处方开了 14 剂。

5. 总结一下：首先立足太阴阳明对治，立足土、土气，回归到李可老中医说的河图五行运行以土为中心论，用重剂白术崇土治水，太阴能够升，一升的话就能够升清、能够散精，病人能够恢复精神体力，然后开道。因为本气不够，而且寒在三阴，治疗第一步破了一点点厥阴的寒，二诊本气增强，那么破厥阴寒的力就增强了。开道我们总结出来有两个小分队，一个是苓二芍，一个是桂桔泽。另外需明白：厥阴中气同时下陷，掉下去其实是个寒，但寒掉进去之后就不是寒，郁而化热甚至化火，利用了升柴桔另外一组药。

血脉的寒热，在临床上的癌症病人，它极少数只显现一个热或者一个寒，往往是寒热都有，赤芍和姜炭组药。黄芪小剂量的使用，之前跟大家沟通过，小荷才露尖尖角，利用这样一个力，这个力其实就是张锡纯氏说的运大气。

今天的交流就到此为止，如果病人有后续的复诊，我再跟大家进一步交流，谢谢大家。

理：三阴本气不足，局部大实证，土中湿热火秽毒，

法：健运太阴，升提中气，温化厥阴寒冰，降泄疏散宣透土中湿热火秽毒，加强三焦气化。

初诊：2020 年 3 月 24 日

方：自拟方

药：白术 90g，吴茱萸 3g，茯苓 30g，白芍 30g，赤芍 30g，姜炭 15g，升麻 5g，桔梗 5g，柴胡 10g，酒大黄 5g，炒僵蚕 5g，蝉蜕 10g（清虚之地）。

14 付。用法：每 2 日 1 剂，每剂加 1300mL 水，一直文火煮 1 小时，煮取 200mL，分 2 日，每日 2 次服。

二诊：2020 年 4 月 21 日

方：自拟方

药：白术 120g↑，吴茱萸 9g↑，茯苓 60g↑，赤芍 60g↑，姜炭

30g↑，白芍 60g↑，升麻 5g，桔梗 5g，柴胡 10g，酒大黄 5g，炒僵蚕 5g，蝉蜕 10g，黄芪 10g，桂枝 5g，泽泻 10g。

14 付。用法：每 2 日 1 剂，每剂加 1800mL 水，一直文火煮 1.5 小时，煮取 200mL，分 2 日，每日 2 次服。

甲状腺癌复发转移（六气是一气的变现）

大家好！

今天交流一位老人家，诊断是甲状腺肿瘤。从去年的1月份到今年的5月份，一共是看了11诊，老人家相对而言比较复杂，但目前为止，病情还是比较稳定的。一诊的时间是2019年01月08日，主诉：咳嗽，多痰，难咯2月余。简要的病史是这样的，患者2018年10月22日因甲状腺癌复发行"肿物切除＋环状软骨右后部分切除术"，术后病理符合甲状腺乳头状癌，癌组织累及软骨骨组织，并可见纤维组织增生伴浅头残留异物肉芽肿反应，结合病史，符合术后改变。术后出现咳嗽明显，极多痰，他甚至说有咯不完的痰，但是又极难咯，色黄，晨起明显；喉咙异物感，语言不清，精神还可以，无胸闷、气喘，唯一有一点是口唇干燥，当时来看的时候很干，但他自我没有口干、口渴、口苦这个症状；这个老人家的吃饭、睡觉、大小便、汗出一直是正常的，舌淡红，苔黄腻燥，前1/3有裂纹，脉细实。

既往史：2015年01月12日因甲状腺乳头状癌在全麻下行"甲状腺左残叶切除＋双侧喉返神经探查＋中央区淋巴结清扫＋右颈区淋巴结清扫＋气管切开探查活检术"，术后行化疗。这一次复发之后未做化疗。根据这样一个情况，最主要的目的就是达到局部怎么能够打开。这个人的咳嗽是"五脏六腑皆令人咳"，不是单纯的局部问题。再一个，咯不完的痰，在临床我们知道遇到这种病人，尤其是老年人，都会想到肾水上泛，这个病人有没有？肯定有，但是这个病人到目前为止舌苔上都是有裂纹的，因此第一诊我考虑得最多，就是先要把局部打开，然后减少形成痰的源头，我给了一个处方，叫"骈骝方"，这是明医堂的一个方。

方药：枇杷叶10g，防己、威灵仙各10g，酒大黄5g，蝉蜕30g（蝉蜕跟大家沟通和交流过，一旦出现癌症，如果想截断肺、肝转移，重用这个药，其实这个病人他肺部是有结节的，后面他带来资料，考虑肺部是有转移瘤的），熟地30g（截断源头），乌梅、僵蚕各5g，石膏、姜炭各10g，生地、猪苓各 10g，麻黄根 5g。前面降肺开道，防己和威灵仙，我个人在临床的体会是针对蚕虫络道，它不是康庄大道，在蚕虫络道里面的痰、瘀、毒出不来的时候，需要开道就是这两个药配合，当然在《金匮要略》的木防己汤，我个人参悟出来是肺胸膺膈肋阳明，在人体胸腔里面的对应的阳明阖不回去、降不下去而导致的水饮；乌梅、僵蚕，脂膜分肉间的秽毒，乌梅是火，僵蚕解毒；石膏、姜炭是阳明和太阴同时用；最后一组药，生地、猪苓、麻黄根，这组药的使用源于我们之前沟通过的道理，病人阳明的伏热（局部），痰是黄的，看到这个表明患者已经是有热了，这个热在阳明界面，但是源于阳明本体液津血的不够，也就是阴分的不够，血分有热，一旦阴分不够的时候，我们很容易忽略的是它还往往带有水气逆上的热，以我个人的参悟来解读麻黄根，本来我们觉得麻黄根络道根，它是止汗的，但是麻黄根与麻黄是同一物，我们在临床体会到它是在肌层，一直到身体里面，这个腠理的不畅通，所以可以是多汗，它止汗的原理就是能够疏通除了毛皮，往里的每一个腠理的道路的不通，这是我个人的参悟，与大家分享一下。本次药物开了7 剂，2 天 1 剂，这是第一诊。之后基本上就是以这个方为基础方来进行调整的。

接下来我们交流一下第八诊，时间是 2019 年 10 月 21 日，他在 3 月 1 日因剧烈腹痛在当地医院诊断为"急性胰腺炎"，好了之后他也来过，这个是规律，用的是逆气方，急性胰腺炎其实是三阴病，但是局部的热毒是少阳和阳明，因此我加了芍药，"肝胆为发温之源"，那么血脉有寒，加了姜炭10g，芍药 30g 配逆气方里面的炙甘草，就是芍药甘草汤；同时加了柴、梅、蚕，也就是乌梅、僵蚕配柴胡，这个跟大家沟通过，僵蚕入阴分，能够引起局部肺气不够宣畅，加了柴胡就没问题，而且柴胡能够把少阳的伏邪宣透出来，还有一个别忘了膜原；然后用了生地黄。

到了第八诊的时候，时间是 10 月 21 日，吃了药之后，咳嗽几乎消失了，偶尔有一两声咳嗽，痰还是多，容易咯出，色转为稀白，说话多还是觉得喉咙有痰堵着，令人感觉不舒服；口唇干燥好转，双下肢怕冷消失，他在广州这边天气越热的时候反而容易出现双下肢怕冷，当时总的治疗，第一个为开肺，然后疏通经络，接着就是阳明的伏热，基本上就是以这几个为主，不同阳明的参悟立足在这里来解决，解决了这些伏热之后，怕冷的症状、虚寒的症状就消失了。在这种情况下，舌淡红，苔薄白少，中有裂纹，这个裂纹一直是这样，脉细紧，转为了完全相反的一个方，破格救心汤。李可老中医的破格救心汤，因为阳明有伏热，干姜换为姜炭；因为病人是这样的体质，为了治疗他的痰饮我们还是加了生半夏，然后想增强源头，这时要考虑我们交流过的那张纸，二阴抱一阳的坎卦，加了熟地黄；那么阳明经的伏热，总是有裂纹，所以用石膏10g，生甘草30g。

　　第九诊是今年的1月2日，咳嗽消失与之前一样，痰量明显减少，痰容易咯出来，但它还是稀的，有时候会有些泡沫痰，双下肢怕冷总是反复，并没有因为吃了破格救心汤就完全恢复阳气，还会反复，口唇干燥消失，这一诊口唇干燥才消失，舌郁红，苔薄黄少，浅裂纹，脉细沉。因此这一诊守上方合了李可老中医说的姜辛味夏通治一切咳嗽，其实姜辛味夏这四个药在《金匮要略》里面用得多，《伤寒论》里面是小青龙汤，在临床上像这一类病人，你不断把本气增强后，那你在治什么？其实通过这些症状反映病人身体里面的伏邪是什么。病人有阳明热，因此用姜辛味夏，细辛用的是3g，干姜15g，五味子10g，生半夏30g，除了细辛量要少，同时在启动元阳的时候，针对这种看不见的热，我常常配真武汤，也就是我们总结出来的一个小分队，苓二芍。茯苓45g，白芍45g，赤芍45g，苓芍的搭配源于真武汤的参悟，因为加了干姜，前面有姜炭，因此太阴没有用白术。

　　第十诊是今年3月26日，各方面情况在逐步好转，其他没什么特别，他还是强调少许痰，色白加少量的泡沫，舌郁红，苔薄黄少、燥、裂纹，脉细偏疾，这时候补充了一下，在今年的2月份颈部皮下有个结节，增大明显，于某医院做了手术切除，最后活检的结果是皮肤真皮及皮下组织中见乳头状癌浸润。那么这一诊根据2月份手术的情况和病人整体情况好转，重在解决局部，这里面癌症的浸润就考虑到了肌肉中的湿毒和痰瘀，因此这一诊调整了方向，换了湿毒痰瘀的方，第一组药：生薏苡仁30g，姜炭10g，白芥子10g，姜炭、白芥子是阳和汤里面的一组药；第二组药：柴、梅、蚕各10g；第三组药：血脉里面，组成是桂枝5g，赤芍15g，痰的治疗用生半夏10g；第四组药：有了前面的僵蚕，配了酒大黄，升降散里面的一组药，如果说里面都是伏邪，少阳有柴胡，阳明用的是酒大黄，然后源头考虑到阳明阳土产生的邪热，跟逆上的无形的水气的热，用的是生地黄45g，猪苓10g，防己 10g；前面大家看都是针对实邪在派兵，但是最后一味药还是回到了治本，也就是李可老先生说的"阳明燥热永不敌太阴之寒湿"，重用白术 60g，通过健运太阴对治阳明。开了 14 剂，2 日 1 剂。

最后一诊是 2020 年 05 月 14 日，这一诊简要的病史是咳嗽消失，痰转少，转为黏痰，容易咯出，舌郁红，苔薄白少裂纹，脉细。那么已经到了 2020 年的夏季了，病人各方面情况都不错，因此就顺着今年庚子年运的特点，再结合病人疾病的规律，这一次的处方就转为厥阴寒毒方 2，厥阴寒毒方 1 是黄芪、吴茱萸、五味子、当归、赤芍、茯苓，白芍、半夏、大枣、人参，厥阴寒毒方 2 加了引火汤里面的一条病机线路，熟地黄、五味子，因为本身有五味子，因此这里重用了熟地 90g，但是服药的方法转为 1 个星期服 1 剂，开了 5 剂药。

那么这个病例大概的治疗方向是这样，比较难理解的是看到虚寒的时候，虚寒的根本源头是阳虚，但是目前因为有阳明的伏热，阳明多气多血，因此只有解决了这个伏热的源头，通过"阳明阖，坎水足"这条线路治疗，病人不会出现不舒服，这是一个治疗的难点。一旦里面的伏热减少，立足营卫来认识，脉内血热减少，脉外的卫气反而能够用了，卫气的作用是"温分肉，充皮肤，肥腠理，司开阖"，它能够发挥卫阳的作用了，这个时候，我们又回到了李可老先生提到的"扶阳是真理"，反而要加强先天起点的力，但是加强这个力，不会只是一个方向一个点，它是火生土，土伏火，阴阳是同时调治的，这就是破格救心汤。在整个大修理了之后，体质好转了，再顺着年运来调，就给了厥阴寒毒方，中间发生的急性胰腺炎，也是死的规律，急性胰腺炎就是三阴本气的不够，但是它热化肯定是以少阳、阳明为主的，因此一旦病人的病情控制住了，找到中医的时候，我们要想到，他有这样的伏邪才会得这样的病，小剂量的药以达到增强本气，同时给邪以出路。

那么今天这个病例就跟大家简要地进行了分析，谢谢大家！

甲状腺癌复发调治1（六气是一气的变现）

大家好，今天交流一位老人家，诊断是甲状腺肿瘤，从2019年1月到2020年5月一共看了11诊，老人家病机比较复杂，相对而言，到目前为止病情还是比较稳定的。

第一诊的时间是2019年01月08日，主诉：咳嗽、多痰，难咯2月余。简要的病史是这样的：患者2018年10月22日因甲状腺癌复发行"肿物切除"及"环状软骨右后部分切除"，术后病理符合甲状腺乳头状癌；癌组织累及软骨骨组织，并可见纤维组织增生，伴浅头残留异物肉芽肿反应，结合病史，符合术后改变。术后出现咳嗽明显，极多痰，有咯不完的痰，但是又极难咯、色黄、晨起明显，喉咙异物感，语言不清，声音低。精神还可以，也没有胸闷、气喘，伴口唇干燥。

当时来看的时候，口唇很干，但是他自我感觉没有口干、口渴、口苦，这个老人家吃饭、睡觉、汗出一直都是正常的，舌淡红，苔黄腻燥，前1/3有裂纹，脉细实。吃、睡好是保证调治有效的关键——后天胃气（是本钱）。

既往史在2015年1月12日因甲状腺乳头状癌在全麻下行"甲状腺左残叶切除＋双侧喉返神经探查＋中央区淋巴结清扫＋右颈择区淋巴结清扫＋气管切开探查活检术"，术后是做了化疗的。这一次复发之后没有做化疗。根据这样一个情况，最主要的目的，就是要达到局部这一块的打开。这个人的咳嗽就是"五脏六腑皆令人咳，非独肺也"的机理，已经不是单纯的局部的问题了。再一个，患者有咯不完的痰，在临床我们都知道，遇到这种病人，尤其是老年人，都会想到肾水上泛，这个病人有没有？肯定有。但是，这个病人到目前为止，苔上都是有裂纹的。

因此当时第一诊我考虑的最多就是先要把局部打开，然后第二步就要减少形成痰的源头，给了一个处方，叫"骅骝方"。这个是明医堂的一个方，方约是这样的：枇杷叶10g，防己、威灵仙10g，酒大黄5g，蝉蜕30g，蝉蜕、酒大黄是升降散的一组药，跟大家沟通和交流过，一旦出现癌症存在郁热的病机，如果想截断肺肝转移，重用这个药。其实这个病人他肺部是有结节的，后面他带来的资料已经写到考虑还是肺部有转移瘤的）。

前面都是在降肺开道，我个人在临床上的体会是防己和威灵仙是针对蚕丛的络道，它不是对治康庄大道，而且在蚕丛络道里面的瘀、湿、有寒有热导致经络不通的实证。当然，在《金匮要略》的木防己汤，我个人参悟出来的是肺胸膺膈肋阳明的不降。

接下来：熟地黄 30g，这个就是截断痰的源头了，这就是李可老中医说的"肾为生痰之根"。

乌梅、僵蚕各 5g，石膏、姜炭各 10g，生地黄、猪苓各 10g，麻黄根 5g。乌梅、僵蚕可治疗脂膜分肉间的火秽毒（配大黄针对湿热火秽毒，其实只有一气，分开讲如此而已）。这种火来源于土不伏火以及厥阴中化太过的火，它陷进去了，是有毒的。石膏、姜炭太阴阳明同时对治。

最后一组药，生地黄、猪苓、麻黄根，这一组药使用是源于对李东垣调卫汤的参悟（其实我们之前已经交流过）。这个病人有阳明的伏热，就是局部的痰是黄的，这个热是源于阳明本体液津血的不足，也就是阴分的不足，血分有热，一旦阴分不足的时候，我们很容易忽略的是它还往往带有水气，水气逆上来的热，这就是用猪苓的道理。麻黄根，以我个人的参悟，本来我们知道麻黄根、糯稻根是止汗的，但是既然跟麻黄是同一物，我们在临床体会到，它是作用在肌层一直到身体里面腠理的不畅通，所以多汗正是腠理不通的一个典型的症状，当然无汗表闭、腠理闭塞易理解。但是它止汗的原理是能够疏通，毛皮往里从肌层至脏腑之间的每一个腠理，是指这个道路的不通，这是我个人的参悟，仅供参考。开了 7 剂，每 2 日 1 剂。这是第一诊，之后就基本以这个方为基础方来进行调整。

接下来交流中间一诊。他在 2019 年 3 月 1 日因"剧烈腹痛"在当地医院诊断为急性胰腺炎，之后调治用的是逆气方。急性胰腺炎的共性，根本是一个三阴病，但局部的热毒对应是少阳和阳明的两个界面，因此在逆气方基础上加了芍药，"肝胆为发温之源"，那么血脉有寒，加了姜炭 10g，芍药是 30g，配逆气方里面的炙甘草就是芍药甘草汤，同时加了柴梅蚕、就是乌梅、僵蚕配柴胡，僵蚕能入阴分，能够引起局部肺气不宣畅，加了柴胡就没问题，而且柴胡能够把少阳的伏邪透解出来，还有一个是位于膜原的伏邪。

甲状腺癌复发调治2（六气是一气的变现）

2019年10月21日第8诊用的是破格救心汤。

吃了药之后，咳嗽几乎是消失了，偶尔有一两声，痰还是多，但是他已经能咯出来了，颜色由黄转白，说话多还是觉得喉咙这一块有痰堵着不舒服，口唇干燥好转，双下肢怕冷消失。病人天气越热的时候他就反而越容易出现双下肢的怕冷，这种情况属元阳不足。但患者有阳明伏热，故总的治疗第一个是开肺，然后疏通经络，接着就是阳明的伏热，基本上以这几个方法为主。关键就是对《中气与临床》一书10个阳明的参悟了。伏热解决了，怕冷的症状、其他的虚寒症状就自然而然地消失了。

第八诊舌淡红，苔薄白少，中有裂纹，这个裂纹一直是这样，脉细紧。此诊转为了完全相反的一个方——破格救心汤。因为有阳明的伏热，干姜换为姜炭，因为病人是这样一个体质，针对痰饮加了生半夏。然后，源头就是我们跟大家交流的李可老中医写的那张纸，二阴抱一阳的坎卦，加了熟地黄，那么阳明经的伏热，就是总是有裂纹舌，用了石膏10g，生甘草是30g。

这个方吃了之后，接下来第9诊是今年的1月2号了，咳嗽就没有了，痰量明显减少，而且容易咯出来，但它还是偏稀的，有时候会有些泡沫痰，双下肢怕冷反复，并没有因为吃了破格救心汤他就完全恢复阳气，病情还会反复，这就说明这个病人的病机线路不只是一个破格救心汤证。口唇干燥消失，治疗到这一诊口唇干燥才消失。舌郁红，苔薄黄少，浅裂纹，脉细沉。

因为主症减轻，因此，这一诊守上面的方，合了李可老中医说的"姜辛味夏通治一切咳嗽"。其实"姜辛味夏"这四个药，在《金匮要略》里面用得多，伤寒当然是用小青龙汤治疗了，在临床上像这一类病人，你不断地把本气增强之后，那你在治什么？其实，这个时候症状反映的是病人身体内的伏邪是什么？病人体内有阳明热，因此"姜辛味夏"细辛用的是3g，干姜是15g，五味子是10g，生半夏是30g。除了细辛量要少，同时，在启动元阳的时候，针对这种看不见的热，我常常是配伍真武汤的，也就是我们总结出来的一个小分队，就是苓二芍，茯苓 45g，白芍 45g，赤芍 45g。苓芍的搭配，这是源于真武汤的参悟。因为加了姜炭，前面加了干姜，对治太阴虚寒。

第 10 诊就到了 2020 年 3 月 26 日，在今年 2 月份颈部皮下有个结节明显增大，于某医院做了手术切除，最后活检的结果是"皮肤真皮及皮下组织中见乳头状癌浸润"。

目前少许痰、色白夹少量的泡沫，舌郁红，苔薄黄少燥，有裂纹，脉细偏疾。

这一诊根据 2 月份手术的情况和病人的整体情况好转，重在解决局部，这里面的癌症的浸润，就考虑到了肌肉中的湿毒跟痰瘀，因此，这一诊调整了一下方向，换了湿毒、痰瘀的这个方，第一组药：生薏苡仁 30g，姜炭 10g，白芥子 10g，姜炭、白芥子是阳和汤里面的一组药。第二组药大家是比较熟悉的，柴梅蚕各 10g。第三组药，治疗血脉里面的疾病用桂枝 5g、赤芍 15g，治疗痰饮用生半夏 10g。第四组药，有了前面的僵蚕，配了酒大黄，就组成了升降散里面的一组药，如果说这里面都是伏邪，那么少阳有柴胡，阳明这里用的是酒大黄，然后它的源头，考虑到阳明阳土产生的邪热跟上逆的无形的水气的热，用的是生地黄 45g、猪苓 10g、防己 10g，前面大家看，都在针对这个实邪在派兵。但是最后一味药还是回到了治本，也就是李可老先生说的"阳明之燥热永不敌太阴之寒湿"，因为要通过健运太阴对治阳明，故重用白术 60g，开了 14 剂，2 日 1 剂。

最后一诊是 2020 年 5 月 14 日，这一诊简要的病史是这样，无咳嗽、白痰转少，但是转为黏痰，容易咯出，舌郁红，苔薄白少，有裂纹，脉细。那么已经到了 2020 年的夏季了，病人各方面情况都稳定，因此就顺着今年庚子年运的特点，再结合病人的疾病的规律，这次的处方就转为厥阴寒毒方 2，厥阴寒毒方 1 是：黄芪、吴茱萸、五味子、当归、赤芍、茯苓、白芍（苓二芍）、半夏、大枣、人参，厥阴寒毒方 2 就加了引火汤里面的一条病机线路，即熟地黄、五味子，因为本身有了五味子，因此这里重用了熟地 90g，但是服药的方法就转为一个星期服 1 剂，开了 5 剂药。

那么今天这个病例就跟大家简要地进行了分析，谢谢大家！

中西医联合治疗肺癌盆腹腔多发转移 1

　　大家好，今天交流一位女性，52 岁，肺癌、双肺、腹腔、盆腔多发转移的患者。初诊日期是：2020 年 3 月 26 日，主诉：腹痛腰痛 3 月。简要的病史是这样的，患者于 2019 年 3 月因咳嗽于当地人民医院确诊为肺腺癌，口服埃克替尼治疗至今。2019 年 11 月发现腹腔转移，行放疗 25 次，放疗后出现腹痛、腹胀、腰痛，于 2020 年 3 月行化疗 1 次，出院诊断：支气管恶性肿瘤（右下肺中分化腺癌，双肺、腹腔、盆腔多发转移，T3N2M1），病理分期已经是进入到第 4 期了，这一个症状加上西医的诊断，一旦出现这些大的腔，病位在下焦，我们第一个考虑它的界面就是厥阴寒冰，多发转移走窜的这种是对应中医的火，那就是厥阴中化太过为火。因此，由博返约，定死了厥阴界面的寒冰与火（吴芩二芍）。就诊的时候，腹痛、腰痛呈持续性，因无法忍受需服止痛药（日服 2 次）。这个癌性疼痛是属于中医的大实证（芩二芍各 60g）。双下肢乏力明显，这听起来像是一个虚症，但我们之前跟大家交流过，这一类病人下肢的乏力，第一要考虑的是整个人身的气机——大的阳明的不阖，没有水之上源，也就是肺之化源是匮乏的。另外一个考虑壮火食气。不能单纯地治虚，效果不好，阳明阖不回来，所有补的这些药的治疗方向都是反的。时有头晕，这个既要考虑清阳不升，也要考虑浊阴冲到顶上去了。纳可，眠一般，因疼痛影响睡眠，大便日 1 解，质烂，那这个是太阴的湿。疼痛影响睡眠，（关键是癌性疼痛）那我们最主要就是解决疼痛。夜尿 4～5 次，又出现了一个虚寒的症状，我们都知道元阳不足，膀胱气化不利或者三焦气化不利，但是它的源头是什么？这种症状，我个人认为立足为《内经》的营卫体系来认识，因为热伏在（脉）里面，那么脉外的卫气是不用的，卫气本来就属阳，这个阳气没法发挥作用。下一个症状是少许怕冷，这就契合了。如果是身体从里到外都是阳虚生寒的话，他不会少许怕冷。口干、思温饮、解渴，这二个症状放在一起，尽管有燥，但我们会把病机卡在太阴界面的湿，一点点湿。饮水多则反胃，这就出现了阳明不降，则胃气不降，水多，阳不化水，这个阳的不足，是从哪里来的？跟前面的分析一样，那就是脉内的伏热。下一个症状晨起口苦，因为大便是烂的，口干，思温饮，那么这个口苦，考虑的是土里面的郁火。最后一次月经是 2019 年年底。

在化疗期间出现反胃、纳差、腹痛，说明中气不够，运化力下降，但是一说腹痛，就知道厥阴下陷为寒，部分病人同时又发生了横逆，中气也不够，所以这个病人，他是厥阴和中气同时往下掉的，掉下去就是寒。舌淡嫩红，这是典型的气阳不足，齿痕，我们归到太阴、湿。无苔，上有细小裂纹，这个跟前面是相反的，但是如果我们把从一开始的分析到现在拉成一条线，就说明这个病人他的元阳和胃气都是没有力气去蒸化的。蒸化什么？蒸化津液。同时说明他的津液也是不够的。阳不够，没法化阴，中气不够，没法化生津液，阳明不降，也没法化生液津血。但他的脉是细滑实，脉说明了这个病人身体里面目前以实证为主，那实证里面是什么呢？中医的理论是痰、瘀、寒、火，搅在一起的一个实证。

顺着这样一个病机的分析，首先我们立足在厥阴界面打仗——厥阴的寒。那么实证要解决癌症病人的这种疼痛，只有开结。前面已经分析的开这个结，是在里面的，如果大家听过前面八十几讲，就知道了里面的这种伏住的火，一共有三个源头：水气逆上之热、营热、血热。这就是我们常用的一个小分队用药：苓二芍。这个药进去能够（开结），让肿瘤巢穴解压，吴茱萸化了这种寒冰，本身能够解压，再开道路（再一次）解压。之后一组药：人参、五灵脂，是我师父李可老中医书上三畏汤里面的一组药，具体有什么作用？益气来化瘀，毕竟是个虚人，而且，对这个病人而言，吴茱萸 10g 相对而言是大量的，我们一定要给足本气。接下来是大枣 12 枚，也是为了吴茱萸的开破力能够有东西支撑。那么大枣，我们之前沟通过，它针对这种土里面的膏脂类，那就是液和津，以液为主。最后一个药是生半夏 30g，降整个阳明，把整个气降下来，同时跟大家讲过这个是阳明、太阴、少阴三个界面的药，像挖土机，（病人）化疗期间这种反胃、纳差、腹痛这个药都能治，开了 14 剂，每天 1 剂，每剂加水 1300mL，煮 2 小时，煮取 120mL，分 1 日，每日 3 次服。

那么第一诊的交流，就跟大家交流到这里，后面还有两诊，我们下次再跟大家交流，今天的交流就到此为止，谢谢大家！

中西医联合治疗肺癌盆腹腔多发转移 2

大家好，今天接着交流肺癌、双肺、腹腔盆腔转移患者的后续的治疗。上一次讲到止痛是治疗癌（性疼痛）患者的首要任务。二诊的时间是 2020 年 4 月 23 日，药后 4 月 22 号化疗，化疗期间反胃消失，饮水多易反胃消失，胃纳较前改善，可以吃到 2～3 碗饭，腰痛好转，腹痛消失，双下肢乏力较前明显好转，行走有力，时有头晕好转一半；轻微口腔溃疡，经服用益生菌持续 1 周消失，凌晨 3 点后因夜尿而醒，醒后难入睡，之前是因为疼痛。口干减轻，晨起口苦减轻，这些症状就说明上一诊分析的伏热减少了。但是大便由烂转每日早上 6 点解大便 1 次，且质干硬。这个症状跟我们刚刚的分析是相反的，这就说明更深层次阳明腑实热是存在的。像这种大病患者伏热或者伏寒，往往是在身体里面停留在两个极致的界面，都是在里、在内，一个是阴的极致叫厥阴，一个是阳的极致叫阳明。而且这两个都是标本中里面从中，开阖枢里面都是主阖的，刚好寒热相反，这是我们治疗许多疑难杂病的一个难点。夜尿（由）4～5 次减少到 2～3 次，这就是上一诊分析的脉内的伏热减少，脉外的卫气也就是阳气自然而然地增强。下一个症状也是同一个道理，怕冷减轻了，仅剩下双脚怕冷。上一诊我们讲过，如果是阳气不够，从里到外都是寒，他不会是这样一个寒热夹杂的临床表现。近期有少许痰容易咯出，上一诊的方药有生半夏，但药后反而出现了生半夏对治的我们最容易理解的痰，那就说明痰的源头是治疗的关键了。这样一推就知道（是）肾水。平素不易上火，无怕热汗出如前，舌淡红，苔两侧薄白，长出一点点苔了，脉转搏指。这个我们之前交流过，憋在里面的厥阴风木直升的这种风火，说明是他的伏邪。因此我们又会谈到这些病一旦把气结打开，也就是主要矛盾抓住之后，病机是对的，气结一打开之后治什么呢？六气是一气的变现，我们就在治伏邪。那就会非常清晰，因为本气增强，阴阳气俱增强，因此我们转为了从本治疗，立足在二阴界面治疗，但是有阳明腑实热证，这就是明医堂的逆气方。配了姜炭 15 克，桂枝 5 克，赤芍 30 克，开南方降西方，吴茱萸减为 6 克，乌梅 6 克，升麻和柴胡各 10 克，既能够从一脏五腑的至阴土里面升提中气，又能够升散郁火，柴胡解少阳的伏邪、膜原的伏邪。7 剂，每 3 日 1 剂。

我在临床是这样体会，一旦一诊取效之后，医者助力就应该撤一部分力量，因此转为 3 日 1 剂，每剂加水 1500mL，煮两小时煮取 240mL，分 3 日，每日 2 次。逆气方里面的附子用的是 20 克，炙甘草是 40 克，逆气方的配伍，如果是第一次用，回归到李可老中医书上温氏奔豚汤配伍的格局，炙甘草是附子的两倍。

三诊的时间是 2020 年 5 月 19 日，患者服药后于 5 月 11 号化疗，纳好，腹痛未再出现，腰痛较第二诊进一步好转，双下肢乏力消失，偶有头晕，来就诊的当天出现口腔溃疡，但是不痛，睡眠较前好转，醒后难入睡好转，早饭后想睡也能入睡，如果睡眠差的时候，他会觉得前额痛，大便由每日 1 次转为每日 1～3 次，质干硬转烂。听到这里大家又能够明白，腑实热里面包着的又是寒湿。便前腹痛，便后消失，那就是典型的正打邪。夜尿 2～3 次转为两次，怕冷消失，口干口苦明显减轻，晨起有少许痰，易咯出，色黄，舌淡红苔两侧薄白脉搏指是一样的。那这一诊用的是立足三阴治，又出现了三阴虚化、寒化的症状，当然主证肯定是消失的。因此在这种情况下，主方是不变的。既然又出现了虚寒，我们只需要增强李可老中医给我们写的那张纸，增强原动力就可以了。因此附子和炙甘草调整为 30 克和 60 克，同时这个力量一上去，乌梅增加为 12 克。中气这一块，元气增强了，元气是中气之母，元气生中气，故升麻改为 5 克，柴胡去掉，加了熟地 60 克，看到的痰颜色转黄，就是看到了阳邪，阳的这个源头回归到了少阴坎卦——元气，二阴抱一阳，阴阳俱损的两个都不够。因此这一诊重在治疗坎卦——元气。开了 7 剂，这个时候就转为 4 日 1 剂，每剂加水 1800mL，文火煮 2 小时，煮取 280mL，分 4 日，每日 1 次服。

这个病例分开两次，一共三诊，就跟大家交流到这里，谢谢大家！

不孕1（厥阴阳明在里在内在深寒热伏邪）

大家好，今天交流一个复诊的病人，初诊的时间是2016年，她在今年5月底来找我看病的时候带着一个小女孩，我们才知道当年三次治疗之后顺利怀孕生产。

我简要的跟大家交流一下2016年三次的治疗。

2016年的4月22号，当时的简要病史是这样的，患者于2013年1月，当地医院诊断为葡萄胎，行4程化疗、清宫术；2015年9月因宫外孕（右侧输卵管壶腹部）行腹腔镜下的手术，保留了输卵管。听到这里，这样的病史，对病机的判断，第一个就是在里在内在深两个界面，一个是厥阴，一个是阳明，两个界面的寒热伏邪，这个是疾病的规律。术后月经量开始减少，而且经期由5天缩短到2～3天，13岁初潮，经期现在是2～3天，周期是25～28天。当年来看的时候是4月22号，末次月经是4月4号到4月6号，第二天量最多时每日一片日用卫生巾，可以湿2/3，第一天痛经严重，但是患者没有服止痛药，痛经厉害的时候伴有头晕、乏力，甚至是晕厥。结合患者前面交流的这样一个过程，能痛到晕厥，第一个考虑就是元气的不足，接着要考虑的除了一个寒，这一类容易出现宫外孕的这些病人，或者是妇科的子宫内膜异位症，还要考虑一个火，这个与前面我们分析的疾病的规律，在里在内在深厥阴、阳明两个界面寒热伏邪是一致的。接下来汗偏少，如果说有问题，我们就要归到三阴里气的不足，也就是汗的源头不足。易疲乏，下午明显，晨起易四肢胀，下午胀感加重，这两个症状是同一个机理，首先我们考虑肯定是元气的不够，接着晨起，那就要考虑它的升发之力了，就是初之气萌芽——厥阴风木升发不够力，如果我们要对应到药的话，启动原动力用附草；升发、蓄健萌芽用参、芪，这是针对累这一症状。一说四肢的胀必定会伴有湿邪，除了前面的两组药，这个时候脑袋里面要考虑到一个药，即茯苓。每一个症状我们都要判断病机，病机的后面就是你要在脑袋里面显现相应的药。血压偏低，一样归到元气，总的来说是归到元气。有些人比方说突然出现低血压，这个是除了元气，更多时候要考虑厥阴和中气骤然的下陷，就看以哪个为主，但这个病人到目前为止，通过症状的分析，我们是死死地卡住了元气。口干口苦，夜间明显，晚上出现这些热症，要考虑郁热，因为晚上阳气是进到身体里面的，那就能出现在这一块，里面有郁热，这就是前面我们分析的厥阴阳明，两个在里在内在深界面寒热的伏邪。经前易怒、烦躁、腰酸、痤疮，经前都是厥阴风木在疏泄，为什么容易出现这些症状，患者爱发脾气而且能到了烦躁的程度，包括长痘痘，第一个要考虑怎么解决这个木，常规或者是自然规律，考虑使用土载木，如果这样一分析，结合前面的口干口苦，你就知道这个病人的土里面除了脾胃，千万别忘了一脏五腑的那个至阴土，它里面有郁热的，这也是我们前面一开始就卡死了有厥阴和阳明界面的伏热；腰酸这已经是一个虚症了，就看如果说阳明的伏热解决了，我们是可以来填补肾精的。如果阳明伏热不解决，填补肾精是没有用的，因为壮火食气，这个症状需要用心去好好思考。月经第一天除了痛经还会有恶心、腹泻、神疲、口唇发麻，持续 10 分钟自行缓解，恶心腹泻，胃气不降，清阳不升。神疲，疏泄太过，元气不足。口唇发麻，这一个既要考虑到虚，同时又要考虑到顶在局部的这一种热，至于说从哪里来的，能够腹泻，那就不是火，所以从这个症状我们会推出来一部分寒湿，寒湿会顶在局部的南方，口唇发麻，这个也需要用心思考。怕冷、不怕热，这个是典型的元阳的不足。双目怕强光，这个也是一种规律，凡是遇到这一类的，怕强光就说明这个人的身体里面有离位的相火，用的药也是死的，用乌梅就可以。易感冒，首发症状为流清涕，头晕，自觉低热，这一个出现头晕、低热，我们首先考虑到三阴里面的太阴。易上火，食辣则唇周、额头长痤疮，吃辣的出现痤疮属土虚，土不伏火，唇周额头，那就是太阴阳明，我们就把它归为土里面，虚而有郁火。大便平素每日一解，质干硬量少，这个是典型的阳明腑实热，但近一周每日一解，质烂，时腹胀肠鸣，这一周出现了寒湿之象，刚刚我们已经分析了。纳可喜肉类，喜欢吃肉的这一类人，相对而言液是不足的。难入睡，眠浅易醒，多梦，次日精神稍差，这个热扰心神在这一块的热，如果说次日只是精神稍差，那么有一部分是热到了阳明了，如果整个人是虚的，元气抟聚不起来，这样难入睡又做梦，第二天精神是差的，这也是我们后面用三个酸药的道理。舌略红，那就有一点点看到的阳气了，所以我们想办法要让离位的、飘出来的阳归位。苔薄白，这没问题，没有看到典型的湿热。有裂纹，一看到裂纹肯定就是阳明的燥邪、阴分的不足；脉沉，如果大家听了前面八十几讲，那么这个症状通过我这样一分析出来，元气的不够，有元阳的不够，也有阴分的不够，又有寒湿阴霾，又有阳明的腑实热，又需要蓄健萌芽，这个方就已经出来了，因此这个方就是基地的逆气方。逆气方的第一个药是酒大黄，山苓泽牛附草参，后面加了三个酸药，也就是我们刚刚分析的山萸肉配人参，这是来复汤里面的一条线路，乌梅治疗离位的相火以及怕强光的症状，五味子需要把热扰心神的那一个热拉回来，同时能够增强元气。但是我们说它有一部分阳明的热，针对病人的整个情况，用的是酒大黄，那么阴分的药就是用的淮山药。这个病人的难点是他大便的变化，还有他的病史，让我们定了界面，10 剂药，一天一剂，加水1000mL，煮 1.5 小时，煮取 150mL，分一日，两次服，这就是这个病人第一诊的病史和详细的病机分析。

今天的交流就到此为止，谢谢大家。

不孕2（促卵泡发育成熟、促排卵）

大家好，我们接着交流之后的治疗。第二诊来复诊的时候是2016年5月13号。简要病史是这样的，吃了上一诊的方药，也就是逆气方加了三个酸药，月经是5月1号来的，量增多三倍，恢复以往的正常量。时间5月1日至5月4日，持续了4天，但是第一天痛经同前，第一天的恶心腹泻、神疲、口唇发麻消失，精神明显转佳，易疲乏改善，晨起易四肢肿胀，下午胀感加重减轻，夜间口干、口苦减轻，难入睡好转，多梦同前，由怕冷转为怕热，出汗增多，大便转为成形，小便没问题。今天她测了一下排卵是阳性，5月1号到5月13号，那就是刚好第13天。舌红，看到了更多的阳，苔薄白，脉沉。

那这一诊，因为病人裂纹消失了，精神转佳了，而且她最痛苦的月经量已经增多了，主症好转，包括精气神、体力、耐力。还有一部分伏热都减轻了，而且已经测到有排卵了，第13天。虽然痛经是一样的，但是我们治疗的方法是根据她当时已经进入排卵期，排卵期身体的特点是阳入于阴，之后直接表现为以阳为主，所以体温是双向的。到了黄体期就变成了一个高温相的体温。这种情况下就重在阴精，给足阴精之后，要让这种气血流动的速度增快，而且因为她的裂纹已经消失了，我们知道阳明的伏热也减少了，这就是第一诊跟大家交流的，能不能填精关键是看阳明伏热，如果是阳明伏热很少，你给一个气孔伏热就会走，就会给伏邪一个出路，那么我可以增加补益的药。

这一诊因为这样一个伏热（虚热），我们几乎是看不到，因此就转为了明医堂的清养方。这个方是这样的：首选黑白安胎散，黑色的熟地黄和白色的淮山药等量各15克。接着是肾四味里面的两个药，就是我师父李可老中医的肾四味，菟丝子和枸杞子各15克。接下来茯苓15克，莲须15克，桑寄生30克，五爪龙（这个就是南黄芪）30克，鸡血藤15克，甘草6克，方名为清养方，它能够清身体里面的虚热，但是又能够养冲任气血阴精，是固定的。一旦我们看到病人有排卵，就要加一个南黄芪叫五爪龙，再加一个活血的药，稍微偏温一点，可以用鸡血藤。如果病人有盆腔或者附件的炎症，加毛冬青和鹿衔草，这都是经验用药了，那就不值得交流。这样开了5剂，因为在这个时候也就是女性患者体温双相变化的过程，一般我们临床的体会是持续3～5天，因此给了5剂药，第三诊来的时间是2016年的6月6号，末次月经5月25号到28号，上个月没怀上，5月25号来了月经，经量同前，是正常量，但这一次痛经消失，颜色转鲜红。经期4天当中偶尔会有急躁。在2016年6月3号广州市妇儿医院做了B超，左侧看到了卵泡15×12×12mm，这个是她月经的第9天，她左右的卵巢大小是正常的，因为病人上一次是右侧的异位妊娠，因此这一次在左侧就是一个怀孕的最佳时机。

患者精神体力进一步好转，疲乏改善，口干、口苦明显改善，纳眠可，睡眠基本上都恢复了，偶尔做梦，然后下颌有几粒痤疮，大便成形，每日1解，小便没问题，这一次舌头转为边尖红，苔黄厚腻，这一次舌苔才真正显现出了在里在内在深湿热邪对应的象，脉沉细，而且阳明的伏热，具体症状是舌边尖红。

因此这一诊在本象显现的时候，顺着本象来治，之前也跟大家交流过，其实病人在没有极其不舒服的情况下，找你来调治，分析清楚病人的本气，就可利用病人的本钱有多少，是什么病机而调治，（其实）就是在治伏邪。

因此这一诊给了这么几组药，第一组药，梅二草，如果听过前面80几次交流的话，就知道我们的问天方最主要的就是梅二草，这是2016年的乌梅、生甘草和炙甘草。乌梅用的是21g，生、炙甘草各30g，这个主要有什么作用？就是土伏火。因为病人黄厚腻苔出现了，下颌部的痤疮出来了，舌边尖红，看到阳出来了。接下来一组是黄连5克，黄柏10克，乌梅丸里面搭配的两个苦寒药，但是药量发生了变化格局就变了。这就证明是在治疗伏邪，给邪以出路，给一个气孔就够了。接下来回归到了太阴，用黄芪、白术各60克，各60克就是相当于一个甲子60年这样一个量，这两个药是针对以太阴为主，但是60克的量就能够对治阳明的降丁。所以一个药不同的量达到了降阳明的效果，是以降阳明的腑实热的，腑实热在人身上不一定是大便干硬，比方我们看到的黄厚腻苔，它里面就告诉你土深层有阳明的腑实热，因此用了 60 克，那么再给个气孔，用升麻、柴胡各 5 克，把土里面的郁火散开，同时能够升提中气。接下来一组药是桂枝、赤芍，桂枝是 5 克，赤芍是 30 克，病人血脉里面的伏热，最后一组是大枣和菟丝子，也就是身体里面的液、血和精，开了 7 剂，每日 1 剂，1000mL，煮 1.5 小时，煮取 150mL，2 次服。这样给就是源于上一次已经排了卵，但我们不知道卵泡的情况没有怀孕。那这一次，她第 9 天卵泡不是很圆，给黄芪、白术就是把这个气撑起来，但我们推断出了病人从第一诊开始她就是有邪火的，浮在那里，那么这一诊给邪以出路，而且要让卵泡短时间内能够破裂排出，如果有火需要把这种火升散出去，但是又需要升提这种力，这就是柴胡、升麻、桂枝的作用。如果卵巢壁偏厚要打开，这个病人主要是针对火邪，就是用赤芍、黄连、黄柏、乌梅。肝肾冲任的这种气血阴精，补气用黄芪，血阴精那就是大枣和菟丝子。吃了这个药也当月即顺利怀孕。一直到 2020 年 5 月 29 号再来找我的时候，她是想生二胎，得知当月就顺利地怀上二胎，最后也顺利地生产。

那么今天就把 4 年前的一个病例跟大家拿出来进行交流，谢谢大家。

睡眠障碍、帕金森病 1（厚土伏火、太阴大气）

大家好，今天交流一位男性 67 岁的患者。初诊时间是 2020 年 4 月 14 日，主诉睡眠差 10 年。诊断为帕金森病两年，加重半年。简要的病史是这样的：十年来入睡困难，甚彻夜难眠。有便意排解困难，开塞露助便，尖干硬后成形，最长七到八天一解；纳可；手抖；帕金森病规律治疗中；近半年出现驼背，逐渐加重；时心悸，饮白糖水可缓解；腹部怕冷，喜热敷及热饮；白痰多；小便浑浊；体重近一年下降十斤；舌暗郁红，少许薄黄苔分布不均匀，脉如裹。

首先是睡眠不好。睡眠障碍总的来说是阳和阴的问题，阳入得浅，阴分不足。帕金森这个病非常难治。今年这个病人治得不错，还有一个病人，是我香港的一个徒弟，治得也不错。大体来说，从阴精（匮乏）还有阳明本体液津血这一块入手。这个患者的疾病非常严重，甚至到彻夜难眠的程度，这就是跟大家交流过的李可老先生留给我们的一张纸（里的）浮阳的外越。因此这个病人（治疗的）关键（就是）：怎么能让这个飘出去的阳再回来。

他的大便前面是干硬的后面是成形，这一个症状说明局部是有离位的相火。离位的相火对治的药就是乌梅。那为什么这个相火会离位到这个地方？是因为三阴本气的不够，也就是三阴的虚化寒化。如果是病情相对简单一点呢？明医堂有一个金生丽水方或者虎啸方，就这两个方一般的症状都能够解决。如果你觉得这个病人的土里燥结胶结在一起的话，可以加生半夏，肺胃一降，它又能够致津液通气也，反而干燥的大便得到这种濡润，气往下一降也能解决。我在 2006 年治的一个老人家 3 剂药几十年的这个大便就解决了，当时用的是四逆汤加生半夏，加乌梅，梅夏这两个药，把离位的相火还有阳明燥结的这种土里面的我们认为是痰其实它是一种气结，这个一旦打开，这就是辛味药辛以润之。这个如果大家在临床多用的话就会有体会。饮白糖水可缓解心悸这个症状，这就卡到了太阴了。腹部怕冷，喜热敷或者热饮，这是元阳跟中阳也就是脾胃的阳的虚寒，阳气不够。但是患者大肠的阳明是一个实热证。痰是白色的，而且量多，这一个针对帕金森的病人，要考虑痰的源头，而不是去治这个痰。小便浑浊，这一个有虚，但是它还有热，针对这个老人家，我当时是想到了用气化的方法。体重下降这个就是典型的壮火食气，这个火跟彻夜不眠的火是一个道理，关键是火怎么能够归位的问题了。包括他的少许薄黄苔，我们觉得有热，还有一点点燥，但是分布不均匀，就卡死在太阴了，这是因为土气的不够。脉如裹，这种里面是实证，但是推动力不够。

这样分析下来，让阳归位，大便要软，阳明要降。首先选的是一个通达三焦的药，这个药我们之前讲过是重剂黄芪。针对这个老人家，黄芪用的是 150 克。我个人在临床的体会是 120 克这种虚劳损的人能够定住中轴，能够补益土气，就是能够把肉气撑起来，但是他没有翻土的作用，相对而言这不是绝对的。大于 120 克就开始有翻土了，那翻土的目的是什么呢？因为他的土里面有热，那翻出来的常规自然规律土里面是有湿的，太阴之上湿气治之，也就是用这种湿，正常的湿去对治这个病人身上异常的燥热。接下来一组药，桂枝之比是赤芍 1 : 6，起陷开南方，目的是什么？降西方。这种搭配也跟大家沟通过，虚人如果大便干硬属于阳明腑实证，但是他的三阴本气不足，不能够用苦寒药的时候，就要借其他方向的力，西方的降利用南方的开。第四个药是重剂白术 120 克，这个已经讲过好多次了，滋液通便，也是脾主散精之意。联想到病人瘦了那么多，而且背都驼了，我记得当时他女儿最在意的就是发现父亲这半年来背越来越弯，就带他来看中医。接下来的剂量是人参 30 克，菟丝子 60 克，淮山药 60 克，这就是气、阴、津、液，我们讲逆气方的时候和大家交流过。包括我师父专辑里面的温氏奔豚汤，阴分不够，这个时候因为寒湿阴霾之气为主，给不了阴，那这个时候需要配，配的这个药就是重剂淮山药。接下来乌梅用至 10 克，就是刚刚跟大家分析的情况，给了这种土、阴精，把离位的相火让它敛降回来。接下来炙甘草和蒸附片的比例是 3 : 1，这种比例重在益土伏火，所以这个病人的主要矛盾集中在太阴。利用前面的桂枝，配合了我们交流过无数次的一个小分队，三焦气化，能够拓宽水火的道路，能够达到元气之别使，三焦者中渎之府，水道出焉，针对前面刚刚分析的小便的症状，桂、桔、泽小分队，桔梗 5 克，泽泻 10 克。7 剂药，两日 1 剂，加水 2000mL，煮两小时，煮取 240mL，分两日，每日三次。第一诊的情况，就跟大家交流到这里，接下来的两诊我们明天交流，谢谢大家！

睡眠障碍、帕金森病2（厚土伏火，阳明本体）

大家好，我们接着交流睡眠障碍十年和帕金森病老人家的第二诊和第三诊。第二诊的时间是2020年4月27号，服药后睡眠情况较前改善，入睡困难消失，眠浅易醒，醒后难再睡；手抖和驼背的症状较前好转；大便转为两日一解，排解畅顺，大便由尖干硬后成形转为成形偏软便；患者出现了一个新的症状，时腹部有气转动感；小便较前频，量偏多，浑浊；腹部怕冷、双眼视力以及痰这三个症状跟第一诊的情况是一样的；舌暗略郁红转为舌嫩红，少许薄黄苔分布不均匀转为苔根部两侧白微密，脉如裹转为脉沉。听到这里我们知道主症已经改善了，而且十年的睡眠障碍也得到了一部分的改善，不管怎么说，能够快速的入睡，阳入阴这一功能较前是增强了。但是帕金森的病人在临床多见的是阴阳俱损。手抖和驼背，根据我们用的重剂的黄芪白术以及补阴精，说明第一个大气撑起来了，脊梁的督脉，常规是考虑到大气的不运，大气把肉气一撑起来，能够土载木。如果大气撑起来元气增强，那么水涵木的功能也能够增强，这样回归到圆运动这里，他的轴就稳了，轴一稳，十二经气图的升降就会比之前要好，这个病人我们没有用通便的药，而是回归三阴本气的增强，解决了阳明的燥热火的道理，包括他舌苔的转变。那么新出现的腹部和小便的这个症状，因为主症是缓解的，那就是我们交流的正打邪的道理了，再结合他的舌脉，说明这个人身体里面他的土中有伏邪，是什么伏邪呢？我们推断出来，主要是湿、风以及少许的热。因此，这一诊根据没有缓解的症状以及老年人帕金森的共性，针对初诊方药的有效性推断出来这一诊重在加强对治肝肾阴精的亏损。所以方药是守方加了山萸肉，淫羊藿和菟丝子。

第三诊时间是2020年5月28号。腹部怕冷消失；睡眠转正常，入睡时间为六到七小时；手抖驼背明显好转，这一诊老人家来看的时候，整个精气神，跟他沟通的时候结合他那种神态表达，我们觉得是和合的一气，这个老人家很善良。双眼视力较前改善；白痰减少，较前转黏，但是容易咯出；时有腹部气转动较前是增多的，矢气多，味臭（火）；大便两日一解转为三到四日一解，质软，排解欠畅顺。这里又有一点腑气顺降的时间比较长；小便跟上一诊是一样的；舌一样，苔由根部两侧白微腻转为了薄黄燥腻，左脉沉，右脉细滑，更深一层的阳明的燥邪出来了。这一诊尤其是腹部怕冷的消失和睡眠完全的恢复以及视力的改善，这就是整个人元气抟聚的力量增强了。腹部和大小便的这个症状以及舌苔的改变，推断出来深层的土里面有湿、火二邪，但它的源头根据我们前面用药的情况，尤其是阳明的燥和这个火是哪里来的？推断为液少津枯之阳明本体不足，因此这一诊去掉了淮山药、桔梗、淫羊藿、枸杞、山萸肉、附子，改用了五苓散的配伍法度，有桂枝，加了猪苓、茯苓，本身有泽泻，加用了重剂的生地，重在加强阳明本体液、津、血不足的化生，这个我们前面交流过，为什么用生地，根据黄土汤、炙甘草汤、张元素的九味羌活汤、李东垣的调卫汤等等，参悟出来阳明的伏热甚至是出现了阳明的壮火食气跟元阳的不足相互之间互为影响的时候，都是主要矛盾，要同时解决。热很难用直折其火的办法，这个时候就加强他的本体液、津、血的化生。这个一旦增强，脉内的伏热减少，脉外卫气的功能就能够增强，也就是阳气的功能自然而然地增强。这样就把这一个矛盾我们能够对治了。根据他的痰比之前要黏，大便排解的时间延长，加用了生半夏"辛以润之，致津液，通气也"，降肺胃阳明。同时加大了乌梅，与方里面的黄芪、人参、炙甘草、生地这些味甘的药一化合就能够酸甘化阴，化生出更多的阴。同时土足了，相火能够归位，那么自然而然就能够土载木，也能够加强厥阴的阖，所以一个乌梅的用药不是单纯的一个作用，但是在方里面发挥了这么多的作用。那么这个病人的三诊的交流就跟大家讲完了，今天的交流就到此为止，谢谢大家！

不孕治疗（三阴大方）

大家好，今天讲一个最近来二诊的女性患者。她的初诊时间是 2012 年 10 月 30 日，当年是 24 岁。简要的病史是这样的，2010 年 1 月结婚，当月怀孕，怀孕八个月的时候因胎盘成熟三度，羊水少，住院保胎未成功行引产术。术后避孕半年，之后未避孕也未怀孕至今已经一年。月经周期 28 天，经期 7-8 天。当年来看的时候，末次月经是 10 月 24 号，也就是月经差不多干净的时候来就诊的。月经第一到三天量多，伴少腹剧痛，第四天到第五天量逐渐减少，伴少腹隐痛。整个经期腰酸痛，经前乳房胀痛。听到这里大家大概能有一个判断，经量多和少腹的剧痛，除了有寒凝经脉，一定要考虑到还有一个热迫血行的趋势。因此这一类妇科病，既然寒热这么明显，我们就会抓住一个界面，就叫厥阴。每个界面都有寒热虚实错杂，但是最典型的从太阳到厥阴有六个界面，三阴三阳里面就是厥阴界面。因为厥阴阴寒盛，有一丝微阳，但偏偏这一丝微阳又最容易发生热化变证，一发生热化变证，表里经，那就是少阳，少阳之上火气治之，这就是《伤寒论》厥阴病篇里面厥热胜复以及热化太过（相应）的条文。

这个病人，经典对我们的指导就是在这个症状，既要考虑寒同时也要考虑到热。加上胎盘过早的成熟老化，里面除了元气的不足，无法支撑，那一定就是有过多的火邪。

经前的乳房胀痛和经期的腰酸痛，这两个症状放在一起，再结合前面的分析，厥阴风木疏泄太过，把肝的体阴精这一块耗伤，因为疏泄太过导致体阴的不够而没法濡养，所以整个经期腰部都是酸痛的。

接下来是怕冷，不怕热，提示元阳的不足。冬天四末冰凉，阳虚生寒。夏季手心热，这是个热症，但是它是气虚或者阴虚所产生的热，因此如果我们把从一开始到现在这个症状结合分析，病人是寒热都有。

汗极少，这就是汗的源头（不足）。这个病人会有热，汗极少，又有寒，汗的源头（不足），但是它的热因为汗少没有表现出热化至阳明界面对应的肌的这种大汗，而是这个阳明的这种热伏进去，伏到了身体的里面，这样就导致这个病人在这样一个病理状态下所表现出"在里在内在深两个界面阴阳的极致，即厥阴和阳明"里面有寒热伏邪，这是我们当年帮到这个病人的道理，就是源于对病机的认识。

平素易感冒，感冒首发症状是咽痛，接着鼻塞，流涕咳嗽。我在临床往往是通过感冒的首发症状来判断界面的。对于这样一个三阴的病人，如果说第一个症状是咽痛，又是反复发作，就归到了少阴的界面。跟肾经脉的循行连舌本，散舌下有关系，还有水寒龙火飞。容易咳嗽就要考虑到太阴，尽管说五脏六腑皆令人咳，毕竟肺的太阴阳明又跟表有关系，太阳（与）这一个（肺）脏的关系更密切一些。一个月前感冒至今未愈，现在表现为咽痛，咽中有痰难咳，咽痒则咳嗽。听到这里还是一个热证，而且这个热在里面，有痰都很难咯出来，有点燥热。这一个我们还是归到阳明界面。咽痒咳嗽，临床如果是反复这样，要考虑真武汤，是少阴的寒而导致的。痔疮时有出血，这是血脉的热，（在）这（也表现）出来了。大便2日1解，成形，畅顺，这一块没有问题。纳可。患者来看病的时候是2012年10月30号，也就是10月份，她在当地做过B超检查，子宫附件未见异常。舌暗红，苔薄白、有裂纹，脉沉。既然我们已经掐死了主要的矛盾，都是在里在内在深厥阴和阳明两个界面有寒有热。这个时候用的是明医堂的三阴大方。因为阳明的伏热在里面，厥阴中化太过的热也在里面，因此加乌梅、生半夏（这一对药）。

当年源于有这么一类病人，我们归了三组药叫吉祥三宝：乌梅、半夏、黄芪、当归、龙骨、牡蛎。处方如下：黄芪250克，黑顺片60克，干姜60克，炙甘草120克，山萸肉90克，吴茱萸30克，细辛30克，紫油桂15克，红参30克，生半夏60克，乌梅15克，桂枝45克，赤芍45克，当归30克。这个（三阴大方）是进行了加减。共10剂，三日一剂，每剂加水3000mL，文火煮三小时以上，煮取600mL，分三日，每日两次服。因为这个药用药量是破格使用的，因此我们的体会是在临床煮够时间足矣。

这个病人再一次来看病的时间是2020年6月12号。当年吃了药一个月之后顺利怀孕。怀到第八个月的时候，同样出现跟前面一样的胎盘早熟，羊水少。后去妇产科住院保胎一个月，怀孕三十四周零六天，经剖腹产一女，重2.515kg。当时给我看小孩的照片，长得非常好，而且当时出生的体重是可以的。那么这一次来呢是想生二胎。这个病例因为用了三阴大方。患者尽管有热化，没有用像石膏、大黄、升麻、黄连、黄芩这一类苦寒的药，用的是温药，但是它的机理已经跟大家进行了分析。因此在年之所加的基础上，每一年的临床体会都让我们感受到其对临床的影响。那么今天利用这个机会，我们在这么多年之后，得知她（当年顺利）怀孕，又翻回去2012年看了她的病历，把这一个成功的案例跟大家进行了交流，今天的交流就到此为止，谢谢大家。

小儿脑外伤后遗偏瘫、癫痫
（运大气、元气、托透伏邪）

1. 大家好，今天交流一个小儿脑外伤的 10 岁男孩的病例，诊断：①症状性局灶性癫痫；②颅内损伤后遗症。初诊：2019 年 10 月 31 日。主诉：左侧肢体活动不利、言语理解能力差 2 年。简要病史：2017 年 3 月被发动机打到头部昏迷，于当地医院行手术治疗，清醒后左侧肢体力量小、活动不利，表现为左肩低于右肩，左手握拳状不能伸开，渐渐可以张开，至今仍僵硬活动不利，左脚活动不利，不能走直线。当年出院服德巴金 2 个月。2019 年 7 月开始手抖、嘴巴歪向右侧；8 月出现每日连续抽搐多次。右脚抖动，自己可以控制。于当地医院治疗后频率减少；9 月前往广州就医，9 月 25 日至 30 日在广东三九脑科医院住院治疗，出院诊断：症状性局灶性癫痫，颅内损伤后遗症，左侧肢体偏瘫。纳眠可；大便调，尿频；无明显怕冷怕热，汗出正常。偶尔感冒。舌淡暗，苔薄白；脉沉。

2. 如果大家听过前面 80 多次的交流，遇到这一类脑外伤后遗偏瘫、癫痫，首选的治疗方法就是李可老中医说的运大气，因此第一个药是重剂黄芪，当时给了 250 克，250 克的黄芪可以从上焦直达下焦，也就是从上面的宗气到中气，一直到下焦的元气，能够定先天的中轴。那么两年期间，小孩在成长过程当中，病情并没有很顺利的恢复，这个就涉及一个后天中轴，这个是重剂白术，尽管小孩吃饭大便是正常的，但对于他个体来说呼吸、饮食以及情绪，所有这些东西进到他的身体里面，后天的中气利用的不好，所以是源于这些症状来给的后天中气的药。这两个药放在一起就能够定先后天的中轴了。因为有黄芪 250 克，配了 30 克的当归，就是当归补血汤这样一起来推动血液的运行。这是两条病机线路。

3. 第三条（病机线路）：毕竟是个 10 岁的小孩，出现了癫痫——风火相煽，那么它的源头肯定是在先天坎卦，因此给了 120 克的熟地，只有充足的肾水（才）能够水生木、水涵木，截断风火相煽的势；既然真水不够，规律使然必有邪水随着厥阴风木风火相煽之势而冲上去，这个就是我们之前交流的芩二芍组药里面的茯苓，水气逆上之热甚至是火，因此也配了重剂的茯苓60克。前面5个药，总的来说，是偏于温的，偏于甜的。在这个基础上利用药味——酸甘化阴、甲己化土的力配了重剂的山萸肉90克，敛正气而不敛邪气，目的是恢复萌芽的蓄健和厥阴风木和缓有序的升发。

4. 接下来的一条病机线路：患儿目前的症状表现为厥阴原点起步就是这样一个状态，因此用了重剂桂枝配重剂煅牡蛎，桂枝是75克，煅牡蛎190克。

5. 在这几条病机线路针对最根本的元气、中气、萌芽的前提下，加用了一个小剂量的药，这个药能够升散郁火、解毒、升提中气，而且能够让清气到达人体的头部，选用了清震汤里面的升麻，因此给了10克升麻。共7付每4日1剂，每剂加2000mL水，一直文火煮3小时，煮取400mL，分4日，每日1次服。

6. 复诊的时间已经是2020年的6月11号，也就是将近8个月。他妈妈觉得药后小孩进步非常之大，言语理解能力提高，左侧肢体活动较前灵活，左肩也没有那么低了，现在可以走直线了。服药十余天后白天局灶性癫痫发作消失，夜间发作减少。停中药一月后于2019年12月反复且加重，这个时候已经到冬季了。服药第27天出现发热，我们一共是28天的药，27天出现了发热，体温38度，服退热药及输液等抗炎治疗一天后痊愈。因此这一诊我们需要考虑的是他在冬季病情的反复和加重，以及在中药将近吃完的时候出现了一个高热，既然用消炎药和退热药有效，这就说明邪在三阳。那么我们就要考虑这个小孩一定有三阳的伏邪，但是这个邪是从哪里来的？因为主症能够缓解。那就是说元气增强之后，厥阴、阳明能够阖回去了，阖回去之后里面的热，因此我们在这一诊重点解决厥阴和阳明的阖的功能，因为是出现的发烧，首选对治这一症状的药物那就是重剂的乌梅和轻剂的石膏。另外既然是三阳的伏邪，石膏可以是阳明，有一部分的例如麻杏石甘汤也在太阳。因此石膏是太阳阳明两个界面的药。那么在这种情况下，因为我们的治疗目的是增强元气，如果我想更好地让太阳太阴土开、厥阴阳明土阖功能增强，一定会利用一个枢机，既是三阳的枢，也是三阴的枢——少阳枢机。因此这一诊加了 10 克的柴胡。既然前面是有效的，最主要的药即黄芪 250 克，直接翻倍用到了 500 克，茯苓由 60 克调到了 90 克，其他的药没有动（黄芪之甘又配了乌梅之酸）。

7. 那么今天就利用一个小儿外伤的病例，跟大家讲了重剂使用这些药的道理，以及重剂使用的同时，用小剂量的药它的作用是什么？他们之间力量的匹配想达到的目的是什么？是怎么样来判断病机恢复生命规律——开阖枢和标本中的？

今天的交流就到此为止，谢谢大家。

理：脑外伤导致中轴不稳，先后天两本不足，水不涵木、土不载木导致风火相煽。

法：运大气，定中轴，厚土气，蓄健萌芽，加强厥阴原点起步之力，托透伏邪。

方：（初诊：2019-10-31）自拟方：重剂芪术＋当归／黄芪＋茯苓／熟地＋重剂桂牡＋升麻。

药：黄芪 250g，白术 120g，当归 30g，熟地黄 120g，茯苓 60g，山萸肉 90g，桂枝 75g，煅牡蛎 90g，广升麻 10g。

共 7 付每 4 日 1 剂，每剂加 2000mL 水，一直文火煮 3 小时，煮取 400mL，分 4 日，每日 1 次服。

方：（二诊：2020-06-11）自拟方：重剂芪术＋当归／黄芪＋茯苓／熟地＋重剂桂牡＋升麻＋膏梅柴

药：黄芪 500g，茯苓 90g，白术 120g，熟地黄 120g，山萸肉 90g，桂枝 75g，煅牡蛎 90g，当归 30g，广升麻 10g，乌梅 30g，北柴胡 10g，生石膏 30g。

共 7 付，每 6 日 1 剂，每剂加 3000mL 水，一直文火煮 4 小时，煮取 600mL，分 6 日，每日 1 次服。

小儿特应性皮炎

大家好，今天交流一个儿科的病例，是一个男性，11岁的小儿。今天交流最后的两诊。

简要病史如下：患儿五岁时确诊为特应性皮炎。周身不定处发作，难愈合；今年3月起因双耳后皮肤瘙痒、耳根处开裂、红肿、渗液，渐进性加重，伴双眼目锐眦瘙痒、左上眼睑皮肤瘙痒、粗糙前来就诊，服药后症状渐好转。我讲一下第五诊和第六诊。第五诊的时间是2020年5月12号。服药后右耳后瘙痒渗液消失，左耳后皮损好转90%，左耳根皮肤部分由嫩红转正常颜色；左眼皮肤瘙痒、粗糙减轻，出现了右肘窝、左腘窝皮肤粗糙瘙痒。易发脾气较前减轻；睡眠好转；服药期间大便偶有稀烂，伴腹痛，药尽后大便转为成形；舌红，苔中根薄白，脉沉。

特应性皮炎的表现临床医生都知道，这个是属于小儿先天元气不足，不足之后，主要是先本气不足，内生风寒火邪深伏体内，发病的时候是因为同气相求。耳后皮肤的瘙痒，又有渗液，局部皮肤的嫩红，有风有湿有火热。皮肤嫩红说明肉气不足。粗糙瘙痒，说明有燥邪。这类小孩发脾气，归为土失载木。重在益土载木，这是一个大的治法，包括儿童多动症，也是这样一个治法。服药期间大便的改变，说明这个小孩的体内厥阴界面深伏寒邪。在元气增强后，俗话说的冰化水的道理，与《伤寒论》278条"腐秽当去故也"同一机理，他是表现为冰化水。因此我们可以推断这一类小孩，外面冰、寒，里面包着的是湿热火风，邪气一层裹着一层。依据前四诊通过清解血分伏热、加强阳明本体，达到了托腐生肌解毒止痒之效，此诊给的第一组药生地、生甘草各30克对治阳明本体液、津、血的不足，同时利用生甘草，益土清热解毒。生地是偏凉的，对于这一类小孩因为阳明本体不够，形成的邪热深伏血分，脉内血热鸱张，脉外卫气不用。通过参悟炙甘草汤，重剂使用生地，要想具有春之发陈和夏之蕃莠的力量，最简单最直接的一个配伍就是桂枝，因此配了5g桂枝。土里面的虚伴有火，用了5g桔梗。阴分不够，水气逆上的热用猪苓10克。脉内的热，与桂枝相配，赤芍10g。这是前面的六个药。

通过刚刚的分析，里面还有湿热火这些毒。这些毒的源头，是源于目前这个小孩初之气厥阴风木升发得不好，它就会往下掉，掉下来有寒。掉的第一步是桂枝，一旦变成了深伏的寒邪或寒毒，对治厥阴界面的寒就是吴茱萸。如果这个寒郁而化热化火，就是乌梅和黄连，黄连又有清解湿热的作用，这样湿热火三邪可同时清解。乌梅、黄连和吴茱萸，这是第三组药。

接下来当归10克，在患儿的本气增强之后，有了生地、黄连，加当归，就是东垣清胃散里面的三味药，针对血之寒热导致的运行不畅。当归与吴茱萸、桂枝、赤芍匹配对治厥阴久寒。

最后一组药是针对目前的风火。本气增强可以深入到生生之源的话，因为以火为主，舌红，脉沉，因此配了引火汤的熟地黄和五味子这两个药对治的一条病机线路，也就是壮水镇阳，引火归原。

经过这样治疗之后，复诊时间是2020年6月15号。左耳后的皮损已经完全愈合；左眼皮损消失；右肘窝、左腘窝皮肤粗糙瘙痒感减轻；睡眠恢复正常；服药期间大便成形，腹痛未出现；舌红，苔中根薄白，中有裂纹，脉转沉细。元气增强，但同时裂纹舌说明更深层次的阳明燥热是存在的。因此，治到疾病的最后往往就是治伏邪。它的本位本气出现的时候我们就好办了。最后一诊，第一个药用重剂生地60克以逐血痹，治疗阳明本体液、津、血的不足。配伍的另外一个药就可以深入到先天起点，即元阳，因此第二个药是蒸附片15克。对于深层次的寒以及郁火，可以用同一药解决，又可以托透伏邪，这个药就是细辛，用量是3克。厥阴的寒可用吴茱萸3克。厥阴中化太过的火或者全身离位的相火可用乌梅5克。最后一组药芩二芍，这一个小分队打开水气逆上之热，血分的伏热，和营分的伏热。因此最后的治疗结合了今年的年运，立足阳明阳土阴分不足产生的邪热与少阴元阳不足产生的寒邪，这两者变成了互为影响的主要矛盾。在这个前提下再搭配其他的药。共7付，每3日1剂。

这个病例通过后面两诊跟大家交流，我们比较难理解的是寒热虚实同时存在的时候，尤其是在阳明界面和少阴界面，阴分不够和阳的不够，当它们之间变成了主要矛盾的时候，我们应该怎么样去判断，怎么样一步一步地根据天地规律、生命规律、疾病的规律去判断相应病机的和治疗的方药。今天的交流就到此为止，谢谢大家！

疑似自闭症小儿咳嗽眠不安之治疗
（降甲胆、阳明厥阴寒热同治）

大家好，今天交流一个儿科的病例。

患者，男，4岁。初诊时间是 2020 年 6 月 4 日，西医诊断，自闭症边缘，主诉为咳嗽，睡眠极差半个月。

简要病史：半月前疑似受凉出现咳嗽，夜间为主，有痰难咯，其母予咽扁颗粒、沐舒坦则痰能咯出，色白质黏，但咳嗽不减。睡眠极差，入睡难，眠中不安，半夜醒一次，醒后哭闹 1~2 小时，中午不睡。脾气急躁。反复口腔溃疡 1 月 1 次，但容易愈合。这三大类症状，一听就是一个热证，尤其是睡眠，阳不入阴，但是通过服药能够咯痰出来，以及口腔溃疡容易愈合，说明尽管有热，但热毒不是很重。主要问题是睡眠极差，不管是难入睡还是睡眠不安，还是醒后的哭闹，这个关键是阳不入阴。如果说这是一个热证，我们就要结合另一个症状，他的大便，每日一解，成型，偶干，这就排除了阳明腑实热证，由博返约，追究这个热的源头，回到了王松如的观点"肝胆为发温之源"，重在肝胆。近两天全身红色湿疹，这个症状全身都有，那就是表，表属于太阳，涉及肺，肺主气外合皮毛，这个太阳又是统卫气的，那么这样肺、太阳、气跟全身的湿疹是有关的，再结合咳嗽，这就要考虑这三个方面怎么解决。因为湿疹是红色的，那就说明已经有热了，这个症状是中间一组药的一个依据，大家听了这么多次，应该一听这个症状，我一说病机线路就都知道了——桂芍的搭配。近一月体重下降 2~3 斤，结合前面的症状由博返约，这是一个壮火食气。既往好动，近一月晨起疲劳，上午不喜动喜哭闹，手心热。体重下降壮火食气，但是晨起的这一个症状说明厥阴升发无力，但是又直升，对应的症状是喜欢哭闹；手心热表明土不伏火、土不载木，这里面有气虚和阴虚的发热。纳食一般，喜欢吃糖，己土之气不够，挑食只吃米饭、鱼虾、肉松、蛋、番茄、酸奶，如果是明确自闭症，本身这一类小孩有一部分就是食物不耐受的。长期地图舌，我们一般看到这个会考虑太阴己土，但是因为地图舌有一部分是没有苔的，这就需要考虑到形成太阴己土之气的源头不足，一个是元阳釜底火，另外一个是相表里的土里面的一阴一阳——即阳明。不喜饮水，说明身体里面没有胃中干、燥热大渴这一燥热之证。小便黄，有热，但是结合手心热，也有虚。舌淡红、苔薄黄表明有热，略腻说明有湿，也就是说他有伏火，但同时已经有一部分形成了湿热或者湿火，但这是伏邪，脉是细的。通过前面的病机，锁定了最主要是东方甲乙木，而且因为阳不入阴或者入得比较浅，重点就在了甲胆的上逆，因此这个方前面两味药白芍、炙甘草各60g，接下来离位的相火，再加上这两天开到太阳表的异常——全身红色的湿疹的火邪，阖厥阴开太阳，厥阴阖得不好，开到太阳就是这样一个有热的证，因此第三个药配的是5g乌梅。利用乌梅，加上咳嗽，晚上咳嗽、有痰，配了僵蚕、桑白皮各5g。为什么用桑白皮，因为这个患儿的大便不干硬。桂枝5g、赤芍15g针对湿疹；石膏10g，针对壮火食气、阳明经的热，尽管他不喜饮水，整个方里面石膏只用了10g，这就叫给伏邪以出路，它不会伤及人的中气，更不会拔阳根。最后一个药是生半夏10g，源于他的痰很难咯出来，结合地图舌和苔的薄黄，说明这个小孩的身体里面，阳明戊土这里面处于一种像胶黏土的状态，只不过这个状态表现在肺，表现的症状是有痰很难咯出来，他没有在大便这里体现（无干硬的大便）。睡得不好这一症状，跟大家交流过可用生半夏，太阴、阳明和少阴的药，有半夏秫米汤，它能够开气结，"辛以润之，至津液，通气也"，气结一打开，阳就能够入到阴里面，而且土气一旦从胶结的状态变成了正常的沃土，那么阳自然而然能够回归到地下水阴中（交通阴阳）。7剂，2日一剂，1000mL煮两小时取90mL，分两日，每日1次。

二诊：2020年6月19日。

服药之后咳嗽几近消失，偶尔发作，痰减少，可以咯出，第一诊的难入睡、眠中不安、半夜醒、哭闹症状全部消失，中午不睡同前。

服药第三天出现大便日一解，由成形转烂，味极臭。6月17和18号，出现大便日2～3解，量多，质烂，偶有不消化食物，但胃纳转佳。这些症状，由博返约，这就是《伤寒论》278条的"伤寒脉浮而缓，手足自温者，系在太阴；太阴当发身黄，若小便自利者，不能发黄；至七八日，虽暴烦下利，日十余行，必自止，以脾家实，腐秽当去故也"。之前喜欢吃糖、重口味、肉类的食物，现在能够接受素食和比较淡的食物。小便黄、手心热、不午睡没有得到改善。不喜饮水转为正常饮水，这半个月口腔溃疡无发作，全身湿疹消失，体重有所增加，好动明显好转。上一诊的晨起疲劳、上午不喜动、喜哭闹消失。舌淡红与之前相同，苔转薄，少许剥脱苔出现，这个是他妈妈观察出来的，但第一诊没有，是这一诊出现的，与前面讲的"脾家实，腐秽当去"一致，去了之后这个病人的真正的本象就出来了，这个本象前面已经分析过，看到的是太阴的不足，源头在元阳和阳明，因此这一诊方药是：生地黄30g、吴茱萸3g、猪苓10g。听过前面的课就明白，针对阳明戊土或者阳明阳土本体的液津血不足，因为这个不足会导致元阳的不够，也会导致太阴的虚寒，但是他们的源头是阳明，因此重在治疗这一个病机，但是在里在内在深、阴阳极致的两个界面——厥阴和阳明，同一个地方既存在阳明本体的不足，同时又存在厥阴风木总是往下掉生寒的伏寒，这是规律，因此合了小剂量的吴茱萸。阴分的不够，就是真水的不够，水的不够，水去哪了？邪正是一家，依据这一个医理，就有一个水气逆上的热，针对的是阴虚，因此用的是猪苓。如果分析后是这样一个病机的话，那么这三个药进去增强的是元气，元气增强，要恢复整个机体的生机，利用了之前交流的"水火之道路，元气之别使"三焦的作用，治疗这个的一个小分队，桂枝5g、桔梗5g、泽泻10g，考虑到小孩，吴茱萸使用1g。7剂，两天一剂，600mL水一小时煮取60mL，分两日，每日一次。因为患儿自身的协调力增强，因此吃了药后药量继续往下撤，不需要吃那么多的药，这是我个人的临床体会。今天的交流就到此为止，谢谢大家！

胎萎不长、便秘、过敏治疗 1
（六气是一气的变现）

大家好，今天交流一位女性患者，30 岁，初诊日期是 2019 年 8 月 6 日。主要问题有三个：①胎儿停止发育行药流后一月；②大便难 30 年；③食物过敏。

简要病史如下：自幼大便难，7–15 天一解，干硬，难排解。从无便意。2007 年（18 岁）时需要用药物助排便。2014 年（25 岁）时需咖啡灌肠才可排解大便。多日不大便会出现腹痛。2009 年开始对虾过敏，食后出现全身皮肤红肿，面部逐渐发展为对曰常用品都过敏（肥皂，自来水，护肤品），面部干燥瘙痒，目前只能用矿泉水洗脸。近 10 年面部时常生痤疮；2 年前到美国读书后，冬春交际时，过敏更严重，时常伴耳鸣。2017 年口歪 1 次，后自行恢复。双眼时常干燥疲倦，纳可，眠可。2019 年 7 月 3 日，怀孕 12 周时因腹痛检查发现胎儿停止发育，行药流。平素无怕冷怕热，汗出正常。易口干，喜凉饮，饮水后能缓解但尿频。夜尿 3 次，舌淡，苔薄白黄，有齿痕，脉细。

1. 这个病人自幼大便难，肯定是元气不足的问题。但是她从没有便意这一症状对应的界面是太阴，这个是规律，表明太阴较虚——即土之生化运载之力太弱。

2. 怀孕 12 周胎儿停止发育，除了元气虚之外，要考虑到阳明伏热，因为胎儿需要的多气多血不够。这点是临床的一个难点，很难考虑周全，我们一般都说肝肾冲任气血不够，但是这个情况在临床中是不能忽略阳明伏热。

3. 第三大类症状是食物过敏，目前已经发展到面部连日用品都过敏的话，除了虚还有一个阳明的火。缘于阳明的特点——多气多血，局部这个阳明的部位里面相当于是亏空的，离位之阳表现为阳明火邪，只有这两个条件导致病人渐渐发展为对日用品过敏。

4. 2017 年出现口歪，肯定是大气的不运。但是不能忽略的是这一症状说明患者体内必有伏邪。治疗上需考虑把病人的伏邪一点一点地由里出表，由阴转阳，托透出来。

5. 冬春交季过敏更加严重，说明在阳气升发的过程当中这个厥阴风木表现为直升并且热化至阳明界面，因此依据一年的规律，这一个症状同样是一个元气的不足和一个阳明的燥热火。

6. 夜尿多肯定是元阳的不够，舌淡说明气阳不足，苔薄白黄说明有热有湿，虽无裂痕但要想到阳明的燥热，也是源于这个舌苔再结合病人的过敏，是我们用其中一组药的主要依据——大黄蝉蜕。

这样由博返约约回来，主打界面在太阴。阳明的热火燥已经形成，但他是伏邪，那么必有形成它的源头，根据前面的分析，就回到了王松如的"肝胆为发温之源"。

7. 通过太阴对治阳明，首选重剂白术 120g。肝胆为发温之源加上大便排解困难干硬，因此配了重剂芍药甘草汤，白芍、炙甘草各 90 克。元阳不足，因为上面有阳明阖不回来的燥热火，甚至部分已经是阳明的火，因此这个时候结合她的虚给了一个菟丝子，既能够补益肾精、鼓舞肾气，同时因其味辛而能够入肺，达到"君火之下，阴精承之"的力量。这个药我在临床用得很多，我师父李可老中医的肾四味就有这个药。

依据"阖厥阴开太阳"是自然规律，这个病人的火必与厥阴阖的不好中化太过为火相关。比方说冬春交季过敏加重，就说明开到太阳是夹有火邪的，因此用了敛降离位相火的乌梅来加强阖厥阴。同时又可以借药味之酸甘增强化阴之力。

8. 接下来一组药就是杨栗山先生升降散里面的酒大黄和蝉蜕，酒大黄是 10 克，蝉蜕是 30 克，另外一个阳明经伏热生石膏 30 克，血热用赤芍 45 克。

9. 这一点难理解，为什么发生这个病机？这个病人身上阳明伏热与阳明本体液、津、血的不足互为影响。依据主气规律"阳明阖，坎水足"，说明阳明伏热与太阴虚寒、下焦元阳的不足三者也是互为影响，因此针对这一病机配了生甘草 30 克，生地黄 60 克，猪苓 10 克，麻黄根 5 克。

10. 接下来是鸡蛋花和金银花，缘于病人过敏非常严重，前面这些药能够让病人三阴的里气充实，元气增强，在这种情况下就利用本钱给一个发陈的力，发陈用来干什么呢？发陈是用来解毒的。因此用了金银花 15 克，鸡蛋花 10 克，鸡蛋花可以打通三焦湿热和实火。

11. 在前面充实三阴里气的前提下有一个必有病机：每一个刹那初之气厥阴风木既然出现直升，就说明它是先掉下来，掉下来就生寒，因此可以在有前面这些药的前提下，配了小剂量的吴茱萸，就是给厥阴界面伏寒一个气孔，温益厥阴风木。

这一诊就跟大家交流到这里，谢谢大家！

胎萎不长、便秘、过敏治疗2
（运大气、阖厥阴阳明、降甲胆）

大家好，接下来我们接着交流30岁女性这个病例。胎儿停止发育，便秘和皮肤过敏。

先跟大家讲一下猪苓这个药，渗利水湿的功能大家对它了解的很清晰，但是它还有一个作用：能够开腠理达表。对于麻黄根我个人在临床体会是其能够止汗，这是缘于它能够疏通肤肌到在里居中主土这个阳明之间的腠理。因此在阴分不够的时候，参悟东垣老先生的调卫汤，在临床针对阳明本体液津血不足、阴虚水气逆上之热这一条病机线路，又能沟通表里，给了这一组药——生地、猪苓、麻黄根。

明代倪朱谟曾言：《本草汇言》："猪苓，渗湿气，利水道，分解阴阳之的药也。此药味甘淡微苦，苦虽下降，而甘淡又能渗利走散，升而能降，降而能升，故善开腠理，分理表阳里阴之气而利小便，故前古主疟痢。甄氏方主伤寒温疫大热。能发汗逐邪。此分利表阳之气于外也。"这个是值得我们大家学习的。

第二诊时间是2019年8月19号，药未吃完，此诊是因有事提前回美国特来复诊的。末次月经8月12号至今（8月19号），量、色如常；大便转为有便意，可以自主排便，病人非常开心；第1天到6天每日一解，干硬稍难解；第7天无大便，轻微腹胀；第8天水样便三次；第9、10天转为黄软便，量特多；昨日、今日到就诊时未解大便，轻微腹胀；药后矢气频。

上面的这些症状是服药后增强了太阴升清的功能，阳明就能够阖回来了，也就是增强了中气斡旋的功能，多年无便意就能够恢复了，基本上能够每日1解，无腹痛；矢气频提示深伏风、火二邪，而且均是伏邪。

口干明显减轻，夜尿由三次转为一次，没有用姜桂附，元阳也增强了。面部干燥痒减轻。喜凉饮转为喜温饮。

饮水多、尿频、双眼时有干燥疲倦、纳眠可如前。

舌淡转为淡红，苔薄白黄转为薄白，边有齿痕、脉细如前。

主症改善，深伏之寒风火湿之邪部分转化归位。因药服一半，嘱患者将剩余药先吃完。二诊因三阴里气的充实，就直接转为立足坎卦元气来对治了。

依据 2017 年出现口歪一次，加上大便近半月的改变，仍然立足在中气（彭子观点，中气如轴），首选运大气的黄芪 250 克。因重剂黄芪可作用于人身五脏六腑、四肢百骸、十二经脉任何一个点，它能够充实里气，即把虚塌塌的肉气能够撑起来。如果人是直立的话，我们按照从上到下就是由最上面的宗气、中间的中气、下面的元气，能够从上焦直达下焦，然后在六合之内运大气充实肉气。因此我们总结了黄芪的 18 字功效：运（大气）、定（中轴）、健（中气），充（里气），实（肉气），厚（土气）。这个药进入人体在运大气的过程当中，目前这个病人的道路是有阻碍的，阻碍在哪里？阳明。根据前面的分析此患者存在阳明气血分伏热，能够同时对治气分、血分伏热的药首选大黄。针对不归位的火邪，因已有黄芪，采用土伏火、土载木两大法则，配的药是乌梅，两大治法的药物是一样的。

接下来再转圆运动，每一个刹那厥阴风木起步的时候，这个病人还是刚刚沟通的那个病机规律——肝胆为发温之源。因此我们选一条捷径，这条捷径既能够增强元阳，又能够恢复厥阴风木的生机——只有降甲胆，芍药甘草汤各 100 克。降甲胆用的方法是益土载木法。因此我的师父李可老中医说过"甲胆一降，相火下秘，阳根深固；甲胆一降，乙木自升，生化尤穷"。以上是第二诊分析。

14 剂，两日 1 剂，每剂加水 2000mL，文火煮两小时，煮取 400mL，分两日，每日 2 次服。

2020 年 1 月底春节前，她国内的家人来看病时告知该患者于 2019 年 10 月怀孕，目前已超过 12 周胎儿发育正常。因此我们把这个病例拿出来跟大家交流，今天的交流就到此为止，谢谢大家！

弱精症不育2年（虚夹伏火）

大家好，今天交流一个弱精症的病例，这是一个28岁的男性，初诊时间2017年10月12日，主诉：未避未育2年余。

简要病史：婚后未避未育二年余，外院精液检查：精子存活率低。液化时间正常，其太太相关检查未见异常。这个症状第一个是虚，第二个我个人的临床体会是有伏热的，而且这一类病人很难直接去启动元阳，因为他的局部尤其是在下焦有阳明的伏热。

1. 接下来一组症状：时有左侧小腹及左侧睾丸隐痛，小腹痛时喜按。凡是痛喜按的我们都归为虚证，但是他疼痛的部位学中医的都知道，这一个与肝经的关系更加密切一些，但是这种虚除了元气的不足，这个人的气为什么虚在这里？就与厥阴和中气同时下陷有关系，因此，小腹部不舒服需要考虑到《素问·六节藏象论》第九篇的"至阴，一脏五腑"，这里面因为气的下陷而形成的"气有余便是火"，郁火停留在这里。

2. 接下来一组症状：睾丸隐痛2～3月发1次，每次持续7-8天。持续7-8天——这就不是一个单纯的虚证了，而且他发作的间隔时间也告诉我们不是一个单纯的虚证，也不是单纯的一个实证，虚实都有，那这里面存在一个火，下陷的寒，还有形成的"痰饮水湿瘀积滞"像这一类病理产物的一个气结，它不一定是有形的，如果是有形的，相关的检查是能看到的，而（这个）病人是看不到的，那就是中医讲的无形的气结，这就是指导我们后面用药比方说苓芍、升柴、吴茱萸，开气结，升散郁火。

3. 接下来一组症状：阴囊皮肤局部发红，这就是看到的一个浮阳的外越，外院检查未见明显异常，那是不是衣服摩擦所致？当时医生跟患者是这样沟通的；尽管这个病人他不是面若桃花的这种浮阳，或者是高血压头剧烈的疼痛，但是这一个说明（阳气）浮到的这个地方对应的这里面绝对是有伏寒的，但是他伏到这里除了飘浮出来的阳，（还有这个阳）已经发生了阳明界面的热化。

4. 纳可，喜食辛辣，油炸食物。喜欢这一类食物，（说明）这个人体内是有寒湿的，但食后易长口腔溃疡，这就是典型的离位相火，土不伏火，以及一部分阳明的经腑伏热，像这一类病人主要是虚，"君火之下，阴精承之"，（临床常见）如果有这一条病机线路也会长口腔溃疡。

5. 精神体力可，怕热，也是一个离位的相火，或者是阳明的伏热，但是汗出正常，没有形成肌中阳明伏热。因此跟大家沟通一定要明白中医学的三阴三阳，（即使是）相同的一个简单的词，但是它的内涵可能也不同，这个需要在临床不断地磨砺和体会。

6. 晨起口臭，厥阴风木一升发，升发出来的是有土中的伏火。睡眠较好。平素大便日一解，成形，顺畅，若食热气食物后则 2～3 日 1 解，呈羊矢状，但排解顺畅，这就说面这里面是有热，但还不至于大便干硬难解，这里面除了有阳明的伏热，一定会有太阴的湿，跟我们前面交流的那个病人有相似的地方。

7. 夜尿一次说明元阳的不足。很少感冒。舌暗红，舌两侧剥脱苔，整个舌苔是薄白的，脉沉细。我们交流过剥脱苔首先考虑太阴，接着需要考虑元阳和阳明，如果把这三个界面统一能够用一个药，那么首选白术。

白术 120g，菟丝子 30g，乌梅 30g，酒大黄 10g，石膏 30g，升麻 30g，熟地 90g，茯苓 30g，白芍 30g，柴胡 15g，五味子 5g，人参 30g，炙甘草 30g，生甘草 30g，吴茱萸 3g。

因此这个病人第一个药给的是重剂白术 120g；接下来一组药是菟丝子、乌梅，菟丝子——补益肾精，鼓舞肾气，乌梅——治相火，温之敛之，这也是"君火之下，阴精承之"，因为这是个虚人；接下来阳明的经腑伏热——酒大黄 10g，石膏 30g；接下来一个刚刚沟通的一脏五腑至阴土里面的郁火以及火毒，重用升麻 30g；接下来一组针对浮阳在外，想增强元气，用的是引火汤里的三个药——熟地黄 90g、五味子 5g、茯苓 30g，利用茯苓、开局部的气结苓芍，因为食热气食物后大便会干硬，因此用的是白芍（降甲胆对萌芽戕伐之力最小），而且这个病人精神是可以的，因此茯苓、白芍各 30g；膜原的火或者土里面的伏火用柴胡 15g，这一类病人因为长期没法生育是有很大压力的，这个时候给足了支撑三阴里气的药，可以用小剂量的柴胡，相对而言，使他的肝气舒畅，同时它能够升提中气、升散郁火；接下来利用了前面的石膏、乌梅，给了人参、炙甘草、生甘草各 30g，膏参梅二草——明医堂的再问天方，可益土，因为土的虚有寒有热，但是它也发生了热化，这个热化在益土的同时，增强气津气液，同时将阳明和厥阴阖回来，这 5 个药能够增强元气；最后是小剂量的吴茱萸 3g，给厥阴寒以出路，针对其他药量是大的，它是小的，就是温益厥阴萌芽。7 剂，3 日 1 剂，加水 1800mL，文火煮 2 小时，煮取 300mL，分 2 日，每日 2 次服。

这次是 2017 年 10 月 12 日就诊，一直到 2019 年 8 月他的家里人来看病告知患者看病之后第二个月他的太太就顺利怀孕，孩子已经出生了。那么今天的交流就到此为止，谢谢大家。

慢性荨麻疹 1（托透法、本气先虚）

大家好，今天交流一个慢性荨麻疹的病例，是一位 34 岁的女性，初诊时间是 2020 年 5 月 12 日。主诉：反复全身红色斑块丘疹伴瘙痒 6 个月，加重 1 月。简要病史：2019 年 11 月 18 日因 "反复全身红色斑块丘疹伴瘙痒 1 个月"，在我院皮肤科就诊，诊断为 "慢性荨麻疹"，予开瑞坦治疗，服药后上症可消退 2 ～ 3 天，之后反复发作，近 1 月发作次数增多转看中医，曾服用降阳明、温益三阴、凉血止痒中药共 9 剂，红色斑块丘疹伴瘙痒发作次数较前略减少，但范围反而增大。就诊时发作特点：①夜间（23：00-24：00 点）开始发作，影响睡眠，而且每次发作前必先有手指尖发麻；②晨起口苦，胃纳可，可耐寒凉，喜辣味食物，偶对海鲜过敏；③汗出正常，不易上火、感冒，二便正常，月经色略暗余无异常；④舌淡暗，苔薄黄，有齿痕，脉沉。

这个人首先全身发作对应了中医的太阳、肺、表；红色对应的就是邪热，包括太阳阳明两个界面的热以及血分热，那么热的源头来自哪里？这么久的反复那就肯定是有伏邪了，具体是什么样的伏邪？依据发作的时间 "子时一阳生"，有寒邪是肯定的，但因为子时胆经当令，胆是少阳，"少阳之上，火气治之"，因此也要考虑到甲胆不降出现的热。为什么甲胆不降？继续究本求源，就是一天当中阳气降得不够深，未降到这个患者阳根应在的地下水阴中。子时一阳生，其实这个时候阳气只是一个生活的生的状态，但是在这个病人身上就已经出现了上升的状态，我们看到了阳气已经在外了，而且在人身最大这个表，即皮肤处，因此加强阳根深固、扶益元气、托透伏邪是目前治疗的关键。依据我们交流的李可老中医的思想 "凡病皆为本气自病"，那么本气先虚，太阳与少阴是相表里，予明医堂开门逐盗方同时加强厥阴阳明主阖功能。

手指尖麻，手指这个地方是阴阳气相顺接的地方，发麻就等于是 "卫气归之而不得复返"，它是一个实证，应该怎么解决？我们一定是开，把这个气结打开，道路打通，这就是赤芍是桂枝两倍的道理。瘙痒总的来说属风邪盛。

接下来讲解开门逐盗方，①"子时一阳生"对应的寒邪，治疗就是麻附细，这个病人汗出无异常，麻黄和细辛各15g，附子用的是30g；因瘙痒配蝉蜕15g。②本气先虚，且病程长达7个月，因此给了人参四逆汤，炙甘草是附子的2倍，附子、干姜、人参各30g，这就是"火生土，土伏火"，一旦加人参就保护了人体的气津，参草顾护了中气；③刚刚分析的子时的发作我们看到的这个浮阳，结合舌苔薄黄，说明过敏的地方已发生热化至阳明界面实证，也就是有虚有实。我们看到的象是患者太阳开得不好，有邪热其源头必与厥阴阖的不好、中化太过为火相关，因为是"阖厥阴开太阳"，因此在前面方的基础上给了膏梅（石膏30g、乌梅15g）；④接下来的思路是桂枝汤针对太阳风寒表虚内陷之伏邪，因发作前手指尖先麻，故用桂枝45g，赤芍翻倍90g，炙甘草前面已经有了，大枣12枚、生姜30g；⑤五虎汤乃轻剂麻黄汤，因为前面已经有15g的麻黄，而且桂枝用的本来是45g，只是没有杏仁，炙甘草也有，五虎汤它的作用也可以回到肾精、肾气这个地方，通常我们说它可以代表轻剂的麻黄汤，但是针对这个病人太阳表到少阴里，就是至里到至表之间所有的膝理，尽管汗出无异常，但是它是不通的，而且本气的不够，我们重在启动了元阳，在肾精、肾气这一块就利用了五虎汤里面的黑小豆和核桃。

这就是这个病人找到我看的第一诊5月12号的方药。这一类慢性荨麻疹有一个共性，一定是本气先虚，再加上伏邪长久的停留，除了常见的表邪内陷，临证时需根据四诊合参判断出伏邪内陷之界面及之后的病机变化。因为这个病人她没有黄厚腻苔，大小便是正常的，因此我们卡死了在表的太阳和在里的少阴，关键是麻附细、桂枝汤、五虎汤全身六合之内膝理的疏通，这个病人的第一诊就跟大家交流到这里，谢谢大家。

方药：

细辛15g，蒸附片30g，炙甘草60g，人参30g，乌梅15g，生石膏30g，蝉蜕15g，麻黄15g，干姜30g，桂枝45g，赤芍90g，黑枣7枚，黑枣5枚，菟丝子30g，生姜30g，黑小豆30g，带壳核桃6枚，葱白2根切4茎后卜5分钟。

7付。用法：每1日1剂，每剂加1500mL水，一直文火煮2小时，煮取200mL，分1日，每日2次服。

慢性荨麻疹 2（日出托透法、
阴阳俱损、同气相求）

　　大家好，今天接着交流 34 岁女性慢性荨麻疹这个病例的后面两诊的情况。第二诊复诊时间：2020 年 5 月 26 日，服药 7 天后红色斑块丘疹发作由夜间（23∶00-24∶00）转为晨起发作，发作前手指尖麻同前。发作时间的改变说明伏寒明显减少，再则这个病人不管晨起几点钟，对于她自身而言，晨起过敏发作对应的界面就是初之气厥阴界面，厥阴界面看到的红色斑块丘疹是阳，但是全身又是太阳。第一诊沟通过先有手指间的麻，考虑到实证先要开，重用了赤芍 90 克，是桂枝 45 克的两倍，这个症状并没有得到缓解，也就是这里这个实证上一诊的方药没有打开。那么，怎么样能把憋着的阳打开？这是我这一诊治疗的关键，这就涉及对于晨起天地的规律、个体的规律、生命的规律的探究，以及它涉及的范围。之前我们交流过日出一刹那，尽管是一刹那，但是这一气里面包含了六气，就是"六气是一气的变现"，日出一刹那由夜转日，这一个变化叫作厥阴阖回去了，不是没了，是阖回去开到太阳，开到太阳又是初之气，这个初之气偏偏它又叫厥阴，但是体现这个初之气，这个生机它又叫作少阳，因此这里面就涵盖了有厥阴、太阳、少阳，那么厥阴升发的体是哪里？那就是少阴元气，它是怎么升发出来的？要经过土——太阴阳明，因此"六气为一气的变现"，每一个界面它都有六个界面。

　　这个病人到了这一诊这种病机变化就重点在日出了，因此必须打开手指尖发麻的憋着的气的实证，听到这里大家应该都明白是个什么方了，就是《伤寒论》37 条的小柴胡汤，阳郁，那是不是应该四逆散？因为病人没有其他的症状，而且她的相关表现还是全身的症状，这个太阳又有需要往外开的这种力，但是又要把这个阳枢转出来，又有阳明的热，那么这一诊我们还要考虑到这个热是哪里来的，那这个时候就是我们这一诊给的方药了。口苦消失，这是她第二个症状。第三个最主要的症状是日解水样大便 7-8 次，便后舒适，停药则大便日 1 解，成形，这是一个典型的冰化水过程，验证了前面用药的正确，第一诊附子、干姜都是 30g。因此这个病人一旦形成慢性的过敏，尽管看到的是红色的，是热，但是它的根源是寒。末次月经 5 月 14 日至 5 月 16 日，患者 12 号来就诊，吃了两剂药后来月经，没有特别不适感，月经色转鲜红。舌淡暗，脉沉是一样的。苔薄黄转为苔少这是一个关键，这一点刚刚已经分析了，这一诊因为苔少，苔少就是阴不够（阴损），阴不够目前为止起码不是阳的不够，阴的不够再回到李老写的那两张手稿，阴的不够根源还是先天起点的不够。源于这样一个病情的分析，第二诊给了这样一个处方：柴胡 60g、黄芩 20g、生半夏 30g、炙甘草 30g、人参 30g、黑枣 7枚、熟地黄 90g、五味子 5g、茯苓 45g、蒸附片 10g、桂枝 20g、赤芍 20g、生石膏 10g、乌梅 10g、葱白 1 根（切四茎后下 5 分钟）、黑小豆 30g、带壳核桃 6 枚、生姜 15g。也就是柴胡桂枝汤合了引火汤的熟地黄、茯苓、五味子，因为病人出现了冰化水，重用了茯苓。元阳的启动这一诊看到的是以阴损为主，因此附子只用了小剂量 10g，石膏和乌梅阖厥阴、阖阳明，同时参草各用 30g，再加熟地黄配乌梅，这个土伏火也就是离位的相火，这种力也是截断我们看到的阳的两条途径。7 付。用法：每 2 日 1 剂，每剂加1500mL 水，一直文火煮 2 小时，煮取 200mL，分 2 日，每日 1 次服。

2020 年 6 月 30 日复诊，6 月 9 日服完上诊最后一剂药，7 剂药服用期间，全身散在红斑丘疹逐日减轻，患者遂停服开瑞坦，病情没有反复，并且逐步缓解，药尽后整个过敏反应完全消失，而且手指尖麻吃了上面的药后未再出现，尽管有过敏反应但是这个症状未再出现。9 号至 30 号这 20 多天中西药都停止，病情没有反复，末次月经时间 6 月 14 号至 16 号，没有什么特别，舌淡略红，苔又转为薄黄，齿痕，脉沉。大家看这个病人的舌苔，由薄黄转为苔少，这一诊又转为薄黄，舌淡暗，邪气托透之后反而转为淡略红，我们看到一点点阳再加上薄黄苔，还是有热的，齿痕有湿，脉还是沉的。因此这个病人为什么在这个时候发病？就是同气相求，病人本气自病产生的邪与天地一气客气之间的六气发生了同气相求。目前已经没有任何症状，这个时候要考虑到结合她自身的个体规律以及年运规律进行调治，这样我们就根据她的阳明阳土，这个土里面阴分是不够的，但是它有邪热，这个邪热里面还有一个看不见的水气逆上的热，这个土的不够除了生热还能化毒，那么液津的不足，土里面就有燥结之气，土中因为厥阴的下陷必定有寒邪，基于这样一个病机规律总结，这一诊的方：地黄 30g、吴茱萸 3g、猪苓 10g、甘草 30g、麦冬 10g、生半夏 5g、人参 10g、黑枣 5 枚。重点就是恢复前面分析的这些病机线路，怎么样能够把阳明阳土正常的多气多血恢复，这就涉及脉内外、营卫阴阳和液津血，这里面的方药吴茱萸、麦冬、半夏、人参、大枣、甘草，是温经汤里面的几条病机线路对应的方药，那么这个病例 2、3 诊的交流就到此为止，谢谢大家。

肝癌晚期1（三焦缝隙、腔隙）

大家好，今天交流一位男性，69 岁肝癌晚期患者的治疗过程。初诊时间 2020 年 6 月 4 日。主诉：腹胀一月。简要病史如下：患者一月前出现腹胀，在当地医院诊治，确诊为肝癌晚期，已无手术机会，家属选择了中医治疗。

就诊时主要不适为腹胀，进食后腹胀更加严重；双下肢浮肿；活动后气促；小便量少；难入睡、易醒；大便日解八至十次，量少、质烂；食欲可，但不敢多吃；口干无口苦；精神尚可；平素怕冷、汗少；舌暗郁瘀嫩，苔薄白黄腻，脉细实疾。

听到这里，大家都知道局部大实证已经形成了。尤其是肝癌晚期，一旦局部大实证形成，就必有热化变证。腹胀，进食后更加严重、双下肢浮肿、活动后气促、小便量少，说明肿瘤巢穴内大实证以及血分已经形成伏热。看到的虚寒是脉外卫气失用，三焦气化失司。里面的实证到了这种程度，往往有我们看不见的壮火食气。比方这个病人，稍活动就会气促是一个气虚证，其实根源为阳明伏火、壮火食气。这一点是这一类病人非常难理解的关键。难入睡易醒，针对这样一个患者，总的病机为阳不入阴。入得较浅，说明是阴阳俱损。大便这么多次，量少、质烂，其根本病机还是前面讲的大实证和血分伏热。我们目前看到的虚寒，病位在少阴元阳和太阴中阳，也就是釜底和釜中火的不足而寒湿过盛。怕冷汗出少，总的来说是里气的不足。因为这一类病人寒热虚实夹杂，一看到这样的症状包括大便次数多，不要那么快就说是阳气的不够。舌象说明阴阳俱损，那就是整个元气的不足，而且整个气血水的道路都是堵住的。但是苔黄腻说明已经有湿热火邪；脉细实疾，除了虚更说明了前面分析到的主要问题：这是一个实证。

遇到这一类病人第一步治疗是要打开这种实证的气结，能够让肿瘤巢穴解压是治疗的关键，这样就能够大大缓解病人的痛苦、解决脉外卫气失用的虚寒证。因此，首诊立足三焦缝隙和腔隙对治，从水之上源肺及胸膈膈、至阴土三方面打开气结，对应的方药就是明医堂的丁酉微明方。因病人大便次数多，将柴胡换成了防风，风药的使用就是喻嘉言老提出的逆流挽舟法，防风能够托透在表的湿、风内陷到至阴土中形成伏邪，伏邪陷到土里面又会因"气有余便是火"而化火，因此它能够对治湿、风、火三种邪气。加了重剂茯苓，第一利水湿，第二调理先天元气，第三安虚阳内扰之烦。很多时候，茯苓这个药的使用在临床当中也合了温病的思想能够通阳。病人元阳不够，也就是"通阳不在温，而在利小便"，通过这样一条道路增强元阳。后面两味药是小剂量的吴茱萸和乌梅各 3 克，对治深伏在厥阴界面的寒火二邪。厥阴界面是最典型的寒温熔于一炉。开了 7 剂，1 天 1 剂，危重症的服药方法我的临床一般是 1 天 1 剂，但是因为这个病人吃多了会腹胀加重，因此此方煮取 90mL，1 日 3 次，每次 30mL。

肝癌晚期2（厥阴寒温一炉）

二诊6月15日，服药后大便转为每日一解，稀烂转为干硬成形；小便量较前增多；双下肢浮肿较前减轻；腹胀、活动后气促同前；舌暗郁瘀，嫩消失了，苔脉均如前。

病人服药后症状的改变重在大小便，也就是水液代谢这一块，包括浮肿的减轻，说明增强了元气，尤其是元阳，三焦的气化。但是腹胀和活动后气喘未缓解，说明尽管元气增强了，但是局部实证的气结并没有达到我们想要的效果。毕竟本气增强了，因此第二诊利用增强的本气，直接从三阴来对治。因此，第一组药对治厥阴的寒（寒毒），吴茱萸10克、大枣10枚。第二组依据肝胆为发温之源用的是芍药甘草汤各60克，降甲胆这个治法在对治疑难杂病寒热虚实夹杂时是一条捷径，既增强元阳又助厥阴之升，解决的是热。第三组药是厥阴的中化太过的火，益土伏火用炙甘草、乌梅。第四组药是桂枝、赤芍，起东方之陷的同时开南方之热，南方一开西方自降。第五组是苓二芍，白芍前面重剂使用，赤芍和茯苓等量各15克。第六组加了重剂楮实子60克，针对肝局部的气结。第七组利用桂枝加了桔梗，泽泻，拓宽三焦水火的道路。最后（第八组）加了10克枇杷叶是因为肝癌晚期的病人，气有余便是火，最容易引起上消化道出血，我们通过降肺，肺主一身之气，也就是降气的方法来截断这一病势。

第二诊方药，共14剂，1天1剂，煮取90mL同第一诊，1日3次。

三诊6月29日，此诊服药后效果就出来了。腹胀、活动后气喘明显减轻；小便量明显增多，双下肢浮肿几乎消退。纳食量增加；大便又转为日七到八解，干硬转为稀水样便，但排解畅顺，便后无疲劳，这是典型的脾家实。舌暗瘀郁如前。苔薄黄腻如前。脉象由细实疾转为左脉略搏指，右脉细实。左脉略搏指，说明憋着的厥阴风木之气出来了。因此第三诊方药没有动，只动了两个药的药量，一是楮实子由60g调至120g，一是茯苓由15g

增加至 60g。患者症状的好转说明二诊的方药能够将局部大实巢穴内的压力减缓，因此这一诊我们只需要加量茯苓和楮实子，分消邪气即可。以上就是这个病人三诊的治疗，谢谢大家。

肺栓塞、海绵体渗血治疗 1（引火汤、木防己汤）

大家好，今天交流一位 81 岁老妈妈的病例，初诊日期是 2020-4-10，这位老妈妈是坐着轮椅来就诊的，简要病史是这样的，2019-11-28 因腰痛诊断为椎间盘突出，于省中医院行手术治疗，术后 3 天出现带状疱疹，到就诊时疱疹结痂，但时有疼痛，腰痛至目前为止稍有缓解，但无法行走。2020-1-28 突发呼吸困难，于中山大学附属第一医院急诊治疗，确诊为肺栓塞遂住院治疗，2020-2-10 出院。

3 月 25 日突发言语不清，中大第一附属医院门诊 CT 检查，考虑为海绵体渗血，口服药物治疗至今，脑鸣，近 1 周头痛，需要服药控制。

主要的几大类症状就是前面所讲的。

舌嫩红，苔薄黄，花瓣样裂纹，脉细滑。

这个老妈妈如果是（单从）腰椎间盘突出这一个疾病考虑，首先我们考虑（的是）大气，第二要考虑的是阳气，第三结合这样一个年龄，要考虑到液的干涸，但是术后的带状疱疹，这一个就涉及一个火邪与湿邪。

因为疱疹结痂的时间很长，这就说明她的肉气不足，她的厥阴风木之气容易往下掉，很难从里面撑起来，托腐生肌。2020-1-28 在家里突发的呼吸困难诊断为肺栓塞，这是个急危重症，根据这一个（诊断）我们会推断出来目前她整个肺胸膺膈胁这个阳明是不降的。

3 月 25 日突发的言语不清，当时就诊的时候，她的女儿带着 iPad 给我们看在家里的情况，除了言语不清，她在那里独语不休，（自己一个人在床上）别人不清楚她在说什么。那么女儿就会教她一些简单的中文字母的发音，还有英文的单词，比方说 apple，banana（这一类），现场教她的时候，她可以重复。

至于说海绵体渗血这一个是需要止血的，但是（与）肺栓塞这样的用药治疗又是矛盾的。

中医辨证结合有耳鸣，首先我们要解决的（是）这个老妈妈她的阳气已经飘出来了，里面是空的。因此第一组药，关键就是要（把）飘出去的阳能够（拉）回来。舌嫩红，气阳的不足，但是这么红也看到了离位的阳。苔黄有热，但是裂纹说明阴损，阴分不够，所以老人家阴阳俱损，但是脉是细滑的，一点都不虚弱，这就让我们判断出来要解决飘浮出去的阳回来，同时这个实证就集中到开上焦肺胸膺膈肋。这样给的第一组药是引火汤里面的两个药，熟地黄、五味子这两个药对治的病机线路，因为海绵体渗血，加了姜炭 10 克。第二组药，就是《金匮要略》的木防己汤，肺胸膺膈肋阳明，把这个腔隙的阳明让它能够阖回来。这样阳明一阖，增强的是坎水，那就是元气，用的是小剂量。接下来一组药用的是桂桔泽。如果前面导龙归海，引火归原，能够增强元气，肺胸膺膈肋，肺为水之上源，阳明一阖又增强了元气，那么对于这个老妈妈元气出来的道路它是异常的，因此给了一组药桂桔泽，既能够升提下陷的萌芽，又能够升提下陷的中气，又能够同时对治水火寒热，这样就把它逆乱的气的运行引导到三焦这条通道，这就是"元气之别使也"。最后两个药：龙骨、牡蛎，是我的师父李可老中医教我们的：遇到有出血的病人尤其是脑出血，包括胃出血，要收敛元气、固摄肾精，那么龙骨、牡蛎由生用转为煅用，便能够达到这样的作用，同时又能够止血。14 剂，一日一剂，加水 1300mL，煮 1.5 小时煮取 150mL，分一日，每日两次服完，这就是这个病人第一诊的情况。我们这次的交流就重在第一诊的分析，今天的交流就到此为止，谢谢大家。

肺栓塞、海绵状血管瘤治疗2
（引火汤、木防己汤、阳明本体）

大家好，我们接着交流81岁老妈妈接下来的治疗。她二诊的时间是2020年4月27日，吃完第一诊14剂药之后，言语障碍恢复了90%，头痛缓解80%，已经不需要服用止痛药，脑鸣消失，但腰痛未缓解。这个老妈妈一般情况是可以的，吃睡大小便是可以的，我们在这里就不再讨论。这一诊她的女儿就补充了一个（病史），说老人家不知道，在2007年做了肾盂癌的切除术。

舌象由嫩红转为了淡红，这就说明气、阳较之前增强，苔薄黄、花瓣样裂纹是一样的。脉细滑转为了脉沉，脉反而沉了。

其实针对这样一个年龄的老人，如果有这样的病，脉沉跟她的证和病是相符的，但是舌苔没有变化，尤其这种花瓣一样的裂纹是一样的，颜色还是黄的。上午我们出诊的时候跟学生一起交流，上一诊的方药没有用补阳的药，为什么她的阳气增多了呢？这就是我的师父李可老中医留下来的手稿里面讲到的，人生命的根本它的来源还是以"大哉乾元"这一个纯阳属火的先天乾卦为主，但是到了后天身体里面，这个东西已经看不到了。生病之后首先是元阳的不足。元阳的不足针对这一个81岁的老妈妈，我们看到的是飘出去的浮阳，因为阳飘出去为主，而且根据第一诊的分析，全部以上面为主，肺栓塞、脑的海绵体渗血，因此让飘出去的浮阳回家变成了主要矛盾。这种情况下，水浅不养龙，或者可以理解为龙雷火上奔无制的情况下，最主要的病机一定是引火归原，原来的原，或者是导龙归海，只不过这位老妈妈除了这一个、在局部又形成了一个阳明热化变证：在肺胸膺膈肋腔隙这一块的道路是堵的，因此我们合了《金匮要略》的木防己汤。因为道路的不通，所以才用了桂洁泽来拓宽三焦元气之别使这一个水火的道路，那么最终的目的就是为了让他发挥元气之别使，也就是增强元气的功用。通过这样的治疗，二诊回来的效果验证了这样的病机分析和用药是正确的。

现在的关键在第二诊就是阴损应该怎么办？因此这一诊重点解决这一个问题，前面的药没有变，加了菟丝子，考虑到这个药针对 81 岁的老人（既）能够补益肾精又能够鼓舞肾气，那么这种飘出去的阳（归位的同时），第一步能治的（三阴寒）可以温化起步的厥阴界面的寒，因此搭配了 6 克的吴茱萸，前面已经有五味子了，于是有吴茱萸、五味子、菟丝子这三味药。最后一味药结合了年运，在前面我们的交流也讲过，这个病人的身体里面阳明阳土里面的液是枯的、干涸的。因此整个阳往回降、敛的过程当中，这个土会把一部分气顶上去，除了要加强降机，关键是解决土，让土不那么干涸。因此加了生地的目的就是对治阳明本体液津血的不足，因为这三个是属于阴分的，所以阴分的不足肯定就生热了，那么阳明之上燥气治之，就会有燥热，通过这样分析想办法来解决苔对应的这一个病机线路。又开了 14 剂，还是一天一剂，吃药的方法是一样的，这是第二诊。患者第二诊是坐着轮椅来的，第三诊的时间是 2020 年 5 月 15 号，老人是能自己走进来，但是走得慢，言语障碍已经完全没有了，头痛消失了，脑鸣上一诊就已经消失了，腰痛得到了缓解，可以缓慢的行走，但是比较吃力，其他一般情况可，这一诊是补充了最近一周中午到夜间得症状，血氧偏低，因此她在下午和晚上都要在家里吸氧一小时，舌淡红也是一样，苔这次有了改变，黄苔转为了薄白苔，也就是热象减少了，但是花瓣样裂纹几乎是一样的，我们只是说看起来稍微浅了一些，脉由沉转为细沉，这就说明元气（阴阳）都增强了。

那么这一诊考虑到上一诊用药的取效，重在阳明阳土本体液津血化生的增强，就去掉了菟丝子和吴茱萸，熟地由 90 克减为 60 克，生地黄由 30 克增为 60 克，就是生地黄、熟地黄匹配（的）药量（是）各 60 克。这一诊需要吸氧这一个症状相当于真武汤的苓芍的搭配治疗，上面肺阳明它是有水热气结挡住的，因此这一诊前面两个药变化之后，又加了茯苓和白芍各 30 克，这是第三诊的方药。开了 14 剂，因为病人基本上没什么其他症状，又是这么大年龄的老人，就转成了 2 日 1 剂，煮取 200mL，分两日，每日一次服。2020 年 7 月 10 日是她的小女儿来看病，跟我们讲到她是这位妈妈的女儿，妈妈现在（很好）她从北京回来的时候可以走出来迎接他，几乎所有的症状都没有了。因此今天得到这个消息，我把这个病例进行了整理来跟大家进行交流，那么这个老妈妈的病例就交流到此，谢谢大家。

破厥阴冰止癌痛、阳明本体

大家好，今天交流一个 70 岁女性的病例，初诊时间为 2020 年 5 月 29 日。主诉：外阴癌阴道复发放疗后阴道口疼痛 2 月。

简要病史：2020 年 3 月患者因阴道口疼痛于中山大学肿瘤医院就诊并行活检示：符合高至中分化鳞状细胞癌复发。2014 年宫颈癌手术治疗。2017 年外阴癌手术治疗。2019 年 2 月外阴癌阴道复发行放疗。2020 年 3 月再次复发，3 月至 5 月行后装治疗。现因阴道口疼痛剧烈无法忍受，需服止痛药寻求中医治疗前来就诊。伴随症状：时有阴道少量血性分泌物排出；2017 年术后漏尿至今；小便味臭；头部汗多，喜吹风；大便每日一解，成形，顺畅；纳眠可，无明显口干口苦；舌暗郁，苔薄、黄浊，脉左弦右沉。

这个阿姨目前来看的最痛苦的症状就是癌性疼痛，因此止痛就是治疗的关键，结合患者宫颈癌术后、阴道癌术后两次复发，以及患病部位肝经所过，根本的原因是三阴本气大虚，但是对于这个病人最为关键的是厥阴下陷内生寒毒，生了寒毒反复的复发说明里面有火邪，这样就导致这个病人目前关键的病机在里在内在深厥阴阳明两个界面深伏寒热毒邪。这个病机在前面的病例的交流当中提过，一旦病人形成了两个同主阖、同从中、阴的极致和阳的极致两个界面的寒热二邪而且是深伏体内，这个时候最直接的对治方法就是立足在东方的甲乙木。阴道口剧烈疼痛，阴道口有血性分泌物，舌暗郁，脉左弦右沉，说明癌肿巢穴内厥阴是冰凝的状态，而甲胆又不降、壅阻在局部，导致了经脉既不通又不荣。治疗毫无疑问第一个破冰通阳止痛的药物就是吴茱萸了；接下来就是降甲胆，又能够缓急止痛，同时我们交流过既能够增强元阳，又能够帮助生机的恢复，芍药、甘草各 60g；接下来一组药是人参 30g、五灵脂 30g，益气化瘀止痛。既已形成有形癌肿，其巢穴内寒热伏邪，必有湿痰或痰饮这种有形或无形的气结，治疗这些症状的药就是生半夏，它是太阴、阳明、少阴的药，因为"辛以润之，致津液，通气也"，像挖土机一样，可以减缓肿瘤巢穴内的压力，目的是解压之后缓解疼痛。接下来是姜炭，前面有甘草，甘草干姜汤，温益太阴，又能够温经散寒、止痛止血。头部汗多喜吹风，这一症状结合前面的分析，厥阴寒是根本；这么多的汗表明厥阴疏泄太过；喜欢吹风，这是一个实热证，源头在哪里呢？厥阴中化太过之离位相火。如何对治？前面有炙甘草，这里用的是乌梅，厚土伏火，益土载木，虽然只有两个药却能发挥出两大作用。黄浊苔、小便味臭说明这个人的土里面有湿热秽毒，但他的源头还是厥阴的冰，以及厥阴中化太过的火，因此给的方就是前面几组药：吴茱萸10g，白芍60g，炙甘草60g，人参30g，五灵脂30g，乌梅10g，生半夏10g，姜炭10g。7剂，用法：每1日1剂，每剂加1000mL水，一直文火煮两小时，煮取100mL，分一日，每日2次服。这一诊的治疗重在止痛，重在止痛。

二诊：2020年6月5日，服药之后阴道疼痛缓解，术后漏尿稍好转，时有阴道血性分泌物排出同前。前2天药后自觉心口热盛持续5分钟左右，第3日消失。这个症状我们考虑到的还是飘出去的阳和无形的邪火这两个因素，这也是这一诊所加药的依据；而且出现了总是想睡觉，并且能够安然入睡的症状，这个症状验证了第一诊病机和方药的正确。之前飘出去的阳太多了让病人的身体透支了，这个时候阳回去了病人就能安然入睡，而不是少阴病的但欲寐：想睡而睡不着。其他一般情况可，舌暗郁同前，苔（薄、黄浊）转薄黄燥有裂纹。刚刚讲的湿热秽没有了，看到的是阳明的燥和阴分的不足，因主症缓解说明这是体内的深伏邪气。脉左弦转脉左偏大，这就说明邪气在上，如果说左边这个厥阴的风木升发还是太过，右沉转细缓说明整个元气增强了，尤其是元阳增强。因此这一诊针对阴分不够，飘出去的阳和无形的邪火守方，根本病机对治的药加量：吴茱萸、白芍、炙甘草、乌梅加了原方药量的1/2；人参、五灵脂、生半夏、姜炭不动；增加的阳明本体液津血的阴分不够，可以用生地60g，补元阳用蒸附片10g，无形邪火用黄连3g，阳明本体阴分不够必有一个逆上去的水邪，可用猪苓10g。因病情控制转为三天一剂的服药法。

处方：吴茱萸15g，白芍90g，炙甘草90g，乌梅15g，人参30g，五灵脂30g，生半夏10g，姜炭10g，地黄60g，蒸附片10g，黄连3g，猪苓10g

10剂，用法：每3日1剂，每剂加1500mL水，一直文火煮两小时，煮取150mL，分3日，每日1次服。

三诊：2020 年 7 月 10 日，这一诊老人家很开心，阴道疼痛缓解了八成，偶有走路时摩擦痛，小便味臭消失，偶有阴道血性分泌物排出。术后漏尿同上诊。大便日 1 解转为日 1–3 解，成形。纳眠可。头部汗多同前，转为不喜吹风，三阴虚寒本象显现；舌暗郁同前、苔薄黄燥有裂纹同前。脉转细缓。因此变动的还是根本病机线路药量的调整。处方：吴茱萸 15g 转 30g，白芍 90g 转 100g，炙甘草 90g 转 100g，乌梅 15g 转 30g，生半夏 10g 转 30g，地黄 60g 转 120g，人参 30g，五灵脂 30g，姜炭 10g，蒸附片 10g，黄连 3g，猪苓 10g。

这就是这个病人治疗癌性疼痛三诊的交流，谢谢大家。

胃癌术后8年调治
（庚子小暑节气阳明土中伏热实证）

　　大家好，今天交流一位74岁胃癌术后男性患者的最近2诊的诊治过程。这位老人家在手术后时不时会找我调理，已经8年多了。

　　患者于2020年7月6日来复诊。复诊的情况如下：吃饭，睡眠，大小便没问题；从今年三月开始到现在，夜间时有小腿抽筋；晨起眼屎黏眼；双大腿酸软无力；双肩胛、左足大趾、左手食指疼痛；入夜睡觉前左耳痒；舌面粗糙有刺感；八年前胃癌术后至今易打瞌睡；舌红少苔脉细小滑。这个老人家当年术后来看的时候，有一个主要的问题：稍微吃一点硬的食物，比如饼干或者自己烙的饼就会引起不完全性肠梗阻，需要急诊处理。源于这样的情况，除了中药的调理，他自己摸索出了一种食疗的方法，就是每天食用水煮葵瓜子2至4两。吃后就能够排气，不会腹胀，避免了出现不完全性肠梗阻。

　　这诊的情况：

　　1. 夜间小腿抽筋，一般情况寒则收引，但是根据今年的年运以及老人家这样一个情况，还有他的舌红少苔的症状，考虑到是一个甲胆不降横逆土中的热证。如果单纯是（这）一个症状，那就是芍药甘草汤缓急止痛。

　　2. 也是源于夜间有这样一个气，这个热横逆到土中，晨起随着初之气厥阴风木的升发，升到了肝，开窍于目，因为横逆到土中，土里面有太阴阳明，因此他的眼屎特别黏，（说明）除了湿，有一定的燥和热。

　　3. 大腿酸软无力，结合年龄，考虑到是阴精的化生不足；

　　4. 双肩胛、左足大趾、左手食指疼痛，包括他入睡前左耳的痒，都是在左边。肩胛相对而言也是在人的上焦，这样一分析，左升之力不足，不足从而导致局部第一个我们考虑的是不荣，然后是不通出现的疼痛。如果这样分析，在这个局部有寒有热，但是是实证。

5. 舌面粗糙有涩感，这个是典型的阳明燥热。根据前面的症状，这个人的土里面，什么样的土里面？在阳明的土里面，这个土就归到了《伤寒论》184 条"阳明居中，主土也，万物所归，无所复传"的伏邪。

6. 舌红少苔：说明有热有火，阴分不足；但是脉细小滑，因为病人吃、睡、二便正常，中气可以，这个滑脉，就正如前面分析的情况，居中主土阳明里面（有）伏邪，而且还形成了一个实证，这是这个病人的特点。

怎么对治呢？首先解决居中主土的阳明，阳明阳土它的本体不足，我们前面沟通过，就是阴分不够，液津血化生的不足，又有邪热，同时因为邪热内陷在土里面，深伏血分，脉外就会出现相应的虚寒证，即使是虚寒证，解决的办法也不可以用温的方法，而是解决液枯津少血分伏热。源于这样一个机理，给了这样一个方：生地黄 60 克，猪苓 10 克，五味子 5 克，柴胡 10克。地黄、猪苓、五味子之前我们也沟通过，生地黄回不到生生之源，只能回到阳明阳土这一块，即使能够解决它的本体，也需要借助五味子纳五方不归位的气就能够回到生生之源变成坎卦元气。猪苓是源于阴分不够，是土里面的阴分不够，就会有邪水上逆壅阻在局部的南方而产生邪热。我个人认为这是一个规律。比方病人的左足大指、左手食指的疼痛顶在那里的这个气，有一部分就是水邪逆上来顶在那里的一个火热证。这是生地黄、五味子、猪苓。柴胡的使用，是因为根据病人他的脉提示有伏邪从而形成的实证，尤其是耳朵的痒，是在入睡前阳要入阴的时候，因"诸痛痒疮皆属于火"，这个时候身体里面是一个无形的火邪上来。在阴阳气顺接的时候，这个火当时判断为是三焦的邪火。因为脉（有实象）滑，这个时候，尽管土当中液津血不足，也可以借用少阳枢机枢转体内深伏的火邪。这个病人就是枢转居中主土阳明里面的火邪。其实少阳枢机枢转这个火邪的同时是寒热邪气都能够各自归位的，这就是柴胡的作用。因为生地黄是 60 克，柴胡是 10 克，相对而言是小剂量，又因为有五味子，一化合能够增强元气，在这种情况下，病人一般情况下，是可以用柴胡这个药的。这是这个病人的第一诊。

第二诊是一个星期后，复诊时间是 2020 年 7 月 14 号。上面所有的症状几乎全部好转，左耳痒消失，左足大趾痛消失，左食指痛明显改善；双肩胛酸痛较前好转，舌粗糙有刺感明显减轻；晨起眼屎较前减少，已不黏眼睛；大腿酸软无力明显减轻。因此这一诊就守方治疗。病人的纳眠二便都是正常的，我们不多跟大家进行交流。舌转为郁红，苔少如前，脉转为细缓；郁红就是憋着的那种热反而出来了，因此（说明）刚刚分析的病机是正确的。这种情况下，守方加吴茱萸 3 克，生半夏 5 克，大枣 5 枚，是源于本气增强之后，这个病人目前的（病机）特点还是在居中主土阳明里面液津血的不够，因此我们借助了温经汤里面的这三个药对应的病机，吴茱萸温化厥阴的寒，生半夏像挖土机将燥结之气通过"辛以润之，致津液通气也"打开，增强的就是液津血，同时又给了 5 枚大枣增强土里面的液。

这个病人就这两诊拿出来交流是源于目前年之所加的特点（庚子小暑，阳明本体不足而失降、元阳不足、土中因太阴湿邪与阳明燥邪不济郁而化火深伏）。这个病人的交流就到这里，谢谢大家！

产褥期精神障碍调治
（土伏火、土载木、解郁开窍）

　　大家好，今天交流一位 32 岁女性，产褥期精神障碍，中医的两诊治疗经过。初诊时间是 2020 年 6 月 30 日，相关的简要病史是这样的：患者于 2020 年 5 月 8 日生产第二胎，产后 15 天出现急性乳腺炎，当时有发烧 5 天，体温波动在 38～39.6℃，在当地医院予抗生素治疗以及回奶后乳腺炎得到治愈。在此期间患者出现了情绪低落，言行异常，眠中有惊吓，有幻觉，而且怀疑家人下药迫害自己。于 2020 年 6 月 12 日在中山三院精神心理科住院治疗，诊断为产褥期精神障碍，病情好转后出院。目前服用"奥氮平片"。来看中医是因为患者太容易累了，尤其是晨起很疲劳；腰酸；眠中梦多，以打杀类和紧张类的梦为主。动不动就发火；汗多汗后又怕风；双膝发凉。吃饭大小便没有异常。平素感冒首发症状是咽痛。舌暗郁红，苔黄浊腻厚，脉细小。

　　患者异常的精神状况对应中医的火邪，因是产后考虑两个方面：一为虚、二为郁。来就诊的时候精神萎靡，

　　1. 第一组药是菟丝子 30 克，五味子 5 克，乌梅 5 克，利用了菟丝子的补益肾精、鼓舞肾气。乌梅、五味子对治异常的君相二火，像她这一类打杀梦、紧张梦就属于离位的相火了，累就是气虚了。

　　2. 第二组药，因为患者吃饭二便可以，我们就利用她目前比较好的中气，给了黄芪 120 克，山萸肉 15 克，因为前面已经有两个酸药，那这样我们常用的三个酸药在这个病人身上都用了，这样一搭配，土伏火、土载木，都在这几个药里面体现出来了，这一块关键是中轴的稳健，可以对治异常的邪火。

　　3. 第三组，发火和她的舌暗郁，苔黄浊腻厚，那就有气机郁滞和热毒秽浊之邪，配了温病的两个药，一个是石菖蒲，一个是郁金，各 15 克，这两

个药主要是针对郁证的，既然能够解郁，它们又能够芳香开窍，能够让患者的神清爽，那么就能够帮助患者身体的恢复。

4. 第四组药"桂桔泽"，在前面给足了土气，土伏火、土载木，同时想让她异常运行的气回到一个正常的运行道路，就借助了元气之别使的三焦这一个水火道路，希望能够引到"使者"道路增强元气，而且这三个药厥阴和中气同时下陷，下陷之后有寒，有火，有水。因此用了"桂桔泽"这一小分队。

5. 第五个是重剂茯苓60克，我们之前讲过，重剂使用安虚阳内扰之烦，理先天元气。尤其是精神神志异常的疾病，茯苓的这个作用非常重要。

6. 第六个是射干，用这个药，一方面他感冒之后首发症状是咽痛，前面有桔梗，桔梗、射干这两个药能够开肺利咽。开肺从肺为水之上源入手，能够增强元气。另外一个射干和郁金的搭配，就是吴鞠通上焦宣痹汤的两个药，增强的也是元气，而且能够打开阳明的道路。这就是这个病人第一诊的方药。

7剂，2天1剂。

处方：

菟丝子30克，五味子5克，乌梅5克，黄芪120克，山萸肉15克，石菖蒲15克，郁金15克，桂枝5克，桔梗5克，泽泻10克，茯苓60克，射干5克。

第二诊就诊的时间是2020年7月14日，服药之后精神转佳，疲劳消失，腰酸好转，做梦明显减少，发火好转，汗多但是汗后可以吹风了。双膝凉是一样的。最近一周时有气短和头晕。大小便、吃饭没问题。舌由暗郁转为郁红，这样气血流行得较之前会畅顺，但是还是有一点郁热的，苔转为薄白苔，也就是湿热火秽浊这些毒基本上清解，转化。脉转为细缓，元气增强了。

这一诊就结合了目前她来就诊的时间是小暑节气，此时天地一气和患者身体禀赋的气的特点互相影响，分析为：就像我们最近看到的水灾，这个病人她的整个阳根扎得不够深，元阳不足对于太阴己土之气而言，这个湿气是偏多的；但是浮阳也就是飘出去的火到了"居中主土"的阳明里面，出现了阴分不够、有燥、有火。这样整个人的土里面，湿和燥不相济，就形成了一种湿热沤在那里，生机没法发挥的寒热气结，憋久了必化火，正常的生机显现异常。

针对土中寒热气结形成的伏火，用了柴胡。

针对上述阳明界面的病机给了生地黄60克，猪苓10克、五味子5克。

双膝凉未缓解考虑阳明阖得不好必有厥阴寒，厥阴寒了之后又有中化太过为火的离位相火，加了吴茱萸、乌梅各3克。产后加了菟丝子30克，最后一个药是小剂量的桔梗，跟前面的分析是一样的。

开了7剂药，转为3天1剂。

处方：生地黄60克，猪苓10克，五味子5克，柴胡10克，吴茱萸3克，乌梅3克，桔梗6克，菟丝子30克。

这就是这个病人两诊的治疗经过，今天的交流就到此为止，谢谢大家。

肺腺癌术后化疗后、子宫肌瘤术后1
（丁酉伏邪方）

　　大家好今天交流一位45岁女性患者的病例。初诊时间是2020年5月28号，她的病史是两方面。一是肺癌切除术后、化疗后9个月，另一个是子宫切除术后14天。

　　简要病史是这样的：患者2019年8月在当地医院体检发现肺结节，于2019年8月的8-19日在广州医科大学附属第一医院住院，诊断：①右上肺浸润性腺癌；②右下肺腺癌。并行右下肺楔形切除＋右上肺肿物楔形切除＋右上肺切除＋纵膈淋巴结清扫术，术后行化疗4次，化疗期间最不舒服的表现是纳差、乏力。之后不需服药，定期复查至今未见异常。这是第一大类病史，另外一个病史是：因尿频于2020年5月11-19日在南方医科大学顺德医院住院，诊断为：①多发性子宫肌瘤；②子宫腺肌症；③盆腔粘连；④慢性宫颈炎伴纳氏囊肿形成；⑤双侧输卵管慢性炎症伴系膜囊肿；⑥双侧乳房增生；⑦左乳结节；⑧右肺癌术后；⑨肝左叶囊肿。

　　住院期间行全子宫切除＋双侧输卵管切除术＋盆腔黏连松解术。

　　来找我看的时候已经是术后第十四天，第一个症状是病人觉得易疲劳，结合病史考虑本已不足的元气进一步虚损。除了疲劳还有怕冷不怕热，这一个症状是阳虚——体内有寒邪。

　　汗出多，汗后能吹风：对于一个两次术后的病人结合怕冷、汗出多的症状，看到的是飘出去的阳，对应厥阴风木疏泄太过，那这是一个虚证，但是汗后能吹风就变成了一个热化实证。这个病人寒热夹杂在一起。

　　食欲可，食量少，少食则大便日1-2解，质稀；说明偏虚偏湿。

　　多食则腹痛、腹泻，日解大便10次，这一个症状属中气的虚寒、湿。具体怎么处理呢，口服益生菌、保济丸能好转，说明不属阳虚，而是土中湿浊秽邪。

睡眠差，难入睡，眠浅易醒，醒后难再入睡，这一个症状是典型的阴阳俱损，阳入阴难，入得又浅，阴又拉不住阳，因此阴阳俱损。

尿急，小便灼热、胀感，这是一个局部的湿热实证，有湿有热而且是一个实证。而她的大便，多吃之后表现的是一个虚寒证，因此这个病人我们用"中气不足，溲便为之变"来理解，中气不足，一部分表现为虚寒，一部分表现为湿热实证，这个土中寒热虚实是目前对治的关键。

喜温热、辛辣食物针对这个病人属中气虚、寒湿气偏多。这是邪胜的一种表现。

但食用后易上火表现为咽痛，那就是典型的土不伏火，服用上述食物后有湿热火邪向上熏蒸。

阴道有淡红色分泌物，皮肤搔抓后发红伴瘙痒，手指缝间易瘀血疼痛。一部分为飘出去的阳——浮阳，一部分为瘀热实证。

舌暗郁，苔白厚腻，脉细，从舌脉分析这是一个里气不足的人，但是她的身体里面气血运行是不通畅的。有湿浊秽停留在土里面。

综合整个病机，我们考虑到术后 14 天的一个病人，既有虚寒又有湿热实火，在元气没有恢复的前提下，吃多了腹泻十余次、易疲劳，就把治疗的重点放在了后天胃气，通过恢复后天胃气来帮助元气的增强。加上患者 9 个月前又做了肺癌的手术，因此这一诊利用了三焦为元气之别使这一个功能，给了明医堂的丁酉伏邪方。方药是这样的：桂枝 5g，桔梗 5g，泽泻 10g，这个是我们交流过的用药小分队桂桔泽，可以增强三焦元气，拓宽水火道路。白术 10g 崇土制水，鸡蛋花 15g 对治湿热火邪。诸花皆散可对治大肠火，通达三焦。

给患者开了 14 剂，每日 1 剂，加 500mL 水，大火煮开转小火煮 15 分钟，煮取 45mL，分 1 日，每日 1 次服。这是第一诊的方药，特点是没有直接用补益中气或温益三阴的方法，而是巧妙地用了三焦气化的作用，把水火道路打通，同时对治虚寒和实热，而增强的却是元气。第一诊的交流就到此为止。谢谢大家。

肺腺癌术后化疗后、子宫肌瘤术后2（来复汤）

今天我们接着交流 45 岁女性肺癌切除术后和子宫肌瘤切除术后的这个病例的二诊和三诊。

二诊时间是 2020 年 06 月 11 日，药后胃纳转佳，多食则腹痛、腹泻消失；大便日 1-2 解，质稀转成形，质黏；怕冷疲劳好转；晨起口苦；饮水有甜味；

搔抓后皮肤发红伴瘙痒、手指缝间易瘀血疼痛，阴道有淡红色分泌物、多汗、睡眠、小便均同前，未改善。

舌暗郁，苔白厚腻转为白黄厚腻；脉细转略搏指。

吃了一诊的药之后达到了我们想要的效果，主症疲劳怕冷大便好转。

这一诊出现了晨起口苦说明这是有热的，饮水有甜味是一个典型的足太阴脾经己土之气的不足。

舌苔出现了热的黄苔，因主症改善说明这个热是伏邪。

脉细转为了略搏指，在中气元气增强之后憋着的厥阴风木这样的气出来了。

未改善的症状考虑湿热火及其源头厥阴寒形成的土中伏邪，这一气结未打开。

因此这一诊转换了治疗的方向，直入三阴，首先利用一诊后增强的本气，直接用来复汤进一步蓄健元气，收敛飘出去的阳回家。这个患者属虚劳范畴，因此来复汤里面用白术换了白芍。也就是山萸肉 30g，人参 30g，龙骨 30g，生牡蛎 30g，炙甘草 30g，白术 30g。

接下来一组药针对湿热火邪及其源头——厥阴寒。在本气增强后第一个可温化的便是厥阴的寒。因此配了吴茱萸 3g，黄连 3g，乌梅 3g。厥阴的寒以及厥阴中化太过的火，一部分是离位的相火，一部分是黄连对治的湿热火邪，黄连也是一个通达三焦的药。

子宫全切后那么病人乙癸同源这一块是不够的，那么前面已经有乌梅，依据《内经》"君火之下阴精承之",配了菟丝子15g。

最后加了重剂的茯苓30g,可对治水气逆上之热。水气为何逆上呢?源于元气不足,厥阴风木疏泄的时候带着终之气"太阳寒水之气"中的水气上冲。茯苓渗湿利水大家都知道,它安虚阳内扰之烦和理先天之元气比较难理解,其实在这里茯苓就起到这样的作用。

10剂药。因为病人主症改善就改为了3天1剂,加1300mL水,一直文火煮1.5小时,煮取150mL,分为3日,每日1次服。这是二诊的情况。

三诊的复诊时间是2020年07月13日。

药后尿急、灼热、胀感消失;阴道有淡红色分泌物消失;手指缝间易瘀血疼痛消失;晨起口苦、饮水有甜味消失;体力增强,睡眠、多汗、疲劳好转。她对睡眠描述得很详细,她还是难以入睡,但是她睡了之后就比之前睡得沉,醒一次之后可继续入睡,而且中午由之前的偶尔能入睡转为现在的大部分能入睡,这个是因为她在中午阴阳气交接的时候有本气了,大多数情况下阴阳气能够顺接了。而且自觉心情平静。

搔抓后皮肤发红伴瘙痒好转。说明血脉有热为主,但也有寒。

大便日1–2解,质成形转前硬后软。

一般情况下这个症状有一个规律性的病机就是元阳不足、有离位的相火在局部,结合皮肤的反应还有一个南方对应的火,即心主血脉里面有一个伏热。

因此这一诊重在这里,针对这一个病机调整药。苔转为白腻,出现的热没有了,舌暗郁、脉略博同前。因此守方,因为大便又转干硬,所以去白术换回了白芍30g,吴茱萸、黄连、乌梅这一条病机线路没有动,菟丝子、茯苓没有动,加了启动元阳的蒸附片10g,三倍炙甘草伏火。启东方之陷开南方郁热的桂枝和赤芍比例是1∶3,桂枝5g,赤芍15g。

开了10剂,3日1剂,服药方法跟上诊相同,这就是这个病例的2、3诊跟大家的交流。

中西医联合调治小儿过敏性紫癜

大家好，今天跟大家交流一个中西医联合治疗过敏性紫癜肾损害的一个病例。这是一个 12 岁的女孩，过敏性紫癜、荨麻疹，在我这里调了一年多，我讲最后几诊。

2019 年 4 月 26 号来复诊的时候，停了西药 6 个月，全身未出现瘀斑、皮疹，在这一诊之前给的是丁酉伏邪方，这个方的方解在《中气与临床》一书里面有详细的解释，这个小孩除了过敏的时候出现瘀斑、皮疹，西医检查有潜血、蛋白，还有早期肾损害的检测，尿白蛋白肌酐比值和 Nag 肌酐比值。这一诊来的时候，在月经后查尿潜血是：+，尿蛋白是阴性，因此这一诊给的方是守着前一诊丁酉伏邪方，加了芪、归、断，就是黄芪、当归、续断，这个药组我个人在临床参悟，他们可以周流气血，接续皮肉筋脉骨五体之间的气血运行，如果五体之间不相保，那么就会出现有些地方它的气血运行是空虚的，所以要加强皮肉筋脉骨五体之间相保的功能。托透伏邪加了荆芥炭，增加发陈的力加了金银花，从肌肉里面往外托透邪毒的是皂角刺。最后一组药是针对阳明阳土本体不足，给了生地黄和生甘草等量各 10 克，开了 14 剂，2 天 1 剂。

接下来一诊是 2019 年 7 月 19 号，吃了一个月药，停了将近两个月，患者各方面情况都比较好。在 7 月 3 号有一次感冒流鼻涕、咽痛、黄痰，是一个热证，服用小柴胡颗粒冲剂两天后症状就消失了，也没有因为这一次感冒出现瘀斑、皮疹，复查指标同前，因此妈妈很开心。舌这一次是偏红，苔黄白略厚，脉细滑。小孩的月经正常，复查了潜血和蛋白，跟上一诊结果是一样的，早期肾损害检测的两个指标都有所下降，其中 Nag 下降到正常范围，她停了西药之后，这两个比值一直有波动。

这一次因为出现感冒并快速治愈，可以顺势借机加强三阴本气，因此立足三阴调理。

因为孩子有热，首先用了降甲胆的方法，芍药甘草汤各 60 克，厥阴风木掉下来为寒，一个是形成寒邪的用吴茱萸，一个是气掉下来，升发不利的用桂枝。尿潜血，反应血分的伏热，除了降甲胆这一个，一方面配了桂枝、赤芍 1∶3，另外一方面这种看到的热源于厥阴风木疏泄太过的火，加了桂枝、牡蛎。这是三组药，最后一组药还是芪归断，用煮好的药汁煮服一个散剂。

宣降散是桂枝、桔梗、泽泻、二苓（猪苓和茯苓）、鸡蛋花，打成粉，每次 10 克每天 1 次，用汤药来煮散剂，开的也是 14 剂，这样就是 28 天，这是 2019 年 7 月 19 号的处方。

一直到 2020 年的 7 月 24 号，也就是一年多，小孩再一次来复诊，病情稳定，这一年来过敏性紫癜的瘀斑、皮疹没有发作，各方面情况也比较好，还是尿潜血＋时有反复。在春节后有一次感冒，吃了莲花清瘟胶囊症状就消失了。舌红，苔中根部薄黄腻，脉细小滑。因此这一诊就融和了去年 2019 年给小孩治病的思路，以及结合了今天庚子年来就诊时天地一气的运行特点。目前临床体会庚子年疾病的特点，第一个是阳明阳土它的本体不足，阴分不够就肯定会生热，但是为什么阳明阳土会有热、阳明降不下去？它的根本原因是这一年的阳根扎得没那么深，因此元阳不足生寒和阳明阴分不足生热二者之间互为影响，这是今年临床体会出的一个病机特点。正常人不存在这些问题。那么针对热，到了 2020 年的 7 月 24 号是暑热天，因阳明之降乃人身最大降机，肺为水之上源，故首先卡死的就是阳明这一块，因此给了我们之前交流过的生地、生甘草、猪苓、五味子，这是一组药，阴分不够要增强液津血的化生，但是阴分不够就会有多余的水逆上来的邪热——可用猪苓，阳明阖回去转化为元气，用的是五味子。这种搭配是东垣调卫汤里面的一条病机对应的一组药。接下来一组药桂桔泽，我们知道这个小分队是拓宽三焦水火的道路，对治的是水火二邪，水火二邪的源头是三焦元气，它没法发挥"水道出焉"这一个功能表现出来的却是火邪，这一点是比较难理解，但我们用的并不是凉药。接下来血脉寒热是桂芍，桂枝 5 克，赤芍 20 克。接下来一组石膏、半夏、五味子，对治阳明伏热、阳土里面的燥结之气，生半夏把阳明的燥上这一种气结打开，石膏降阳明借助五味子回到生生之源即可增强元气，也是金生丽水。最后一组药是吴茱萸、黄连、乌梅各 3 克，这是缘于厥阴升发得不好，从而下陷土中，土里面因为阳明有燥热，太阴有湿，这样就形成了阳明燥热和太阴湿气同时偏盛，相互胶结在土中，在中焦如沤的作用下形成湿热秽无形的邪气，但根源是厥阴升发得不好掉下来的寒，因此这三个药对治寒、火、湿、热这 4 个邪气。那么这一次开了 10 剂，每 3 天 1 剂。

这个小孩中西医的联合治疗在中医得最后几诊就跟大家就交流到这里，谢谢大家。

中西医联合治疗卵巢早衰（助孕二胎）

大家好，今天交流一位西医诊断为卵巢早衰，想要二胎的一位39岁女性患者的中医诊治。

患者于2020年7月16号来就诊的时候告知她于去年8月已经顺利生产了二胎，因此我们交流的是2018年之前的治疗情况。

这个病人主要的症状是：月经后期、量少，两月一行，经期的第一天外阴红肿、瘙痒，易上火的特点是患念珠菌性阴道炎感染，而且在月经期容易发作。

大便每日1解，成形畅顺，但是每一次便后都有肛门的灼热感。

抽血的检查FSH严重超标，B超示：未见优势卵泡，西医诊断为卵巢早衰。这是一个基本的情况。

从中医角度，当年是37岁出现的卵巢早衰，伴随症状为：外阴红肿、瘙痒及念珠菌性阴道炎和肛门的灼热感，这些都是一个热证，依据《内经》"诸痛痒疮，皆属于火"，这是一个火邪。我们知道根据卵巢早衰判断这是一个虚人，关键是分析这个火是哪里来的？

1. 根据病史和发病部位属厥阴病。

本来在经期是厥阴风木疏泄，也就是肝主疏泄，但是她局部出现了这一个（热症），我们第一个考虑到的是厥阴风木疏泄太过为火，但它的源头是厥阴风木之气的下陷，然后出现了直升至外阴这个地方。结合病人的舌脉：舌是淡红苔薄白脉细，并没有湿热火燥象，因此我们卡死前后二阴局部的火除了直升、还有是源于厥阴中化太过的离位相火，且此火深伏土内，生机萎顿。

但是卵巢早衰的病人是个虚人，结合没有优势的卵泡、月经延后量少说明肉气、大气之推动力不足，厥阴原点起步力度不足。

因此，我们需要增强肉气、大气，考虑土中深伏火邪，欲使伏邪外出，回归到生活之中，这种方法犹如种庄稼前的犁地。

故首先对治此火邪用的是翻土法，重剂黄芪厚土气同时有翻土之力，配乌梅，这样就达到厚土伏火的作用。

因人这一物种属肉身，而重剂黄芪能够到达五脏六腑、四肢百骸、十二经脉，与乌梅配伍可同时对治气掉下来之后形成的寒、湿、风、热邪。这种理解是气化之力，是理解的难点。

2. 四诊合参说明肾精不足，故火邪之另一对治方法为引火汤里面的主药：熟地黄，用了 120 克。

3. 直升之火乃源于厥阴风木之气的下陷，治法为增强厥阴原点起步的力，用的是重剂的桂枝和牡蛎。这一用药方法是缘于对《伤寒论》太阳病篇的桂枝加桂汤的参悟，桂枝平冲降逆是源于厥阴风木之气的下陷，那么陷到了哪里？陷到了生机起步对应的初之气，所以我们把它叫作厥阴原点起步之力。

4. 肝体阴而用阳，肝肾同源，前面有熟地黄，故加了山萸肉，蓄健萌芽，增强乙癸同源之力，同时达滋水涵木。而山萸肉与黄芪配伍又可达益土载木，这样就多维立体帮助厥阴风木和缓有序的升发。

这一类病人的这种体质，这样的对治是立足在生命的根本——即先天肾气这一块，另外一个就是体现人的生机的初之气——厥阴风木。厥阴风木发生的直升、中化太过两个火，然后整个大气不运，土气不够，土不伏火。

5. 因此这个病人是以这样一个方为主治疗的。经过这样的治疗，在 2018 年 4、5 月份，复查 FSH 就降到了正常。之后的调治方法立足点依然是先天肾气，即少阴坎卦元气，主要是以引火汤为主。

若病人出现热化到阳明界面，一般是直接合用石膏；

如果阳明经实热的源头是先天起点原动力的不够，那么合用蒸附片。因为肾水不足又有阳明伏热，此时用附子时常配 2 倍于附子的炙甘草达土伏火之功。这个是需要注意的，尽管有清解阳明邪热的凉药、滋肾水药，但依据土伏火的规律用药首选炙甘草。

由于一元气增强、厥阴不下陷就不会出现念珠菌性阴道炎，考虑此患者因本气虚内生邪气，故整个治疗过程中没有用清热解毒利湿（的药），解毒化毒之药在本气逐步增强后用的是《金匮要略》里面治阴阳毒的升麻鳖甲汤里的升麻、鳖甲两味药。

6. 一般在临床，我体会到这些病人，厥阴中化太过为火，表现为离位相火的时候，普遍规律是因为厥阴寒极。因为存在阳明实热证，温化厥阴寒、启动少阴原动力，一热一寒同时存在，医者应该判断以哪一个为主，那么就需要根据具体情况分析并进行相应的药量匹配。那么这个病人通过前面分析她容易出现的不舒服的症状基本上是火邪，因此附子和吴茱萸用量相对而言都是小剂量。

这是交流的主要病机线路和对治的药物。经过这样调理之后在生殖中心成功取卵两个。并于 2018 年 11 月底末次月经后胚胎移植成功，2019 年 8 月生产二胎。

今天的交流就到此为止。谢谢大家。

助孕二胎成功（中气厥阴同时下陷、虚实夹杂）

大家好，今天交流一个想怀二胎一年未成功出现焦虑症的一个病例。

初诊时间是 2016 年 9 月 1 号，这是一位 40 岁的女性。因为这样一个情况而情绪不好，表现为胸闷、胃胀，通过深呼吸或运动后症状可以缓解。深呼吸可缓解表明是一个虚证，运动后缓解表明是一个实证。因此这个病人是一个虚实夹杂的证。容易疲劳，服用红参水后好转，这是个虚证，但是如果是红参的话，有一点点虚寒，有一点阳虚。没有明显的怕冷怕热，很少上火，很少感冒。这样根据前面三个症状往回约，她没有典型的少阴元阳不足。喜欢温饮，食用寒凉类食物海鲜、甜类食物容易出现干呕。由博返约，重点病机在太阴己土之气不足，但这个气的不足出现的是胃气的不降。睡眠方面表现为难入睡，生活梦多。我们说"阳入于阴谓之寐"，这个人阳根扎得不够深。次日晨起精神差，夜尿两次，睡了一晚上并没有得到很好的休息，在晚上五脏各自摄取各自的精气，那么这就说明这个人里面也是有热的，但是精神差它表现为初之气厥阴风木升发得不够力。夜尿多，这肯定是一个阳虚了。结合这些症状，没有典型的少阴元阳不足，但是有阳虚，整个约回来，太阴己土之气它是往下掉的，厥阴风木之气是往下掉的，掉下来中土胃气又不降，那就说明厥阴风木有一个横逆。总的来说是以虚为主，横逆之后胃气不降。

根据这以上症状，桂枝、山萸肉这两个药是能够给到的，如果说太阴己土之气不足，我们要升发太阴己土之气，应该首选白术。

接下来看其他症状，大便每日 1-2 解，质烂，欠畅顺，服用红参水后排解畅顺，不是单纯的虚寒下陷，这里有一点点堵的，给足了气之后排解畅顺，所以这个又掐死是一个太阴的虚寒，服用萝卜水后腹胀，而且会出现下肢的乏力，这就说明了这个人的中气是大虚的。除了中气的虚，萌芽随着中气的下陷，萌芽也是下陷，也就是我们常说的肝脾同主升，下陷则在病人身上体现为同时的下陷，这样的话我们就掐死了太阴界面给的药应该是白术了。月经是 8 月 8 号 -14 号，它的周期和经期都是正常的，经量也可以，月经来的时候有腹胀、疲劳明显，还是厥阴中气同时下陷的症状。外阴瘙痒，夜间甚，经来时加重，这主要涉及一个阴血分，血虚生风，风盛则燥，燥甚则痒，这样尤其在月经来的时候，本身肝体阴而用阳，如果阴分不够，风木疏泄太过，风气盛，阴分肝体就更加不够，这就是表现为肝经循行的这一个部位，如果我们这样分析，除了血虚风盛，这个症状提示是有厥阴的寒的，这是规律，只是你一步步治疗，什么时候给合适。

既往有慢性萎缩性胃炎、甲亢、外阴有苔藓样皮炎和焦虑史。因此这个病人，她的舌暗红，苔少，前 1/3 有裂纹，阴分不足已经显现出来了，但脉是沉的。她的脉跟我们分析的病机是一致的，阴分不够——裂纹和苔少。厥阴中气同时下陷，这里面是有一点点热的，但是她没有典型的阳明热的症状，因此这个病人由博返约，我们考虑到是以中气下陷为主，接下来是厥阴下陷，下陷之后横逆中土，但是它是一个虚证，加上这一年多的焦虑，还有一个阴分的不够主要涉及睡眠不好那一块，这样就给了自拟方：第一个药是白术 30g，这种用药量二两重在升，就是升己土之气，升脾；桂枝 15g，升厥阴风木升肝；山萸肉 10g，蓄健萌芽，但同时如果萌芽能够恢复和缓有序的升发，比方桂枝、山萸肉一搭配，那么就不会横逆；睡眠这一块和她的情绪这一块的治疗，给了熟地黄 30g。因为病人还能吃，她只是吃了太凉的海鲜和甜的食物导致胃气的不降，我们考虑到胃气的不降是源于脾气的不升和厥阴风木之气下陷之后的横逆。这个时候乙癸同源肝的体阴治疗，给的是六味地黄丸里面的熟地黄和山萸肉，因此给了就这 4 味药，开了 7 天，每天 1 剂，煮取 90mL，分两次服。

二诊：2016 年的 10 月 14 号。吃了 7 天药之后就停了药，这个时候再来看，第一个改善的是睡眠，睡眠明显改善，难入睡就好转了。胸闷减轻。大便日 1 解，转畅顺，不需要再喝红参水了，晨起的疲乏也减轻，但是胃胀和外阴的瘙痒、容易焦虑是与以前一样的。舌暗红跟之前一样，但是裂纹消失了，苔少也一样，脉由沉转细，这就是 7 剂药之后（一个多月之后），病人来复诊的情况，这种情况下，其实主要的病机是没有变的，因为她胃胀没有缓解。外阴瘙痒上一诊我们分析了，如果长期这样，那是有一个厥阴寒，因此这一种情况白术由 30g 调整到 45g。阴分的药，厥阴寒和热的药，用的是降甲胆的芍药、甘草各15g，寒用的是吴茱萸3g。因为这是一个虚损的病人，那么吴茱萸3g对她来说，虽然我们觉得是温益厥阴，但她的中气大虚的话一定要配承载吴茱萸开破之力的中气的药。回到仲景吴茱萸汤的配伍，用的是人参15g，治疗厥阴这一块。在这个前提下启动了少阴的元阳原动力，给了小剂量熟附子5g。胃胀利用了吴茱萸合黄连，即左金丸，利用了黄连合木香，即香连丸。关于药量的解释是这样的，按照我们这个病人来给的吴茱萸3g，黄连3g，木香是5g，那么整个病人的这种焦虑，包括还有胸闷，包括胃胀，外阴的瘙痒，还有这种不归位的阳或者是她的神气是比较涣散的，因此加了龙骨、牡蛎各15g。二诊的月经是10月7号，她的月经情况还可以，二诊10月7号来月经的时候，她的腹胀、疲劳能够减轻，因为整体得到缓解了。

三诊来的时候是2016年12月1号。这个时候睡眠转佳，胸闷消失，胃胀缓解了，焦虑情绪也缓解了，舌头就转为嫩红，舌质是疏松的，苔的根部出现了薄黄腻苔，脉沉细滑。末次月经是11月6号，因为她有正常的夫妻生活，因此这一诊我们考虑到有可能是怀孕了，给了一个明医堂的志意方，这一诊是白术60g，我们的主战场是没有变的。接下来菟丝子30g，五味子10g，人参15g，泽泻10g，升麻5g，志意方在《中气与临床》一书里面是有的。一直到2020年今年的7月30号，病人来说孩子已经快三岁了，告知我们当年2016年她的末次月经就是11月6号，那个月顺利怀孕，之后顺利地生产。

这个病例，也是因为我们这个时候得到消息就又把之前的病例进行了整理，跟大家进行了一个交流，是二胎成功的一个病例，今天的交流就到此为止，谢谢大家。

理：中气厥阴同时下陷，横逆中土，胃气不降，虚实夹杂。

法：升提中气，起陷厥阴。

初诊：2016年09月01日

处方：自拟方

方药：白术30g，桂枝15g，山萸肉10g，熟地黄30 g。

共7剂，每1日1剂，一直文火煮取90mL，分1日，每日2次。

二诊：2016 年 10 月 14 日

处方：二加龙骨汤加减

方药：白芍 15g，炙甘草 15g，龙骨 15g，吴茱萸 3g，黑顺片 5g，煅牡蛎 15g，白术 45g，黄连 5g，木香 5g，人参 15g。

共 14 剂，每 2 日 1 剂，每剂 900mL 水，一直文火煮 1.5 小时，煮取 100mL，分 2 日，每日 1 次。

三诊：2016 年 12 月 01 日

头晕消失，睡眠转佳，夜尿消失，饱食后入睡 3 小时后，胃胀如前，2 日前感冒劳累后自觉早搏明显，舌嫩红，质疏松，根部薄黄腻，脉沉细。

处方：志意方

方药：白术 60g，菟丝子 30g，五味子 10g，人参 15g，泽泻 10g，升麻 5g。

共 7 剂，每日 1 剂，水煎服。

变通栀子甘草豉汤治疗疲劳综合征

大家好，今天交流一位 39 岁女性，疲劳综合征病例。初诊时间是 2020 年 7 月 31 号，简要的病史是这样的：

2020 年 5 月因腹泻后再爬山锻炼出现了自我感觉气不足，需要深呼吸。气不足、不接续时伴有全身不固定的针刺发热感，这是这个病人最不舒服的症状。先是进行自我调节，按摩、泡脚、锻炼等。2020 年 7 月在当地服用中药，处方如下：黄芪 30g，枸杞子 20g，党参 30g，当归 20g，白术 25g，熟地黄 20g，茯苓 20g，黄精 20g，陈皮 6g，炙甘草 6g。服药后出现大便稀烂、上午气不足感觉减轻，但是中午开始无法坐、必须要睡在床上，这是这个病人最痛苦的地方。

患者偏瘦，产前 80 多斤，小孩今年四岁半，来就诊时 70 多斤。大便日 1 解，成形，略黏滞。纳食一般，需要进食稀饭，自觉不想吃干饭，因此这段时间一直是吃稀饭。眠可。夜间口干、上唇干，不思饮食。舌红，苔薄黄、中有树枝状裂纹；脉细紧。

尽管病人感觉没有气，但是我们从舌脉来看，有寒有热，而且是一个实证，树枝状裂纹提示已经有阳明界面的实热证。尽管说"瘦人多火"，但是这个病人又是一个虚人，这么瘦的一个女性，那她的虚又体现在哪里，热又热体现在哪里，这是这个病人病机判断的难点。

病人出现气虚的时候全身针刺发热感部位不固定，就诊时一会儿说这里有，一会儿说那里有，她的先生就觉得她太奇怪了，一般人不会有这种感觉，源于这样的沟通，判定了这个病人膈以上有无形的邪火。如果以膈为中心，膈以上的火扰她的心神，她神明是乱的，就会有这（种）异样的热的感觉，但是整个人又是一个虚人。因此第一个处方给的是栀子甘草豉汤，因为病人苔薄黄，中有裂纹，将炙甘草换成了生甘草。栀子甘草豉汤用的是三分之一的量。

接下来如果把邪火清解了，把那种无形的秽浊宣散开，怎么能让这个病人恢复元气呢？治病最终的目的是增强元气，因此又配了一个小分队用药增强元气，是通过拓宽水火道路，发挥元气之别使功能的桂桔泽：桂枝 5g，桔梗 5g，泽泻 10g。

这个病人就给了这 6 个药。处方共 7 剂。用法：每日 1 剂，每剂加水 450mL，大火煮开转小火煮 20 分钟，浓缩至 45mL，分 1 日，每日 1 次服。

病人在服用前看到栀子是凉的（有点）担心，电话咨询了科里面的医生，医生告诉她是需要这样吃的。吃了药之后半个小时又跟科里的医生打电话说吃了药之后整个人感觉静下来了，一下子精神就焕发了，因此 7 剂药之后，她又来复诊。

复诊的时间是 2020 年 8 月 7 号，气不接续的感觉明显好转，如果有气停留在后背，她自己是怎么处理呢？会按摩足背外侧胆经循行的部位可以缓解，纳食和唇干都较前好转，大便 1～3 日 1 解，质成形，偏软，睡眠没问题，舌红转淡红，苔薄黄转薄白燥，中有树枝状裂纹和之前是一样的，脉转滑紧。

因为主症明显缓解，因此我们能够肯定前一诊的病机和方药以及药量的匹配是正确的。那现在的问题：病人为什么就会出现了这样一个证？这个让我想到李可老中医提出来的"凡病皆为本气自病"，76 条是因为反复的误汗之后再吐下，首先多汗，就伤寒体系而言，汗出伤阳，这个时候太阳防御功能下降，第二道防线就是阳明，按照《伤寒论》的排序，也就是说阳明这个防线受损了，既然是叫阳明，阳明与土是对应的，我们推出就是胃阳和胃气。栀子甘草豉汤，（栀子豉汤）少气者加炙甘草，就是源于阳明防线受损，所以少气并不是加人参，而是加炙甘草。炙甘草是用来增强作为"凡病皆为本气自病"的阳明阳土这一个自病的本气。为什么不用人参？是因为阳明阳土受损，除了燥化热化，它最容易发生的是因为阳明从中，就会从太阴（寒化）湿化，因此伤寒体系里面从麻黄汤开始用的就是炙甘草。无土不成世界，土能生万物，人生病后在三阳界面第一考虑截断病势，由阳向阴发展传变的关键界面是阳明，只要不出现胃气弱、胃中虚冷，阳明防线可阻挡邪气进入三阴界面。阳明变化规律是从中易发生寒化湿化，阳明又居中主土，万物所归，无所复传，阳明胃主肌肉，阳明肺卫表，故麻黄汤中扶本气之虚用炙甘草。也就是说只要居中主土之阳明不发生虚化寒化就有能力抵挡外邪。

由此需要明白一点，培养胃气首用炙甘草的理论来源是河图运行以土为中心论。

栀子豉汤是一个因为虚而导致的实火，胸膈或者是肺胸这个腔里面的邪火。因此从 76 条原文我们学到了，有火邪病人又感觉气虚，首先扶正的药是立足在阳明居中主土这一后天之本——胃气这个本气来进行给药的。

拿出这个病例讲也就是把这一点参悟跟大家进行交流。那如果是这样，第二诊复诊的时候，我们就可以直入到少阴元阳进行治疗。前面守方加熟附子 5 克，炙甘草 10 克，有泽泻，加了升麻 10g，泽升形成一脏五腑至阴土中的升降斡旋。病人是虚但里面有火，这个火陷在土里面，升麻既能够升散这个火，又能够解毒，如升麻鳖甲汤都指的是无形的（邪火），如果回到清震汤，它能够进入到脑，那就是少阴的本脏之一，能够让神窍清醒。

接下来一个药考虑到患者通过按摩胆经缓解后背觉得憋住的气，考虑到整个胸腔这一块，他的血络是有瘀滞的，想到了"肝着"对治的旋覆花汤，因此又加了 5 克旋覆花。这就是这个病人两诊的治疗，今天的交流就到此为止，谢谢大家！

师父破格救心汤治妇科病

　　大家好，今天交流一位子宫腺肌症女性患者的病例，这个病人已经就诊很多年了一直是这个问题，今天交流的是 2020 年 8 月 6 日来复诊的情况，只交流两诊。女性，43 岁，上诊日期：2020 年 07 月 21 日。

　　子宫腺肌症一个总的病机是厥阴的寒冰，至于说每个病人的治疗情况那要具体分析，（最终）还是回到李可老中医说的"以病机统万病"。但是遇到这类病人脑袋里一定要有这样一个概念，这个病肯定有厥阴的寒，就是看你每一诊怎样去兼顾了。病人这么多年来有一个临床的共性：时不时就会出现暴崩，我在她身上总结出来治疗的方法就不离元气。2015 年秋天因为暴崩，当时是大出血三天才找到我，用的是抟气至柔方三剂控制住了病情，暴崩的时候血色素会略降低，但并没有降低到血色素会低于 90g/L。临床这样的病人多，有的是暴崩后血色素很低，有的是略微降低，有的不降低，我这边的临床大概分这三种。这个病人她是略降低，但不会降得很低。PPMP：8-15/2，PMP：1-8/6，所以她除了子宫腺肌症，月经是延后的，末次月经是 7 月 10 号，来看病的时候是 7 月 21 号，那么这个月的月经情况是：7 月 13 号开始出现剧烈腹痛伴呕吐、汗出、乏力，量特别多，夜用卫生巾 2 小时湿透，8-10 片 / 日，深红色，同时伴有大量血块，7 月 14 号到 7 月 15 号用 6-8 片夜用卫生巾。这三天的病机就属于出现了元气欲脱之端倪。

　　在临床体会，尽管是这样，（但）部分人的病机为邪火，部分人为阳虚，阳不统阴，气虚，气不统血。那这个病人属于哪一种呢？

　　接下来的症状为：7 月 16 号之 7 月 20 号月经变成极少量，伴有极度疲劳，也有口干、口苦，欲饮热水，饮水能解渴，这样由博返约，这些症状约回来就属于阴阳俱损，元气抟聚不力、寒热兼有，有口干、口苦的症状。我们看到的这样大量出血也是我们在书本上学到的热迫血行，问题是这个热是哪里来的？这是这个病人拿出来跟大家交流的目的。汗多，以头背部为主，汗后不能吹风。那么这个部位汗多以及汗后不能吹风是一个典型的元阳不足，那么就出现了阳气漂浮在出汗的部位，是一个虚证。还有一个症状是近 2 月双足底易抽搐，每周 3~4 次，结合前面的阳虚为主、大量的出血阴虚肯定是存在的，因此这个症状病机定在阴阳俱损，"阳气者，精则养神，柔则养筋"，不能够养筋，但是一旦这样的抽搐也是有邪热的。大便 1~2 天 1 解，成形顺畅，小便调，纳眠可。舌淡暗瘀，苔白微腻，脉沉。舌象出现的气虚、阳虚导致血运不畅，已经有瘀滞在那里了。苔白微腻表明元阳的不够，微腻表明中阳的不够，有湿邪，加上脉沉，那这个人四诊合参就是原动力的不够了。因此一旦分析到这样的病机，一定是用师父的破格救心汤，因为病人有热，这一诊干姜换为姜炭，起步量蒸附片为 30g，炙甘草 60g（2倍），人参 30g，山萸肉 60g，龙骨 30g，生牡蛎 30g，磁石 30g，换为姜炭也是 30g，这是破格救心汤；阴分不够刚刚讲到的飘出去的阳的多汗，除了破格救心汤这个证之外，还用了引火汤，导龙归海、引火归元的两个药熟地黄 60g、醋五味子 5g；极度的疲劳除了在坎卦二阴抱一阳，阴和阳这里做文章，用了升提中气的桔梗和升麻，本身她有口干、口苦，升麻 10g、桔梗5g。一开始就交流过子宫腺肌症病是有厥阴的寒的，但是目前重在启动原动力，因此破厥阴寒，用的药是小剂量的吴茱萸，那就不是破寒而是温益、温养厥阴萌芽，开了共 7 付，每日 1 剂，每剂加 1500mL 水，一直文火煮 2 小时，煮取 150mL，分 1 日，每日 1 次服。

复诊的时间是 2020 年 8 月 6 日，如果病人准时来或者稍微推迟一点来月经，那么上一次是 7 月 10 日，这一次她是在经前看病的，当时我的考虑，因为之前病人延后较长时间来月经，那看看 8 月份有可能延后，但也有可能是正常的，关键就是希望通过中医的调治不再出现暴崩，这是这一次开药的目的。药后双足底易抽搐次数由 3~4 次 / 周转为 1~2 次 / 周，口干、口苦好转，欲饮热水，饮水能解渴同前，但是易疲劳、汗多同前，大便每日 1 解，质转偏烂，顺畅。舌淡暗瘀，苔白微腻，脉由沉转细。这些症状推断出来的通过增强元气的方法是通过阴阳同时调整的，那么我们觉得阴阳俱损这一块通过这一诊的症状比方说抽搐减少、口干口苦好转，阴和阳出现的寒热的症状同时能够缓解；疲劳多汗没有解决，对于三阴病，疲劳多汗是判断三阴本气足与不足的非常重要的症状，因此这一诊守上方，加强火土相生之力以及萌芽的蓄健之力。蒸附片 60g、炙甘草 120g（直接翻成二倍）、山萸肉 60g

调整为 90g、制吴茱萸 3g 调整为 15g，因为现在看到的象判断出来的病机，重在元阳不足产生的三阴寒湿之邪，因此这一诊加了干姜 30g（大便烂、舌象）、茯苓 90g，之间交流过茯苓可以安虚阳内扰之烦，比如说这个病人出现的虚阳内扰之烦就是暴崩，这样就让我们学习《伤寒论》的时候，重点是条文文字所表达的是背后的那一个机理，这些症状是最典型的，但是如果我们能够明白那个机理，没有条文上的症状，我们也可以用这一个病机；因为土中寒湿之邪为主的话，这样就去掉升麻，其他药没有动。考虑到病人如果准时来在经期吃的也是这个药，如果推后那么经前可以打基础，推后即使 10 天，在经期也有这个药，共 5 付，每 3 日 1 剂，每剂加 2000mL 水，一直文火煮 3 小时（因为附子调整为 60g），煮取 300mL，分 3 日，每日 1 次服。

这就是这个病例跟大家交流的目的，更想说明师父李可老中医的破格救心汤重在明白他对中医的参悟和创这个方的（关键在于对生命根本的理解），这个根本要将郑钦安的学术思想"坎为水，坎中一点真阳乃人身立命之本"以及彭子的学术思想"中气如轴，四维如轮，轴运轮转，轴停轮止，生命终结。"，就是一个先天肾气一个后天胃气，二者实为混元一气，火生土，土伏火。他把整个中医学的最关键和核心部分分为先天肾气和后天胃气，将两个医家的思想统为了李可老中医的学术思想，今天的交流到此结束，谢谢大家。

庚子年多汗症治疗 1（阳明、先后天两本）

大家好，今天交流一位 27 岁女性的多汗证，一共是六诊，需要分开几次跟大家进行交流。

初诊时间 2020 年 4 月 14 日，主诉：头部、胸前汗多 2 月。简要病史：2 月前无明显诱因下出现头部、胸前汗多。这个症状根据发汗的部位，既有阳又有阴，我们把病机就卡为阴阳俱损。但是她汗后不怕风，结合不容易疲劳，这三个症状往回一卡，她又有阳明的热症。但是平素既怕冷又怕热，一旦这个人身上既怕冷又怕热，它的病机规律就是阴阳俱损，至于在哪个界面打这一仗，要结合其他的症状和舌脉。

易水肿、四末不温，双下肢冷则皮肤暗紫，这是典型的阳虚，气化功能下降，水邪内停的一组症状。快速起立、蹲位站立时头晕，上楼梯易气喘，这块第一考虑厥阴萌芽蓄健不力，就是存的钱不够，第二它的源头依据水生木，肯定存在少阴元气的不足。既然阴阳俱损，我们顺着这种思维推下来，这里熟地、附子这两个药就出来了。如果说肝气不升，又因肝脾同主升，脾的升清功能肯定（也）是下降的，再结合前面水肿四末凉，这就判断出这个病人太阴的升清之力是不够的，但是前面讲过（又）有阳明的热，这就推断出来这个病人的土（中土）这一块有太阴虚寒、升清之力不够，但是阳明有伏热、阳明不阖，这两个同时失常。大便日一解，量少质黏，排解不畅，这个症状看到的象，第一个是阳明的燥热，结合前面讲过，她的元气不够、阴阳俱损、萌芽蓄健不力、太阴虚寒升清不力合并阳明的实热证，目前结合大便的症状卡死这个阳明实热证是一个阳明的腑实热证。舌暗郁瘀，苔薄白，脉沉，就是整个元气启动力是不够的，气阳不足，血液运行不畅，但是一旦看到了"郁"这个象，那就说明局部还是有实证的，因此这个病人这样分析她的病机非常契合明医堂的三焦气方，就给了这样一个方药：酒大黄 5g，茯苓 15g，泽泻 15g，蒸附片 10g，山萸肉 30g，熟地黄 90g，五味子 5g，黄芪 45g，白术 45g，北柴胡 10g，桂枝 10g，广升麻 5g，桔梗 5g。7 付。用法：每 2 日 1 剂，每剂加 1500mL 水，一直文火煮 1.5 小时，煮取 200mL，分 2 日，每日 1 次服。

三焦气方：①针对少阴元气阴阳俱损——金匮肾气丸去掉了淮山、丹皮；②助厥阴萌芽生（升）发之力——山萸肉和桂枝；③助中气升发之力——黄芪、白术，升柴桔。第一诊病人容易出现水肿，黄芪的用量用到了 45 克（重在利水道）。大便不畅阳明这一个既有气分又有血分（的热），因此用的是酒大黄，三焦气方就是这样一个组成。

二诊的时间是 2020 年 4 月 26 日，汗多和水肿减少了三成；怕冷、怕热同前；这一诊出现了时有全身瘙痒发红；其他的症状同前；出现了服药后前三天大便畅顺，每天 2 次，三天之后，又转为了每日 1 解，量少，排解不畅；舌脉没有变。从大便这一个症状我们推断出既然主症能够缓解，而且前三天是畅顺的，继续服药出现的症状的反复就推断出这个病人更深层次的阳明存有伏热，但是其源头还是第一诊分析的病人的本气，也就是先天肾气和后天胃气（的不足）。当时出现的周身的瘙痒和发红，说明血分的瘀热出现了，因此守方熟地附子加量，芪术加量，加了赤芍。共 7 剂，转为 3 天 1 剂，因为病人取效，医的这个助力就应该往回撤。加水 1500 毫升，煮 2 小时，煮取 300mL，分 3 日，每日 1 次服。这一诊配合了李可老中医的培元固本散 1 号，每天一次，每次三克。这是这个病人前两诊情况。

庚子年多汗症治疗 2（阳明、先后天两本）

第三诊的时间是 2020 年 5 月 14 日，易水肿减少五成，汗多同第二诊，怕冷减轻，怕热同前，周身瘙痒发红同前，因为怕冷减轻，因此双下肢冷的时候皮肤紫暗也随之减轻；快速起立、蹲位站立时头晕减轻；但是上楼梯气喘同前。前四剂大便畅顺，第五剂后再一次转为每日 1 解，量少不畅，这一诊新增晨起口苦；睡眠略微差一点，生活梦多，醒了之后可以继续睡；月经没有什么特别，舌脉无改变。到了这一诊，（易水肿减少五成）说明水液代谢功能较前增强，提示气化功能增强，间接说明元气和中气功能的增强，再加上怕冷的减轻，元阳启动力较前也增强。舌脉没有改变，因此这一诊，根据这个患者本气增强后，需要牢记本气的增强就是先天肾气和后天胃气（的增强）。根据病人的皮疹，还有三岁时曾经出现过不耐受高蛋白食物，此诊合用了托透法。这个病人的怕热多汗（症）在本气增强之后这一诊就用了再问天方，立足阳明经伏热来阖阳明以增强元气。给的方药是这样的：生石膏 10g，人参 10g，乌梅 10g，炙甘草 30g，甘草 30g，这几味药没有动。少阴阴阳俱不足，元气这一块跟前面的用药是一样的，熟地黄 30g，五味子 5g，蒸附片 10g。托透第一个用的是麻附细，麻黄 3g，细辛 3g，附子 10g，因为病人看到的象是有热，虽然说根本是寒，但现在的象是有热，我们在使用细辛的时候尽管有火郁发之（之功），但是加上她的大便显现出来的还是阳明的伏热，再加上上楼梯气喘，因此，跟细辛搭配的苓芍用的是赤芍 30g，茯苓 30g，没有用白芍，这个希望大家在临床多体会白芍降甲胆，降甲胆（的方法）要益土载木，但是降甲胆对萌芽是有戕伐力的，相对而言又有皮肤的发红我们看到的血分的热可以利用赤芍开南方，南方开帮助西方降，西方一降整个阳明大降机恢复，阳明的道路拓宽，同样可以清解阳明的伏热。这是第三诊，14 付，用法：每 2 日 1 剂，每剂加 1000mL 水，一直文火煮 1 小时，煮取 100mL，分 2 日，每日 1 次服。

第四诊时间是 2020 年 6 月 16 日，服药后汗多较前进一步减少 30%，总共有五六成减少，总的来说减少一半多。水肿消失，怕热改善，皮肤瘙痒发红未再出现，体位改变头晕几近消失。但是双下肢怕冷，睡眠浅醒后需要两个小时才能再入睡，这是他第四诊的一个主要症状。正打邪元气增强后出现的症状刚好是上热下寒。因此我们第一个推断出的病机是阳明失阖，第二个元气的不够。下面冷上面热，上面就是飘出去的阳，因此这一诊的治疗是让这个阳归位而增强元气，守方熟地黄、附子、五味子加量，熟地由 30 克增为 60 克，五味子 5 克增为 10 克，附子由 10 克增为 30 克，其他药没有动。10 付，每 3 日 1 剂，每剂加 1500mL 水，一直文火煮 2 小时，煮取 150mL，分 3 日，每日 1 次服。

第五诊，2020 年 7 月 16 日来复诊，多汗进一步减少；体位改变头晕完全消失；双下肢怕冷消失，二便调。这一诊主要的问题是什么？睡眠差同前，并且出现容易上火，上火的临床症状是喉咙痛；大便每日 1 解，（质）变成了稀烂黏，欠畅；月经周期是正常的，这个月出现痛经持续 2 小时，舌转为了暗瘀，郁消失了，苔薄白、脉沉是一样的，这一诊出现的是阳明的热、厥阴的寒（痛经）的病机。大便这一个表现是有湿有燥，睡眠是典型的阳明的热，因此这个病人到了 7 月 16 号，它的病机通过我们的治疗，病人阳明的伏热经过了四诊的治疗还是存在的，因此，不得不去想，阳明伏热的源头是什么？就是我们之前交流过阳明本体不足——就是液津血的化生不足，因此这一诊直接去熟地黄换为生地黄 60 克。跟大家讲过规律，阴虚就会有多余的水邪逆上去形成伏热，比方说猪苓汤，心烦不得眠——睡得不好，这个病人就出现了上述病机，因此，生地黄 60 克配了猪苓 10 克、吴茱萸 3 克、麻黄根 5g。

第六诊时间是 2020 年 8 月 11 日。多汗进一步好转，几乎恢复正常，因为广州非常热；睡眠转佳；也没有再出现上火；大便每日 1 解，畅顺，偏烂又黏一点；舌转为了淡红，苔转为薄白，脉沉细；终于看到了这个病人先后天两本（正气）基本上是恢复了。所以最后一诊调治的方法非常简单，结合今年的年运，给了今年的阳池方，君药生地黄 30 克对治阳明本体的不足，枞增强少火生气之力，尚需增强元阳、挟益下陷风水之气、枢转升散一脏五腑至阴土中寒热气结郁而化火，使水道正常运行，故配柴胡、附子、桂枝这是三个从太阴少阴厥阴界面助阳气升发的药，同时配了增强三焦气化功能的是桔梗、泽泻和对治水热气结并有开表通腠理的猪苓。目的是像阳池穴一样发挥少阳少火生气之力。14 付，用法：每 1 日 1 剂，每剂加 900mL 水，一直文火煮 1 小时，煮取 60mL，1 次服，这就是这个病人在庚子年出现了多汗证六诊的治疗情况。拿出这个病例讲想说明的是，临床医生一定要知道"年之所加"对病机判断有极大的帮助，那么今天的交流到此为止，谢谢大家！

庚子年之所加 1——虚劳（阳明伏热、阳明本体）

大家好，今天交流一位 47 岁，女性患者的两诊治疗情况。中医诊断是虚劳，初诊时间 2020 年 7 月 31 号。

简要病史：三年前因为停经在香港一家诊所就诊，予补充雌激素治疗，于 2020 年 5 月初停用雌激素后出现了身体的不适。在 5 月 23 号没有明显诱因突然出现了大便次数增多，每日解 6-7 次，质是稀烂的，伴有心慌、心跳快、四肢无力、情绪低落。于深圳当地看中医，予中药汤剂治疗，方药是这样的，党参 30 克，乌药 15 克，苍术 20 克，香附 15 克，附子、干姜各 6 克，生薏苡仁、芡实各 30 克，七剂后大便次数减少为两次，但伴随症状如前。两天后因进食过杂，再次出现解稀烂大便，每日 4～5 次，再一次就诊服上方加减七剂没有效果，自行服用补中益气丸，一直到 2020 年 6 月 16 号，大便转为成形，次数减少为两次后停服，但伴随症状时好时差。来就诊的时候情况是这样的：

1. 大便每日 1～3 解，成形偏软，有排解不尽感。我们根据前面整个病史，这个病人最不舒服的首先表现在大便的稀烂和次数多。临床出现反复发作可推断出患者太阴土里面必有伏邪，这是一个虚人，这个时候的病机应该会想到一个方：人参败毒散，用这样一个方法来扶正、托透伏邪，即喻嘉言的逆流挽舟法。另一方面这个病人第一次腹泻表现为不明原因的暴注下迫，应该考虑到《内经》所言"诸呕吐酸，暴注下迫，皆属于热。"

因此，第一个症状属寒热虚实夹杂。

2. 下午肠鸣音明显，根据《伤寒论》的规律，到了下午出现的症状，第一个我们考虑到阳明主阖功能失常，如果主阖功能失常阳明既表现为燥热火，也可以表现为从中虚化寒化湿化，结合大便情况，从来没有出现过干硬就排除了阳明腑实热。那么这个症状会推断出来如果有阳明的热应该是阳明的经热，相对而言太阴就会出现虚寒，也就是太阴升发之力不足而下陷，对应的邪气就肠鸣音而言第一个考虑风，第二个考虑湿。

如果这样结合前面的阳明经热跟太阴下陷之气，对治这个症状有一组对药，就是石膏和防风，泻黄散就有这样的一条病机线路。

同样是寒热虚实夹杂。

3. 下肢乏力，易气喘，结合前二条病机线路，下肢乏力是阳明阖不回来，虚象的根本是热。阳明不降会有壮火食气，中气下陷，这两个都会导致易气喘。同样是寒热虚实夹杂。

4. 有气上顶感，会打嗝，晨起明显，这一个就出现厥阴升发之力的不足，但是结合前面的几条病机由博返约，晨起升发不够应找其源头，从哪儿升发出来的气？是从太阴阳明土中升发出来，回到《内经》"诸逆冲上皆属于火"，这就说明土里面有火，那么这个火一定是一个"伏火"。结合前面我们推断出了阳明经有伏热，那么首先会想到石膏，另外一个晨起枢转的不够，又是一个火邪，这个时候我们会想到一条捷径——既能阖阳明又能开太阳的少阳，利用少阳的枢转之力。那么这个药须既能够枢转下陷土中的寒热气结并能疏散其所导致的郁火，首选柴胡。这是一个方面。

另外一方面厥阴掉下来必生寒，同样会出现上症，而对治之药则是吴茱萸。

这个症状同样是寒热虚实夹杂。

这种思维都是透过无数个现象去找本质。

今天的交流是前四个症状的逐症分析、由博返约。今天的交流到此为止，谢谢大家。

庚子年之所加 2——虚劳（阳明伏热、阳明本体）

大家好，今天接着交流诊断为虚劳的女性患者的治疗。

1. 情绪低落，这是典型的厥阴下陷！对于这个病人我们已经判断出有阳明的伏热，因此这个症状会联想到足阳明胃经是动则病有一个"心欲动独闭户塞牖而处"，里面有邪热或邪火，但是表现出来的是一种不动的虚象，这个病人由博返约，首先我们看到这种低落肯定气是掉下去的，如果掉下去结合前面整个萌芽是升发不利，掉下来之后掉成什么样的气呢？结合大便，容易是稀烂的，那就变成了厥阴的寒邪了，既有阳明的伏热又有厥阴的寒，这两个气伏于土中就会形成一种有形和无形的湿热火秽毒。因此分析该患者有情绪低落的时候，由博返约，厥阴的寒，首选吴茱萸，湿热火秽毒，配合的药是黄连和乌梅。这是今年常见的一条病机线路对治的三个药，用的是小剂量，这个病人用的是各三克。

2. 乳房胀痛，这是一个典型的厥阴下陷直升横逆，局部胀痛是阳明的不降。当然我们知道疏肝是这个症状常用的治疗方法，其理是因为局部阳明不降的对治我们往往是要利用少阳的枢机。另外一个，乳房属胃，那么这个地方的胀痛，除了要用柴胡去枢转或者是疏肝理气，因为土中太阴阳明清浊相干、升降失常，形成的气结随着厥阴风木堵在乳房这里，表现为乳房肿痛。因此升散火邪的风药同样可以治乳房胀痛。在这个病人身上由博返约用的是防风和桔梗，再加上柴胡共三个药，升散这种郁火，开这种气结。像防风它对治的邪气是风和湿，郁久化火。那么桔梗对治的是中气下陷之后，郁而化火的火，因为可升提中气，故可对治气虚症状。

3. 睡眠不佳，入睡难，易醒，醒后难再入睡，曾经服用过酸枣仁口服液和褪黑素有改善，如果是这样一个经过，我们会考虑到阴阳俱损，但是既然服酸枣仁有效说明是以阴虚为主。结合前面的 6 个症状，它的源头阴分是不足，必与阳明的伏热和厥阴中化太过的火有关。在这个病人身上，因为吃过前面温阳健脾理气祛湿止泻的药，病情反复，那我们判断出有阳明伏热，进一步由博返约会考虑到此阳明伏热的源头又是什么，这也是这个病人病机判断的难点，也因这样的病机给出了相应的方药。

经过前面的沟通，已明确了阳明伏热的源头就是阳明本体液津血的不足，因此尽管这个患者易腹泻，我们配的主要的一组药是生地黄、猪苓、五味子。这个是主战场，阳明本体的不足。

厥阴中化太过因是火邪又易腹泻，那就是乌梅，阳明的伏热是石膏，这样药就出来了。

4. 纳食还可以，喜欢吃鸡肉、海鱼，相对而言，鸡肉、海鱼说明这个人中土里面的火力是不够的。

5. 睡觉的时候多汗，既往是怕冷以背部为主，那是阳虚，现在是既怕冷又怕热，这个我们沟通过，一旦出现这样的全身的症状，病机是阴阳俱损，因此这时的汗就属于飘出去的阳，因为大便容易稀烂，病人又易疲劳，因此眠时多汗就不宜用降甲胆的方法了。而是应考虑导龙归海，想办法让不归位的阳归位就好了。

6. 舌淡舌体疏松，说明这个人体内运转的气整体是虚的，但经过前面的分析，体内是有伏热，因此这样一个舌象结合病人的症状会想到刘完素的火极似水，当然这需要大量临床的磨炼，四诊合参，眼睛一看到这样的象，就要想到除了我看到的没有气和阳，气阳的不够背后是什么？

再看后面的舌苔，苔是薄白的，但有细小的裂纹，阳明伏热已经显现出来。

脉略搏指属厥阴风木相对而言是疏泄太过的，就是升发得有点太过，有些人也就是阳浮于外，跟眠时多汁是一个道理。

这个病人在给了生地黄、猪苓、五味子、柴胡、防风、桔梗、石膏、乌梅，气不足加了人参，最后一组药是吴茱萸、黄连、乌梅。

开了七剂，两日一剂，每剂加水 1000mL，煮一小时煮取 90mL，分两日，每日一次。

8 月 14 号病人来复诊，精神转佳，大便日两解，成形畅顺，当然下午的肠鸣音消失，入睡改善，入睡难完全消失，凌晨 4 点多会醒，醒后 5 点之前可以再入睡，心跳快几近消失，半个月来只出现过一次因过度劳累后出现了轻微的心跳快。主症好了十之七八，这个时候补充了一个症状：她 10 年前曾经出现过汗出多，汗出后怕风，只要一吹风立刻头痛、鼻痛、大椎发冷至今，吃了上面 7 剂药之后，这个症状也随之减轻。

舌淡转为淡红，气阳恢复了，苔薄白转薄黄，土中深伏的邪热出来了，小裂纹明显，阳明的伏热反而在这一诊看得比上一诊更清晰，这就是正打邪，那就说明我们第一诊分析的阳明伏热是正确的，只不过它是藏在你看不到的深层的土里面，脉略搏指转为细缓。

因为验证了病机和用药的正确，那么这一诊治疗简单了，主战场针对的生地黄、猪苓、五味子直接翻倍，加了菟丝子、补骨脂各 30 克，还有阳明的伏热，加了酒大黄、僵蚕，杨栗山先生的升降散里面的一组药，降泄疏散宣透土中的湿热火秽毒。又开了七剂，因为病人取效转为三天一剂，每剂加水 1300mL，煮一小时煮取 150mL，分三日，每日一次服。

这就是这个病人两诊的治疗情况，相对而言比较复杂，我个人觉得这也是庚子年这一年年之所加对病人的影响。今天的交流就到此为止，谢谢大家。

老年膝关节退行性变——液枯
——明医堂炙甘草汤

明医堂炙甘草汤治疗老年膝关节退行性变（液枯）医案1则。

大家好，今天我们交流一个中医诊断为痹症的患者。这是一位65岁的男性，西医诊断为双膝关节退行性改变，初诊时间是2020年4月27号，他的简要病史是这样的，患者于2019年10月出现双膝关节酸痛、麻木，蹲下站起困难，右膝为甚，酸痛牵扯到小腿，到当地县中医院拍片提示：双侧膝关节退行性改变，自行外涂药酒及使用艾灸贴后症状缓解。一个月前，也就是今年的3月份，双膝酸痛麻木，蹲下站起困难加重，再一次使用外用药酒无效，当地医院进行艾灸治疗，症状稍缓解。因为这一个（症状）前来就诊，老人家的一般情况很好，精神、吃饭、睡眠很好，也没有明显的口干、口苦，也不容易上火感冒，大便也正常，只是夜尿2次。舌是暗的，苔白腻，边有齿痕，脉不是虚弱的，是沉伏脉。

我首先根据这个患者是一个老年人作为基础来判断，"人过四十，阴气自半"，那么这是一个判断的依据。另外一个依据是去年使用活血通络和温通经脉的方法是有效的，但是今年的3月份症状加重之后就没有效，这就判断出他的病机不是简单的一个虚寒或者阳虚寒凝，但是他确实出现了不通不荣的又酸、又痛、又麻木的症状，舌是暗的（属）气阳不够，苔白腻、边有齿痕那就是有寒湿的。

那么这个寒湿又是哪里来的？如果说（根本病机）是寒湿，那么前面的这种方法道理上应该是有效的，这就让我们不得不去想，这个寒湿只是其中的一部分表象，形成它的根是什么？有一类痹症像这个老人一样，如果这样的方法解决不了，会有很重要的一个共性的病机，只有两个字——液枯，这样就能够解释所有的病情问题了。

液一旦枯，营在脉内，那么脉内的血首先是少的，血少－血凝－血枯－

血涩 – 血瘀，那么久了肯定会有血热，脉内是这样，那么脉外出现了相对的卫气不用，就表现为卫气阳虚的相应的象。如果是这样一个病机，我们就应该用《伤寒论》里面的 177 条的炙甘草汤，我是在炙甘草汤原方的基础上进行了调整。

明医堂炙甘草汤：

1. 逐血痹，用重剂生地一斤，250 克。这样一个阴药，原方佐它的药是：清酒和桂枝。我师父留给我们的这页纸就提到了这两个药就可以防止阴药影响人的生机。一旦有这些药，就不用担心这个人没有春之发陈和夏之蕃秀的力量。结合这个老人家，我是直接启动了原动力，加了蒸附片 30 克。

2. 恢复水之上源，用木防己汤。考虑到蹲下站起困难，这是一个痿症。"治痿独取阳明"，液又是枯的，这样就回到了温病的体系，一定是水之上源不足。因此结合了《金匮要略》的木防己汤。木防己汤把肺胸膺膈肋的这一个阳明，水之上源不通的道路疏通之后，水就能够往下流了，也就是金能够生水了，那不就增强了元气了吗？

3. 乌梅、五味子、山萸肉，三药合用对治阴分不够肯定有火，那么这个火只不过在老人家身上表现为局部关节的不舒服。三个酸药一合对治异常的君相二火和木生火太过之火，因为有乌梅加了僵蚕，立足皮肉筋脉骨五体，解决这五体之间所有脂膜当中的湿热火秽毒。山萸肉又可以蓄健萌芽。这样就形成了这个病人的一个圆运动。

4. 开散降敛化生元气可用石膏、五味子。有麦冬，有五味子，有人参，生脉饮有了。石膏、五味子，这两个药一个开、散、降，一个往回收，把人体飘出去的阳发生的一点点热化通过五味子的收，能够直接化生出元气。

开了 4 剂，服药的方法是：4 日一剂，加水 2000mL，文火煮 3 小时，煮取 600mL，分 4 日，每日 2 次。在 2020 年 8 月 17 号他的女儿来就诊的时候，告知父亲吃了 4 剂药之后，症状完全消失，一直到他来看的时候，这几个月老人家一直很好，因此拿出来跟大家交流，痹症是其中的一个病机。

那么今天的交流就到此为止，谢谢大家！

产后左腕关节痛——清养方

大家好，今天交流的也是一个痹症患者，是一位 37 岁的女性，初诊时间是 2020 年 6 月 1 号。主诉：产后左腕关节痛 4 个月。简要病史是这样的，于 4 个月前行第二胎剖腹产，现在是哺乳期，产后出现左腕关节痛，伴有周身多汗，怕冷怕热，情绪易焦虑，汗多能够耐受空调，易上火，食用生姜则咽部不适，大小便正常。舌淡红，苔薄白，脉沉。就诊西医诊断为左侧腱鞘炎。这样一个病史一听就知道，这是一个虚人，但是缘于产后胞宫大虚，冲任气血不足，局部失于濡养，再加上全身的伴随症状，我们看到的有寒有热，比方说汗多但是她又能够耐受空调，这就说明出汗的部位局部是一个实（热）证。在广东这边产后要吃姜醋猪脚的，但是她吃了之后喉咙不舒服，"咽主地气"，说明这个人土里面是有伏热的。西医诊断腱鞘炎，局部这一个除了虚失于濡养，形成腱鞘炎就存在一个皮肉筋脉骨不相保的情况，说明局部有一个热症。因此这个人给的方，考虑到现在是哺乳期，奶水也不是很足，用了明医堂的清养方，这是一个产后人流、药流后在临床经常使用的一个方。

这个人的方药是这样的，菟丝子 30 克，熟地黄 15 克，淮山 15 克。在之前的交流当中跟大家讲过，熟地黄和淮山药又叫作黑白安胎散，它不是直接能够让胎稳，而是它能够补益肝肾冲任气血。接下来是莲须 10 克，黑豆衣 10 克，乌梅 3 克，茯苓 10 克，赤芍 10 克，桑白皮 5 克，僵蚕 5 克，生甘草 5 克。熟地、淮山、菟丝子补益肝肾冲任气血，也就是东北方这一块，水生木，木气这一块又是体阴而用阳，这个方第一组药就是立足在这一块用的这三个药。接下来莲须，莲须这个药是一个清胎毒的药，因为病人寒热虚实都有，这种热在这样一个情况下是不能用苦寒清的，用了莲须能够在滋养肝肾的前提下散这种热。黑豆衣养气血，另外它能够帮助乳汁的分泌，补而没有燥热之弊。前面这 5 个药就重在补肾精、肝阴，也就是在肝肾同源、乙癸同源的阴的这一块做文章，加强这一块的功能。总体来说，这个药是偏甜的，加乌梅，一是根据土虚了，土不伏火就会有离位的相火，比方病人容易上火，但是上火苔又不黄，也没有黄厚腻，这样的一个热就属于土不伏火而离位的相火但药宜小剂量，所以乌梅只用了 3 克。腱鞘炎局部的皮肉经脉骨不相保的气结，用的是茯苓和赤芍，这里需要强调的同样是不能用白芍，苓芍的搭配，打开局部水、血、气搅在一起的这一个气结，可以是有形的，（也）可以是无形的，比方说腱鞘炎我看到它突出来了，那是有形的，但很多时候觉得喉咙不舒服，比方说她吃了姜之后喉咙不舒服，也是这一个气结，这是选的第二组药。接下来是桑白皮和僵蚕，因为前面有乌梅，那么配了僵蚕，五体皮肉经脉骨里面所有脂膜里面的这种热、火、包括一部分湿热，还有僵蚕能够解毒、熄风，有这些邪气，刚好是乌梅和僵蚕这一组药能够对治的，它能够进到脂膜当中。另外配桑白皮，因为病人汗多，这样一合再加上喉咙不舒服，僵蚕（又能够）清热、解毒、熄风。用了桑白皮，我们（知道有一方叫）泻白散就是泻肺，通过泻肺能把肺这一个憋着的气打开，增强的就是水之上源的功能，这样一个桑白皮就能够金生丽水增强元气。甘草 5 克，考虑这位患者虚寒的那一块我们判定了她产后 4 个月是乙癸同源，那么热这一块还是在土里面、肺里面、血脉里面，还有土不伏火的离位相火，因此这个时候土里面首先是土气的虚，接着土里面有热，接下来这个热又能够化毒，在这种情况下用的是（生）甘草。开了 7 剂，每日一剂，加水900mL，文火煮一小时，煮取 90mL，一次服，这是 6 月 1 号。

二诊的时候是 2020 年 8 月 17 号再来就诊，就是想继续调治，因为睡眠有时候会没那么好，告知我们吃完药左腕关节疼痛完全消失，汗多也明显缓解。这一次来调主要是：一个是怕热，另外一个时有早醒，患者的情绪有时候还是会觉得不开心。舌淡红，舌苔这一次是白腻，体胖，水滑，脉是沉的。这已经是 8 月 17 号接近处暑，看到舌象是寒湿有阳虚的，但是病人通过我们上一诊清养方，基本上把主症还有部分兼证治好了，这一诊根据症状舌脉结合看病的时间，考虑到病人它最根本的一点还是土气虚，虚了之后针对这一诊，按照《伤寒论》的排序，太阳往里就是阳明，阳明这一个防线它不足了，就是阳明阳土土气不足。发生了从中，从到太阴湿化虚化，这样就是我们看到的舌脉，出现的热还在上焦。因此这样分析的话，它是符合虚人的情况，上焦胸膈这里有热，土虚寒，因此符合《伤寒论》栀子豉汤，少气者加甘草，就给了栀子甘草豉汤，配了桂桔泽导路，让恢复的元气能够导到三焦缝隙这个路，这三个药对治寒、火、湿、水这些邪气，也就是拓宽水火的道路而增强元气。这个方是这样的，栀子5克，炙甘草10克，淡豆豉10克，桂枝5克，桔梗5克，泽泻10克。既然是调治，7剂，1日1剂，500mL水，大火煮开转小火煮20分钟，煮取45mL，一次服。到了庚子年的8月中下旬，就出现了一类栀子豉汤这一类方的部分病机，那么同样是一个痹症，但是她的病史是这样的，我们用了不同的方法来进行对治。

那么今天的交流就到此为止，谢谢大家。

类风湿性关节炎
——（阳虚冰凝）三阴大方、大乌头汤

大家好，今天接着交流一位痹症患者，是一位 68 岁女性，诊断为双手类风湿性关节炎，初诊时间 2012 年 8 月 6 日，今年已经 2020 年，现在已经是 8 月 21 号，现在老人家已经 76 岁了。

主诉：双手指关节、左脚掌、趾关节疼痛 2 年。

简要病史：

1. 两年前因骑摩托车摔倒，双手撑地后出现双手指关节疼痛，劳累用力后疼痛加重，晨起缓解。

这里第一有伏邪、第二是一个虚证。晨起缓解，除了有虚，借助晨起少阳升发之力症状有所缓解说明有厥阴下陷的寒。这样就判断出内在原动力不足，可用四逆汤、黄芪。厥阴寒，肢端痛二年，这个病人用的是当归四逆汤加吴茱萸生姜黄酒汤，扶正托透同时对治。

2. 双手外展受限，握物吃力，紧束牵拉感明显；说明气血不足经脉不通、失于濡养。

3. 双手肿，疼痛时局部发热，这一个是典型的病机——局部发热这里对应的是水热气结，我们常用的一组对药是苓芍或苓二芍。结合两年病史大气推动之力不足、水热气结根源在于少阴元阳。

4. 两年前因踢木桩而致左足掌趾关节疼痛，外侧尤甚，后不慎扭伤加重，疼痛于活动、劳累后加重，休息后缓解。

这四个症状均在四肢，由博返约，四肢为诸阳之本，以虚寒为主，故病机为厥阴久寒、大气与元气的不足。

5. 左侧腰骶部疼痛，自觉有异物感，左膝关节弹响，凡是身体里面关节弹响的这些地方都存在着液枯，就像自行车链条油不够了，对应这样一个生活当中的象。但前面气阳不足、寒凝为土，这个属阴分的不足，因此当归四

逆汤中细辛减量。

纳可，眠时醒，易疲劳，大便无明显异常。

2012 年 8 月 3 日我院 X 片提示：①左足骨质未见异常；②双手类风湿性关节炎；③左腕骨陈旧性骨折。

诊断：类风湿性关节炎改变。

舌淡，苔薄黄绿腻润，有热有湿、阳虚，脉沉，原动力不足。

舌苔是有热的，包括刚刚讲到患者疼痛的时候局部也是发热的，但是这种热来源于阳虚而导致水气上逆、甲胆不降形成的水热气结，这个病人包括营热、血热，因此用的是苓二芍各 45 克。

重剂使用黄芪针对这个病人以寒湿为主，故干姜姜炭同用，白术加量至 90 克。这里理中汤四个药的药量是有变化的。又因为是一个虚人，重剂黄芪又配了相应的蓄健萌芽、敛正气而不敛邪气，助厥阴和缓有序升发的山茱萸。

因此给的方是明医堂的三阴大方合真武汤。方药就是这样的：当归 45g，桂枝 45g，赤芍 45g，细辛 15g（后下 5 分钟），通草 30g，炙甘草 60g，大枣 25 枚，吴茱萸 30g，黑顺片 30g，干姜 30g，白术 90g，红参 30g，黄芪 250g，茯苓 45g，白芍 45g，姜炭 30g，山茱萸 60g，生姜 45g，黄酒 250mL。

这个病人与前面交流的两个人是一家人。

三阴大方，首先是厥阴的当归四逆吴茱萸生姜黄酒汤，第二为少阴的四逆汤，第三为太阴的理中汤。因存在大气失用重用黄芪。

10 剂，用法：每 3 日 1 剂，每剂加水 3000mL，一直文火煮 2 小时以上，煮取 450mL，分 3 日，每日早晚服。

第二诊的时间是 2012 年 9 月 10 日，服药期间睡眠精神转佳，双手、左脚疼痛较前减轻，手肿痛时局部发热感消失，大便由每日一解转为每日两次、质烂，但是畅顺，便后舒畅。

近一周腰痛不能直立，晨起明显，活动后可缓解。左肩膀痛，活动受限，右膝盖疼痛反复肿大，触诊膝关节冰凉；夜间口干思凉饮，饮水量多，纳可。

这一诊判断的难点是夜间口干思凉饮，夜属阴，因主症好转故判断病机为元阳蒸腾气化水液功能下降，而非阳明燥热火。

舌由淡转为淡郁红，憋着的郁火出来了。

苔薄黄绿腻润转为了薄白腻，热象少了，不足的阳增强了，现在以寒湿为主，脉还是沉的说明元阳的振奋力不够，这个是关键。

因此第二诊转为李可老中医的大乌头汤：黄芪250g，制川乌30g，黑顺片120g，干姜90g，炙甘草120g，山茱萸90g，红参30g，麻黄5g，细辛45g（后下5分钟），桂枝45g，白芍45g，防风30g，大枣12枚，黑小豆30g，生姜45g，蜂蜜150g。

乌附剂的使用基地在临床总结的是：豆风草蜜姜枣参芪，要配相应的这些药，助乌附剂破冰通阳，温经止痛。

10剂，用法：每3日1剂，每剂加水3600mL，一直文火煮3小时以上，煮取500mL，分3日，每日早晚服。

一直到2019年，他的女儿来看病的时候告知她的妈妈曾经来看过，看的是类风湿，吃到了最后一包药，所有的症状都消失了，之后一直没发病，目前在当地是广场舞的领队。

这样我们连续三天交流了三个不同病机的痹症。在2013年之前，病机以阳虚寒凝为多，当然也是前面交流的两个病例的病机，这是我个人成长过程中的临床体会。今天的交流就到此为止，谢谢大家！

炙甘草应用之参悟（先天坤卦土、后天阳明防线）

大家好，今天交流一下最新的参悟，《伤寒论》的方药当中为什么有那么多方用炙甘草？

1. 立足凡病皆为本气自病，从太阳篇一直到厥阴篇师父李可老中医的观点认为本气越来越少，在太阳篇，里面的本气相对较足而邪气在外在表的第一个方是麻黄汤。对于麻黄汤的本气自病，根据方中四个药，扶益本气的这个药就是炙甘草。这个炙甘草在麻黄汤当中起到了一个什么样的作用呢？从药物分析炙甘草是温的、甘的、入土的，在人身上土包括太阴也包括阳明。人体的防线按照本气越来越弱，太阳是我们的第一个防线，再往里就是阳明，那么阳明就是第二道防线。炙甘草在麻黄汤当中可扶正，因炙甘草是温的热的，扶的这个气就是虚的寒的，首先我们想到的是土里面的太阴。即麻黄汤中的炙甘草至少扶益偏虚寒之太阴脾土。

2. 按照《伤寒论》排序，阳明是第二道防线，麻黄汤中的炙甘草有没有起到这个作用呢？如果有那这个炙甘草是如何起到增强阳明的防御作用呢？

这是源于阳明属阳土，又具多气多血的特点，一旦这个阳土发生了阳明标本中规律里面的从中的话，就会向太阴这个方向发展，就是虚化寒化。因此依据标本中规律，麻黄汤中的炙甘草，扶益的这个土气既包括了太阴的虚寒，也包括了增强人休第二道防线阳明的防御功能。这正是《伤寒论》原文中提到的"胃气弱，胃中冷，胃中虚冷，除中"这些词所反映的内涵。这个内涵就是师父李可老中医说的"后天胃气"，与《内经》"有胃气则生，无胃气则死"属于同一内涵。因此胃气、胃阳充足了，疾病就不会往里发展。麻黄汤中用炙甘草，本气指的是脾胃中气。这样一味平淡的炙甘草起到的是保护了土中的阴和阳，增强了阳明这条防线的防御功能。这样就不难理解调胃承气汤、白虎汤对治阳明邪热也用炙甘草的机理了。

接下来分析四逆汤，四逆汤放在少阴篇。少阴就这两个字，一是需要明白它的本气要比厥阴界面多，另外一个是少阴代表的是人阳根所在的地方，也就是生生之源坎卦元气，它的表达也是用少阴两个字。坎卦它是水火一家，而不是火土，这个必须分清楚。这是不同时空的五行表达。师父李可老中医称为"先天肾气"。

四逆汤这个方对治的是先天乾坤两卦化合出来的后天八卦里面的坎卦元气的不足。

坎卦，它的运行方式是二阴抱一阳这样一种和合的气，如果说这团元气不足，回到这样一个时空当中，阳不足了，要增强这个阳，对应的这个药就是附子，增强这个阴对应的这个药就是炙甘草，因为它是用到先天坤卦土的力。与麻黄汤中扶益本气的药一样，用的是一个平凡的炙甘草。

如果是在这一块化合的不足，要考虑到阴阳两个方面的不足，增强它的阳的不足和阴的不足就需要医生来判断附子、炙甘草的剂量配伍。但是怎么样才能够达到刚好契合那个病人的二阴抱一阳的一团元气呢？这就要判断这个病人身上飘出去的阳有多少，需要用多大力量的土来伏这个飘出去的阳？有一个可依据的规律就是中国文化总源头《易经》的规律，它用的是天圆地方这样的一个三维空间里面的二倍，因此常规来说炙甘草是附子的两倍是可以达到火生土、土伏火从而同时增强不足的阳和阴，这种方法只是一个普遍规律。一旦你认为土气亏虚到两倍伏不住，就需增加炙甘草的用药量。

这是我们这么多年对先天乾坤两卦化合出来这个元气又名先天肾气用四逆汤之理。后天胃气又名脾胃中气通过前面的分析首选炙甘草。先后天两本不足的对治都用了炙甘草，但是它涵盖的意义是不一样的，这个是临床的难点。

那么我们今天只交流这一个，大家肯定会问，难道只有炙甘草和附子这样化合，中间土又是寒湿的、寒凝的，我用干姜，称作四逆汤，凝得再厉害叫通脉四逆汤，只能用这些汤吗？不是的，我们不是有金匮肾气丸么，接下来我们再一点点地交流，今天只交流这一点。今天的交流到此为止，谢谢大家！

茯苓之参悟——理先天元气安虚阳内扰之烦

大家好，今天讲一下茯苓理先天元气的道理，我们觉得茯苓这样一个平淡的药怎么能够回到先天呢？

首先大家要明白太师父留给我们的那两页纸里面提到的，每一个人生命的根本叫作坎卦元气，坎卦元气的由来是由先天乾，即纯阳的火，先天坤，即纯阴的土经过化合而成后天八卦的坎卦，成为万物生命的根本，这一个就叫作水了，所以称为"坎为水，坎中一点真阳乃人生立命之本"，这一句话希望大家背会，我们每一个人都可以这样重复，这是生命的根本。

坎卦元气叫坎为水，但是这个水它是一团暖水，因为里面有一丝阳爻，这团暖水你能看到水，以及里面的那个火吗？永远看不到，你看到的这一团暖水它就是指的阴阳二气运行的一种状态，这种状态是阴在外阳在内，所以我经常比喻说，像天上的祥云。你觉得是一个物质，但是你上了那个高度，那个云是不存在的，它是这样一团和气。

一旦坎卦元气不足了，那么还有什么不足啊？因为它是二阴抱一阳，可以阴不足，也可以阳不足，其实阳不足的时候还并不是直接用茯苓，反而阴不足的时候必须要用到茯苓。水不够，水浅不养龙的时候，太师父写的引火汤里茯苓就是去湿的，那这个湿是哪里来的呢？就是坎为水的这个真水它不够了，变成了邪水，邪水在不同的病证里面我们会用不同的词来表达，如水饮、水湿、痰、饮、水气等。现在的问题是真水不够了，那么邪水在哪里？茯苓这个药对治的水邪可以在上中下三焦，水邪的源头既可以是坎卦里面阴的不够也可以是阳的不够导致的。如果水在下焦，比如下肢水肿是心阳不足引起的，可以用茯苓利水，临床上茯苓四逆汤、真武汤这样用；如果是在中焦很简单一个常用的方是四君子汤；如果是在上焦，所有的苓桂剂之证都是对应上焦的水邪。那现在是下焦本位本气比较好理解，中焦有个太阴脾，运化水湿也容易理解，如果说直接从下焦到上焦，水的本性是水往低处流，为什么会冲上去了？这就是另外一个亲戚关系，水木的亲戚关系，木为水之子，水能涵木，因为人的生机体现是以初之气厥阴风木和缓有序的升发来表达的。生机一旦失常了，风木之气在人这个物种身上，生气、上火是两个无常鬼，那么这个气往往是木气掉下去再横逆，最后总要有一个直升。一旦直升，这个木气带着下焦的水就上去了，所以三个苓桂剂（苓桂术甘汤、苓桂枣甘汤、苓桂姜甘汤）都是这样一个道理。包括元阳不足产生的寒湿阴霾逆气出现的心脏病、高血压、睡眠呼吸暂停综合征，其中必用茯苓。

茯苓对治水邪的源头阴阳都有，那么这个就是元气，它治的水邪于人体三焦又都可以到达，因此这个药对治的病症一旦把这个水邪转化归位了，增强的就是元气，因此我们把它叫作理先天元气。

后面还有一个作用，看到的是水邪，对治的也是水邪，但是在人身上另外一个亲戚关系，不是水木，而是水火，水火是互济的，肾主水，心主火，如果水到了心那里，心又是主神明的，君主之官，这个神不明了，被这个水邪扰了，局部是水热实证，就会出现相应的神志类、精神类的症状和疾病，因此它另外一个作用是安虚阳内扰之烦，比如说柴胡加龙骨牡蛎汤，茯苓四逆汤，这都是常用的方，尤其是柴胡加龙骨牡蛎汤。

那我们一旦明白茯苓有这样一个作用，在一些重病比方说癌症终末期，大的道路几乎都堵了，那怎么办，就利用了茯苓的这种作用，以茯苓为君，按照四季五方一元气气机失常最典型的规律来配药，比方说苓芍、苓二芍、苓牛、苓泽、苓夏、苓梅、苓膏、苓黄等等，这样围绕着茯苓六合之内转一圈，病人之前狭窄的通道就会变得宽一点，气机运行就会畅顺一些，病人就会舒服一点。明医堂的中脉方正是源于这样一个医理。

我想这样讲大家就可以理解茯苓这个药了，我们在 2017 年丁酉年创出丁酉伏邪方，创出这个方之后，尤其是今年基本上把这个方里面的病机线路再精细化，拉出来了一条"使者"的三个药的药组，发挥元气之别使的作用，即桂桔泽，这三药里面没有茯苓，它是另外一个机理，下次再跟大家交流，今天与大家交流就到此结束，谢谢大家。

多囊卵巢综合征、不孕（石膏——阳明伏热）

大家好，今天交流一位不孕的妇女，今年 35 岁。我讲的是 2016 年怀孕前的三次治疗，诊断是多囊卵巢综合征，病人从 2010 年间断性地进行调治，因此只讲简要的病史。

患者在月经初潮后就出现月经延后，长则一年不至，月经量少，因为生活在农村一直没有治疗，工作后在县城开始就医。西医诊断为多囊卵巢综合征。多次外院 B 超均提示子宫偏小，大小 40*26*36mm，内膜薄，有一次内膜的厚度记录是 4mm，多囊卵巢综合征，其中有一次左侧有 12 个小卵泡，曾服西药治疗。

2010 年开始在我这里调理，间断性的服用治疗先后天两本的三界方、生生不息方，以及如果有感冒发热会用开门逐盗这一类的方。

讲一下怀孕前 3 诊的治疗情况。

在 2016 年 7 月 21 日就诊的情况是这样的：末次月经 5 月 13 日至 16 日，量极少，开的是逆气方，吃了这个药于 7 月 25 日阴道有少量咖啡色样分泌物，用护垫即可，伴有轻微少腹坠胀感。

在 2016 年 8 月 23 日就诊，简要的病史是这样记录的：口干减轻，口淡、口气重，纳眠佳，因工作劳累精神偏差，双目红、有干涩感，大便日两到三解，质烂，食用青菜则大便烂加重，饮牛奶易出现腹泻腹痛，小便没有特别，舌红、少苔，脉沉。

这一诊的症状，尤其是口淡、口气重，又有轻微的口干，如果是我们判断元阳不够，有寒湿阴霾逆上去形成了阳明的腑实热（部分）那就是逆气方的证。但是吃了药之后的症状除了少许阴道出血，口干减轻，其他症状同前。

这一诊结合年运和舌脉，考虑到出现的大便烂、每日 2～3 解、食用青菜后质烂加重，是典型的太阴虚寒，甚至是元阳不足，但启动元阳来化解疏导寒湿阴霾没有用，结合舌红少苔，考虑到有阳明经的伏热（可用石膏），阳明经伏热也就是脉内营血分是热的，虚寒的源头是源于这一个症状，出现了脉外卫气的失用。

另外，这么多年月经的延后、月经量的减少，阳明经热的源头又在哪？考虑的还是引火汤对治的真水不足（可用熟地黄），患者有没有阳虚？肯定有。因此以石膏为君药，后面配的药是熟地黄、巴戟天和山萸肉。8 月 23 日这个方只有这四味药，开了 3 剂，10 天 1 剂，每天一调羹，这样来养。

怀孕前最后一诊是 2016 年的 10 月 18 日，8 月份月经未至，9 月 10 日月经自行来潮，量较前明显增多，第二天量多到要用日用卫生巾全湿一片。之后三到七天量少用护垫即可。10 月份月经准时来潮，周期是 29 天，于 10 月 9 日来潮，但是量跟 9 月份比又少了一点。这个时候大便的情况，质烂转成形，每日 2 解；（患者）憋尿容易出现尿道灼热感，小便的颜色偏黄一些；经前乳房胀痛明显；最近这几天食欲稍差，食量可，睡眠可；舌还是红的，苔还是少的，脉沉转为了细沉。因为月经和大便的改善，这一次是守方，石膏调整到 120g，熟地黄、山萸肉守量，巴戟天增加了一倍至 120g，这一诊加了菟丝子 120g。按照 10 月 9 日来潮，当时交代患者看一下这个月的排卵情况会不会比之前好。等到她再来看我的时候是 2017 年 4 月，来了只是告知她已经怀孕 5 个多月了，我们推断也就是在 10 月 9 日这一次为她的末次月经，生了一个儿子。之后 2019 年顺利生了二胎，是一个女儿。上周她是带两个小孩来进行调治。我们又找出她之前的病历进行了一个整理，跟大家进行交流。

能够帮到这个病人怀上第一胎，当时怎么也解决不了三阴虚寒湿，用温阳、温益太阴、甚至是温化厥阴寒冰的药都解决不了的前提下，那一年的 8 月份广州非常热，大胆地用了石膏，考虑到这种虚寒它有一个源头，这个源头重在阳明。所以再一次复诊的时候石膏才敢用到 120g，当然这个石膏的使用，伤寒的体系，用它第一要护中，护中气用炙甘草、粳米。

我的师父李可老中医告诉我们，如果大量地使用配伍淮山药和巴戟天，这个病人这里用的是巴戟天。但是因为病人总是有相火往出飘，熟地黄、山萸肉搭配，肝肾同源、乙癸同源来蓄健这个萌芽，助厥阴风木和缓有序地升发。左边的升和右边的降其实是同时给的。石膏配的是巴戟天，再加上又有菟丝子能够沉降这种邪热，又能补益肾精，鼓舞肾气，这样就防止伤中和拔阳根。因此拿出来交流的目的重在这一点。那么今天的交流就到此为止，谢谢大家。

处方：自拟方

中药：石膏 20g，熟地黄 150g，巴戟天 60g，山萸肉 80g。

用法：3 剂，10 天 1 剂，煮取 500mL，每天 50mL。水煎服。

处方：守前方加菟丝子

中药：石膏 20 ～ 120g，熟地黄 150g，山萸肉 80g，巴戟天 60 ～ 120g，菟丝子 120g。

3 剂，10 天 1 剂。

疲劳综合征 1（阳明热少阴寒）

大家好，今天交流一个 44 岁男性的病例，诊断是疲劳综合征。初诊时间是 2020 年的 8 月 7 号，最主要的不舒服是腹部、双肘膝关节以下怕冷，容易出现大便次数增多 10 余年。

简要病史如下：

1. 十多年前工作过劳后出现腹部怕冷，之后渐出现双肘膝关节以下怕冷，通过这个症状，我们看到的是寒邪。

2. 容易出现不明原因的大便次数增多，日 4-5 解，质烂，便前轻微腹痛，便后痛消。对这个症状的分析，第一个要考虑伏邪，第二个要考虑元阳不足，厥阴中气同时下陷。

平素大便日解 2 ～ 3 次，前干后稀。大便干说明有火，稀说明是寒湿。这一个症状对应了少阴、厥阴、太阴、阳明四个界面，临证时需要建立"六气是一气的变现"这种思维。

3. 傍晚七到八点时有便意但无大便排出。这一个时辰对应戌时，天地之间阳气是压到地面下了。他出现了这个症状属轻微的里急后重，病机属阳明降机不利。

4. 食欲差、进食后胃部有堵塞感、容易反酸，曾经服用归脾丸、附子理中丸症状改善不明显，这就排除了气血的不足、虚寒，反过来推断，便是土中阳明的伏热，属于《伤寒论》中的"邪热不杀谷"，所以他是不想吃饭的。

5. 小便黄有泡沫，属中气虚、有热。

6. 下午 3 到 4 点双乳突后面疼痛，持续一小时后自行缓解，疼痛严重的时候看东西不清晰持续三年，曾经服用过大剂量的黄芪、柴胡剂、清热的药没有效。三到四点是申时，也是阳明的时辰，就可以推断出关键界面在阳明，部位对应少阳，但是因为之前用清解少阳，以及用大剂量黄芪没有效，故推断为阳明的不降，剧痛那就表明是火邪了。

7. 晚上 8 点总是想睡觉，但是真正到了要睡觉的时候，他又是难以入睡的，丑时容易醒，醒后再入睡时间略长。杂梦较多。

结合前面的分析，这个症状卡死了阳明降机不利、阳明伏热，但是丑时易醒，入睡难，要考虑到少阴的虚寒，也就是水寒龙火飞。

丑时易醒，临床还有丑时出汗这一类，这种热我们第一个会考虑到甲胆的不降，但是它的源头还是要考虑到少阴的元阳不足。

8. 动则汗出，出了汗之后是冰凉的感觉，汗后怕风，这是典型的元阳不足，也就是师父李可老中医说的浮阳在外。

9. 同房时间较前短，第一个考虑是虚证，第二个要考虑到有火邪。

10. 容易上火表现为颜面、背部、四肢生痤疮，属肌或者肉里面有伏火，总的来说，把它归为土中有伏火。

11. 有肾结石病史，肝内胆管结石病史。阳化气，阴成形，说明阳的力量不够了，形成结石首先必有寒湿之邪，还要考虑到一部分燥。

12. 舌淡红，苔薄黄腻，脉是细的，苔有一点点湿热，脉细说明这是一个虚人，舌质的颜色没有反映出典型的热。

根据病人前面吃过的方药不效，这一诊我考虑首先打仗的战场是在阳明，但容易腹泻，说明太阴的虚寒，但再结合他出汗睡眠症状有典型元阳不足。因此这个病人重点在阳明和少阴两个界面，以阳明界面为主，阳明界面有热、土中深伏火毒，少阴界面是虚寒元阳的不足，因此给了一个基地今年创的方叫庚子春雨方，因为病人阳明阖不回来，燥热气过盛，需要的气之象就像自然界的春雨胜过油。

理解庚子春雨方对应的病机，最大的难点在于：阳明阳上里面一部分是干涸的，但土干涸，我们看到的象，一方面阳明本位本气燥、发生热化火化，另外一方面阳明从中——从太阴，发生了虚化寒化。再加上阳明和少阴是金水关系，阳明阖不回去必有邪热，水之上源匮乏，元气就不够。元气不够，这个病人身上典型的是元阳的不足。元阳本身是一个先天起点，它不足就会出现水寒龙火飞，火就飞到了阳明界面，飞到阳明界面就使阳明界面发生了热化、火化，这样阳明的热与少阴的寒成为了互为影响的矛盾。

因此方中前三个药是生地黄、生甘草和附子，生地黄、甘草各 30 克，附子是 10 克。

第四个药：土里面是干涸的，阳明的本体液津血不足即阴分不够，真水不够就会有邪水逆上化热、形成了水热气结，这个药是猪苓。

第五个药：土里面虚而又有郁伏火邪，中气易下陷，而且又是一个虚人，那么配的药是桔梗。

这就是庚子春雨方的病机和方药。

处方：生地黄 30g，甘草 30g，蒸附片 10g，猪苓 15g，桔梗 5g。

开了 7 剂，每天 1 剂，700mL 水煮 1 小时，煮取 60mL，1 日 1 次口服。这是这个病人第一诊的情况，就跟大家交流到这里。

疲劳综合征 2（阳明热少阴寒）

大家好，接着分析疲劳综合征的这个病例。

二诊：2020 年 08 月 21 日。

1. 药后精神体力改善，双膝关节以下怕冷明显好转，腹部冷同前。

2. 服药至第 3 天下午 3-4 点时右乳突后疼痛完全消失。

3. 大便未出现次数增多。

4. 傍晚 7-8 点时有便意好转，大便转日 1-2 解，成形；上一诊是前干后稀。

5. 纳增加至正常，食后无不适。

6. 晚上 8 点不再总是想睡觉。睡眠好转，入睡难消失，但丑时易醒同前，醒后由之前入睡稍长转为可马上能入睡，杂梦多同前。

7. 小便转正常，痤疮减少。

8. 出汗同前。

9. 未同房。

舌淡红，苔转为薄白黄腻；之前舌苔是黄腻，脉细。

这一诊从舌苔来说，热象少了；从主症改善，说明整个元气增强，阴和阳都增强。目前存在的主要不适是腹部怕冷、丑时易醒和出汗。根据第一诊分析，这些症状由博返约，主要的矛盾还是集中在阳明的热与少阴的寒。因此第二诊守方，将生地黄、附子（的用量）同时翻倍。

处方：庚子春雨方中生地黄、附子用量翻倍

方药：生地黄 60g，甘草 30g，蒸附片 20g，猪苓 10g，桔梗 10g。

共 7 付。用法：每 2 日 1 剂，每剂加 900mL 水，一直文火煮 1.5 小时，煮取 100mL，分 2 日，每日 1 次服。

取效后转为二天一剂。

三诊：2020 年 09 月 04 日。

药后腹部怕冷好转，双膝以下怕冷消失。汗多好转，上半身汗黏腻，汗后不疲劳；眠转佳；大便转日 1 解，成形；

近三天易饥饿、同时伴有上腹部堵塞感。这一诊的关键就是这个问题了。主症方面都好转了。

但是出现的易饥饿以及上腹部堵塞感，我考虑还是伏邪作祟，因为元气增强了。首先易饥饿说明存在火邪，但是上腹部堵塞感，考虑到这个火的源头应该还是元阳的不足，釜底火是釜中火之母，元气生中气。元阳不足，出现了腹中第一个火邪容易饥饿，第二个还是存在寒湿之邪，他的气机在上腹部升降是同时失常的。这样就推断出火的源头包括：第一，土虚，土不伏火；第二，水寒龙火飞；第三，原动力不足，土又虚，就会有厥阴中化太过的火。就像乌梅丸有"饥而不欲食"。再结合舌淡红，苔薄白黄腻，脉转为沉。因此，我们给的药是附子、黄连、桂枝，这样既启动原动力，也考虑到厥阴下陷的气，同时土中这个火根据舌苔和相应的症状，用黄连。当时我开药的时候想到了乌梅丸、黄连汤的配伍。

处方：守方加炙甘草 30g，桂枝 10g，黄连 3g。

方药：

生地黄 60g，甘草 30g，蒸附片 20g，猪苓 10g，桔梗 10g，炙甘草 30，桂枝 10g，黄连 3g。

共 7 付。用法：每 4 日 1 剂，每剂加 900mL 水，一直文火煮 1.5 小时，煮取 120mL，分 4 日，每日 1 次服。

患者在就诊的时候沟通，因为药味好以及药量较少，他觉得比较适合他的体质，所以他是晨起空腹喝。喝了之后，他觉得整个人神清气爽。这是这个病人三诊的治疗情况。

我个人认为在临床，不管是疑难杂病还是常见病、多发病，在临床上（正如我师父李可老中医说的）听张仲景的，想办法用《伤寒论》的方药，通过化合的力量，把总的病机分析清楚，再把病机线路想明白，这些方药的搭配是完全可以达到我们临床想要的效果。这个病人三诊的交流就到此为止，谢谢大家！

儿童毛发脱落（土中、血分深伏火毒）

大家好，今天交流一个儿科的病例，是一个 12 岁的男孩，主要的症状是全身的毛发脱落。初诊时间是 2017 年 12 月 7 日，患者的简要病史，3 月前无明显诱因出现脱发，之后逐渐加重，发展至眉毛脱发，头发脱落约 1/2，阴毛少许脱落，这是他主要来就诊的问题。

患者喜睡，每年流鼻血 4~5 次，已经持续 5 年，今晨出鼻血，量少。纳眠可，口干，思凉饮，饮水能解渴，口臭。怕冷、怕热、怕风，易疲劳，汗多，稍运动及睡眠时汗出，后背为主。大便 2~3 日 1 次，质软，顺畅，小便调；喜食辛辣、热性食物，但食后痔疮发作并伴有出血。易感冒，首发症状为流涕，易疲劳。易上火除了痔疮出血，最主要的表现为口臭。就诊时口唇特别红，舌尖郁红，苔中根白腻，略黄，少许裂纹，脉细滑。

当时整个脱发的情况，结合望诊判断是一个热象，就像秋老虎一样，因此重点放在了阳明界面的邪热，再结合他流鼻血连续 5 年的病史，就考虑到这个小孩身上存在阳明阳土里面的深伏火邪。口干喜凉饮，饮水能解渴，有阳明的燥热，但是应该也有一点点太阴的湿邪。上火表现为口臭，这个就定位在《素问·六节藏象论》"一脏五腑"这个土里面有火邪加一部分湿热（结合舌苔），但是以火为主。

吃辛辣和热性的食物（出现）痔疮出血，这个除了要考虑土（太阴），厥阴界面也要考虑，他喜欢吃这些辛辣燥热食物，说明厥阴界面肯定是寒的，但是出血说明已经发生了热化，而且是血分的伏热，阳明多气多血，厥阴是藏血的（肝主藏血），这里面有伏火，而且他的伏火是在血分的，所以热迫血行而出血。这个小孩喜欢睡觉，容易疲劳，12 岁的小孩，我们结合前面的分析，这里面存在一个壮火食气，因此我们把界面重点（定）在阳明，他的整个土里面以火邪为主，加一点点湿热。

那么 12 岁的小孩，除了这些火，现在的问题是掉头发了，说明耗损的是少阴坎卦里面的元气，如果阳明这么热，小孩既怕冷、又怕热、又怕风、又疲劳，这个症状对应的病机是阴阳俱损，我们由博返约，以肾水不足为少阴界面损害最主要的一个病机，那元阳够不够？肯定是不够的，现在阳明界面火热太盛了，土里面的伏火也太重了，因此这一诊重点解决这个主要矛盾，给的方是明医堂的问天方去掉人参，就是考虑他以邪火为主，生石膏30g（原方10g）、乌梅10g、炙甘草15g（原方30g）、生甘草30g，去掉了人参，也就是问天方温的药的力量减缓了，清解阳明热的石膏增加了。接下来考虑到土里面液津不足，也就是相当于地下河流里面的水是不够的，那么整个水的源头也是不足的，因此给了生地黄30g、熟地黄30g。

这是17年的病例，等到2020年我们认识到生地黄这个药对治的是阳明本体液津血的不足，熟地黄就是师父李可老中医说的：真水、肾水的不足，引火汤里面的君药。接下来一组药，因为小孩既怕冷、又怕热、又怕风、汗又多，有石膏和生地黄，这些凉药除了护中气的炙甘草，加了能够发挥生机的春之发陈的药，那么这个药就是厥阴下陷之后的气，扶益风木之气的桂枝10g，结合流鼻血5年，加了牛膝引火下行，可以到五之气阳明界面。最后一组药是酒大黄和蝉蜕，这是杨栗山先生升降散里的一组药，蝉蜕用到了30g，人身的清虚之地一个是头，一个是肺，因为小孩毛发的脱落重点在头，因此蝉蜕用了重剂。共7剂。用法：每2日1剂，每剂加水1000mL，一直文火煮1小时，煮取120mL，分2日，每日1次服。

二诊的时间：2018年2月9日，服完上方后眉毛由光秃转为有明显眉毛，眉毛数量基本恢复，但是药后头部脱发没有明显好转（同前），也没有继续脱发，也就是掉头发，只是控制了但是没有看到明显的好转。家长看到有效继按原方（当地买药）加服5剂，口臭、唇红、唇干同前。大便1~2日1解，成形，顺畅。纳眠可，汗多同前，小孩仍然易疲劳。舌尖郁红转为略红，憋住的气没有了，苔转薄白，脉转沉。这样由博返约，四诊合参，飘出去的阳和厥阴风木的势跟第一诊比，较前都能够好转，因此守方。用药调整为石膏（30g→50g）、乌梅（10g→30g）、炙甘草（15g→30g）、甘草30g、熟地黄（30g→50g）、生地黄（30g→50g）、桂枝10g、牛膝10g、酒大黄5g、蝉蜕30g，加了治疗阴阳毒的升麻鳖甲汤，考虑到这种毒陷到了血分，前面有甘草，因此加鳖甲30g、升麻30g、当归30g。我在临床的体会，使用升麻鳖甲汤的重点是一些免疫功能紊乱或低下的这一类的疾病它产生的那种毒，是看不到的。共7剂。

用法：每3日1剂，每剂加水1500mL，一直文火煮2小时，煮取180mL，分3日，每日1次服。

2020年9月3日小孩的爷爷来就诊的时候，告知小孩吃了上面的7剂药21天后，全身的毛发全部恢复正常，那么今天的交流到此为止，谢谢大家。

胆囊炎调治

大家好，今天交流一位 29 岁女性，是一个胆囊炎、胆结石患者，但是她的临床表现还并不只是在这里。

初诊时间是 2020 年 9 月 14 日，简要的病史是这样的，反复前额、双太阳穴、后枕部疼痛 2 年。2 年来受凉后出现上述部位疼痛，颈项部亦疼痛僵硬，眼睛往上看则头晕，最主要是这几个症状。经服我科医生中药后，上症均有所缓解。近两天双胁肋胀痛，多食后明显；中上腹痛，饮温水后明显；蹲下后站立则头晕；吃饭没问题，大便每日一解，质干硬难解，小便没问题；入睡难伴有心烦、眠浅、易醒，但是醒后能续睡。月经周期是 30~60 天，经期是 3~4 天，经期伴有腹胀，血块多。喜欢温热食物，食用辣椒后则咽痛，并且容易大便干，继而腹痛引起胆囊炎发作。平素易感冒，首发症状为咽痛；怕冷，不怕热；手足心汗多；全身汗出正常，但是出汗后不能吹风，容易疲劳。她的胆囊炎和胆结石时不时会发作，这个病人来找我主要是来调理的。

首先我们根据吃了辣椒之后就会诱发胆囊炎，那就说明胆囊炎的发作是一个火证，但是胆囊炎这一个疾病的规律，反复发作必然是因为三阴本气的不足，而局部是一个实证，实在哪里——主要涉及少阳和阳明，尤其是阳明为主。

因此这个病人，如果我们这样分析，那么主要的方就出来了，这个方就是明医堂的逆气方，逆气方首先给的是酒大黄，解决的是阳明气血分的邪热，像这个病人肯定是个伏热。接着是温益三阴的（药物），启动元阳，但是土伏火的力是 3：1；茯苓、泽泻、怀牛膝疏导三阴的寒湿阴霾逆气；再结合这个病人入睡难伴有烦躁、眠浅、易醒、大便干，又是一个典型的阳入阴浅，结合胆囊炎这个疾病的规律，那么这个症状就存在一个甲胆逆上的邪热，这样就在逆气方的基础上，合用白芍，因为方里面已经有甘草，所以是芍药甘草汤，等于是各 30g。手足心汗多，这个临床很难治，但是有一个共性的病机，是一个离位的相火，包括足心热、足心汗多，甲胆这一个阳木之气下流，对治的方法也是益土载木，芍药甘草汤。手心的多汗就涉及心包，心包因为也是相火主之，那么甲胆是火气治之，因此这个症状它是相火离位了，但我们一般考虑相火如果这样离位，那一定是土不伏火，然后涉及元阳的不足，水寒龙火飞。但是临床如果单纯治疗手足心多汗，我这里的临床疗效一般。

那我们回到这个病人，她吃辣椒容易咽痛，容易感冒，首发症状也是咽痛，这就涉及一个土不伏火，而且感冒之后，东方厥阴风木之气和缓有序升发失常之后直接表现为南方的热，再加上有汗，这就是桂枝汤，那就重在桂枝和赤芍药量的匹配，在这个病人身上，用的是 1：3，桂枝 10g，赤芍 30g，加上前面的白芍，这就是桂二芍的搭配，逆气方里面本身有茯苓，这里面又有苓二芍的搭配。这样的配伍对于局部有营热、血热、水气逆上之热，比方说像胆囊炎这一块，它就存在这样的病机。

另外她不舒服的症状在前额、太阳穴、后枕部，刚好是阳明、少阳和太阳经的部位出现的疼痛，这两年反复发作，说明源于三阴本气的不足。三阴除了虚化、寒化，同时发生了热化变证，那么疼痛的这些部位对应的三阳都是针对伏邪，这就说明这个人她有三阳的伏邪，那前面桂芍我们这样使用，就（是针对）太阳这一块它的伏邪，因此后面加的药，柴胡和石膏各 10g。

因为有汗，尽管是怕冷，我们启动了原动力，但是（因）这一个阳明的痛证考虑到有阳明的伏热，加上又有胆囊炎、胆结石，因此给了小剂量的石膏，少阳这一个肯定首选柴胡，柴胡是三阳都可以（对治）的，但少阳肯定是用柴胡，给的也是小剂量。

这个病人舌淡红，苔薄黄腻，脉细，这样的舌苔再结合胆囊炎和胆结石，前面有酒大黄合（用）了升降散，考虑到病人这些痛包括颈项部疼痛僵硬，眼睛往上看头晕，蹲下站立时候头晕，用的是升降散里面升清阳力最大的那个药，即僵蚕。因此这个病人的方就是这样来搭配的。包括她最近两天胁肋部胀痛，多食明显，典型的胁肋是少阳经所过的地方，但是吃多了明显（属）土木的关系；那么中上腹的痛是饮温水后明显，这里面局部是一个实热证，才会饮温水后明显。这个病人是寒热虚实胶结在一起的，尽管饮温水后中上腹痛明显是实热证，但是它的根本还是在三阴的虚寒。

这样整个方里面酒大黄用的是 5g，石膏是 10g，柴胡是 10g，这些药量相对于三阴虚寒和疏导寒湿阴霾的药量而言是小剂量，开了 7 剂，每 2 日 1 剂，加水 1200mL，煮 1 小时，煮取 150mL，分 2 日，每日一次。

二诊的时间是 2020 年 9 月 27 日，药后头痛、所有部位的头晕，包括颈项疼痛僵硬、双胁肋部的胀痛完全消失。精神好转，大便干转软，排便转畅顺，睡眠好转，入睡难消失，这样心烦也消失，吃药期间出现了每天下午阴道有极少量的黑褐色分泌物，伴有小腹的隐痛，停药后消失。9 月 25 日受凉后出现了少许的咽痛、口干、打喷嚏、欲冷饮，下午自愈，脉是一样的，苔转为了薄白。

9 月 25 日受凉后出现的症状有寒有热，尤其是想喝冷饮和口干、咽痛，这些邪热也就是之前伏在身体里面的这些伏火出来了，这说明上一诊的分析是对的，就是给那种伏邪以出路，三阳的出路都给了，因此正气增强了之后，深层的伏邪出来，因为是正打邪它可以自愈。

这一诊考虑到土里面有伏火，但是这是一个虚人，还是我们分析的三阴本气的不足是根本，首方加了桔梗和升麻各 5g，升散土中的伏火，同时能够升提中气，桔梗又可以对治咽痛，开了 7 剂。转为 4 日 1 剂，每剂加水 1200mL，煮 1 小时，煮取 160mL，分 4 日，每日 1 次，进行一个缓调。那么这个病例的分析就到此为止，谢谢大家。

小儿反复咳嗽

大家好，今天交流一位两岁小儿咳嗽的治疗。初诊时间 2020 年 9 月 7 号。主诉：反复咳嗽气喘两个月。简要病史是这样的：患儿为第一胎双胞胎弟弟，36 周剖腹产出生。出生时评分正常，现身高偏矮，体重正常，8 个月时曾患急性肺炎，2 个月前开始出现咳嗽伴气喘，当地医院诊断为支气管肺炎，哮喘。遂住院治疗，症状好转后出院，但出院一周后病情反复，至今因上症共住院 5 次，第四次住院时伴有高热抽搐，当时体温 39 度，舌边尖有溃疡。这是该患儿这两个月来的主要情况。

来就诊的时候是这样的：咳嗽以晨起为主，受凉易诱发，无痰无气喘，大便 1~2 天一解，质偏干硬，但排解畅顺。睡眠后易出汗，肌肉松软，吃饭小便没问题，舌淡，苔薄黄，指纹青紫达气关以上，这是小孩目前的基本情况。

逐症分析由博返约：

1. 两个月内反复因咳嗽伴气喘住院治疗，临床一旦有病情反复发作，对于小儿，第一，先天禀赋元气不足；第二，必有伏邪，根据第四次住院时有发烧抽搐、舌边尖有溃疡，说明体内除了风寒之邪必有邪热火毒。

2. 高热抽搐在小儿一般我们首先会考虑到是厥阴的问题，厥阴阖得不好，中化太过（为火），一旦是高热中化到了阳明界面，我在临床的体会凡是遇到这一类情况，不管现在有没有相应的症状，治疗时均需考虑加强厥阴和阳明的主阖功能，适当配伍石膏和乌梅。因为这个证对应气已经形成了小孩体内的伏邪，因此在治疗主症的时候，小剂量地使用这些药，这就是师父李可老中医说的托透大法，给邪以出路。

3. 根据小孩咳嗽、大便干硬、入睡后汗出，首先这三个症状由博返约，是一个甲胆不降的病机，用益土载木法，给的方药是芍药甘草汤。接着阖厥阴用乌梅，炙甘草配乌梅又具土伏火之功。利用乌梅配具有熄风止咳的药物僵蚕，乌梅、僵蚕乃东垣之方，具有清解脂膜分肉之间的火秽毒之功效，接着配僵蚕开肺止咳止汗的是桑白皮，同时可防虫类药入阴分闭肺之弊。因此第二组药就是乌梅、僵蚕、桑白皮。

4. 晨起咳嗽，晨起对应的就是初之气——东方厥阴风木和缓有序升发的失常。结合有汗、咳喘反复两个月，首先考虑的是桂枝汤。

因咳喘发热属南方气郁、邪热壅滞、肺失宣肃，故起厥阴风木下陷的同时需打开南方，桂芍用的量是 5g、15g，也就是 1：3。

5. 受凉后易咳嗽，属元阳不足，故直接启动了原动力，因为前面已用炙甘草，此患儿又有阳明伏热，故熟附子用了 10g，炙甘草和附子的比例是 3：1，大于土伏火的 2：1 匹配比例。

6. 一个早产的 2 岁小孩反复出现咳嗽、气喘，肾纳气功能肯定是不足的，因此加了菟丝子补益肾精、鼓舞肾气、其味辛又可入肺，这个药还有补益肾精、承降虚火、软化干硬大便的功效。

7. 最后一个药是石膏，其实前面在分析第四次住院症状的时候，高热、抽搐、口腔溃疡已经说到了他里面有阳明伏热，但是因为我们重在恢复东方甲乙木对治咳嗽，因此石膏、乌梅的用药量相对主药是小剂量。这就是托透大法的一种临床应用。

开了 14 剂，每日一剂，每剂加水 700mL，文火煮一小时煮取 60mL，分 1 日，每日两次服。

第二诊的时间是 2020 年 9 月 27 日，药后咳嗽减轻 80%，晨起咳嗽表现为间断性的持续 10 分钟即停止，之前晨起会咳嗽 1 个小时以上。吃饭、小便跟之前一样没问题，服药后的第四天出现了日解大便 4 次，质烂，但精神很好，纳食如常。那么这是一个典型的脾家实，排出来的是寒湿之邪，这正是《伤寒论》278 条"腐秽当去故也"。还出现了背部、四肢、前额红色皮疹，瘙痒明显，天气转凉后症状改善，这个也是一个典型的伏邪的表现，这是伏热，尤其是血分的伏热，因为初诊已经给了桂枝 5g、赤芍 15g、乌梅 5g、石膏 10g，已经提前用药进行了对治，对治的方法是通过阖厥阴阳明、助东方之升、开南方气结、凉血清热。既然伏邪能够出来，那就说明正气增强，因为邪正是一家。

第 278 条原文：伤寒脉浮而缓，手足自温者，系在太阴。太阴当发身黄，若小便自利者，不能发黄。至七八日，虽暴烦下利日十余行，必自止，以脾家实，腐秽当去故也。

入睡后汗出明显减少，这是典型的甲胆逆上之势得到了控制。甲胆一降，相火下秘，阳根深固；甲胆一降，乙木自升，生化无穷。由上分析说明患儿本气较前增强，伏邪大部分转化归位，因此这一诊只需要增强禀赋不足的那个元气即可。回到了先天乾坤两卦的时空，运用火生土、土伏火这个大法，选用了非常经典的两个药，炙甘草和附子，而且药量比是3∶1。炙甘草15g，黑顺片5g，开了14剂，一天一剂，每剂加水450mL，煮1小时煮取30mL，分1日，每日1次服。

今天的这个病例分析就到此为止，谢谢大家！

小儿自闭症的治疗
（先天乾坤两卦火生土土伏火、元气生中气）

大家好，今天交流一位 5 岁自闭症患儿的治疗。

这个小孩初诊时间是 2020 年 8 月 13 号。简要的病史是这样的，患儿出生于 2014 年 10 月 17 号，4 岁之前各方面发育明显滞后，但是未就诊。4 岁时症状加重，并出现了典型的刻板行为，喜欢看右手食指，大声傻笑；在社交方面他一直是没有的，他是老大，有一个弟弟，但不跟弟弟玩；语言一直有偏差，自言自语，语言重复多，分不清你我他。因此这个小孩自闭症的三大症状都是有的，就诊于广州市妇女儿童医院，确诊为"童年孤独症"。

在机构训练之后，语言进步是最大的，能听懂简单的指令，能独立上厕所，来就诊的时候其他情况是这样的：社交方面表现为不与人玩耍；饮食方面表现为挑食，喜欢肉食，吃牛奶后易情绪急躁；喜欢凉饮；小便频，大便数日 1 解或 1 日数解，质干硬，服用益生菌后转为日 1-2 解，成形；入睡困难；手心热；汗多，头背部为主；无明显的怕冷怕热；容易上火表现为口臭；喜欢看发亮旋转的东西，喜欢玩灯具；舌体整个是红的，苔薄白，脉细缓。

小孩经过机构干预之后，他的进步相对而言是比较大的。因此针对小孩的这一特点，治疗的重点回归到了他先天禀赋不足的元气。整体看来，汗多、入睡困难、手心热，这些都是离位的阳。容易上火，表现为口臭，这是一个土不伏火，这是中气的问题。但是前面离位的阳要回来，回归到先天乾坤两卦还是依靠土来伏火的，因此更容易上火口臭，与土虚、土不伏火的病机是一致的。包括舌红，看到的也是离位的阳。大便这一块经过服用益生菌是能够改善的，这就说明土里面的湿热火秽毒并不是很重，而且这个小孩没有典型的阳明经热、腑实热的伏邪相应的症状。这样自闭症的治疗针对这个小孩直接回归到人形成生命根本的这一个先天乾坤两卦的时空来治疗，选用炙甘草和附子，火生土和土伏火。炙甘草30g，附子10g，14剂，加水500mL，煮1小时，煮取30mL，每天1次服。

第二诊是2020年8月25号，吃了药之后，社交这一块有改善，主动与弟弟玩耍，对玩具车有了兴趣；语言这一块也有改善，主动语言增多，能够表达完整的句子，有主语，比方说妈妈我想要什么。在第二诊的时候没有再吃益生菌，大便每天1-3次，最多是3次，成型的，偶尔是稀的，尿频好转，口臭减轻。但吃饭这一块、睡眠这一块和多汗跟之前是一样的，整个舌红转为了舌尖红，苔和脉是一样的。因为主症改善，因此守方，还是立足在先天乾坤两卦这一个时空来治疗。炙甘草调整为45g，附子调整为15g，加水700mL，煮1小时，煮取60mL，转为2日服，每日1次，每一次的量是一样的，都是30mL。

第三诊是2020年9月27号，这诊的重点改善的方面是吃饭这一块，也就是中气这一块明显的改善。纳食好转，这一个月体重增加了三斤，因此父母来了非常高兴。社交能力较第二诊又有了一个大的提升。第一诊看到的飘出去的阳，入睡困难消失了，手心热减轻了。尿频好转，大便转为日1-2次，最多是两次，第二诊的时候最多是三次，这一次全部转为成型。这一诊出现了另一个情况，9月1号和9月24号都出现了感冒的症状，表现为流清涕、咳嗽，有时候小孩说咽喉痒，但是他想咳又咳不出来。这两次出现感冒的症状之后没有服用西药，症状全部自行消失。舌尖红、苔和脉跟之前是一样的。但是这一诊语言跟上一诊是一样的，主动语言没有一个明显的提升。因此方没变，附子和炙甘草守着原方原量，加了一味药，即升麻。升麻这个药我在治疗自闭症的体会是缘于清震汤的参悟，这个药可以解毒，可解我们看不到的毒，如升麻鳖甲汤阴阳毒那一类的毒，但是这个毒它会影响到神窍，像自闭症脑窍这一块，那么清震汤用它能够进入到脑，因此加了5g升麻，重在这一个药解毒开窍，希望经过这样的服药（治疗）能把语言进一步提升，加水和煎服法与第二诊是一致的。

那么这个小孩的治疗其实一直守着人的禀赋，它的源头就在先天乾坤两卦化合的坎卦，火生土、土伏火。第二诊涉及中气，在第三诊的时候，因为纳食好转，并没有加消食导滞增强食欲的药，但是纳食的好转这就说明元气生中气，增强了元气就能够自然而然恢复不足的中气，这个就是李可老先生说的"先后天两本",用药并不复杂。今天的交流就到此为止,谢谢大家!

理:先天禀赋不足。

法:火生土,土伏火,元气生中气。

方:自拟方。

药:(2020 年 8 月 13 号)炙甘草 30g,附子 10g

(2020 年 8 月 25 号)炙甘草 45g,附子 15g

(2020 年 9 月 27 号)炙甘草 45g,附子 15g,升麻 5g

阳明血分伏热之纲目 1

大家好，双节快乐！今天跟大家交流一下阳明血分伏热的相关内容。庚子年总的病机规律之一：阳明降机不利，即阳明主阖功能失常。立足本位本气理解，"阳明之上，燥气治之"，在阳明界面就会出现燥热火邪偏盛。

在人体圆运动中，阳明主阖的功能是对应西方的，但是今年的年运导致病人在整个西方阳明不降的前提下，表现在局部每一个点都是升降出入的圆运动，不是我们直观的降就是单纯的往下，单纯往下形成的右降道路是因为每一个点的升降出入、无数个点的圆运动共同构成的至少是三维球体，大的运行方式是往下阖的。临床理解的难点是：大的往下阖大家能够判断出来，但是要找为什么阖不回来，为什么会出现逆上的气，因为并不是全都不降的，这是第一个难点。

第二个难点，阳明经特点是多气多血，一旦阳明主阖功能失常形成燥热火邪，火邪逆上，立足大的人体逆到上焦心肺脑，或者局部眼睛、鼻子、耳朵、口腔、下颌淋巴结，这些临床大家能够判断出来，也能给出非常正确的方药；难点是局部也是升降出入的圆运动，局部阳明失阖之后不降，形成不降是缘于升降出入同时失常、燥热火停留在局部阳明界面，热伤阴分、血分，邪出不来，阳明阖不回去，局部形成血分邪热，长期出不来就形成血分伏邪，我们把它叫作血分伏热。现在问题是阳明多气多血如果气血分都是热，这也不是临床难点；难在血分伏热，血在脉内，回到《内经》营卫体系，"营在脉内，卫在脉外"，这就推出了营血分热的同时在脉外的卫气是虚寒的，这其中很重要的道理就是这种邪热出现了"壮火食气"，但它多气多血同时受损，血表现在血分伏热，气表现在脉外卫气失用，壮火食气出现了虚寒，这是临床的难点。因为"壮火食气"在伤寒论 397 条竹叶石膏汤有"虚羸少气"，但是用的药是竹叶石膏汤。（而）我们今天交流的是脉外卫气失用的虚寒，属于虚寒证，也需要用温热药对治。这要明白这个虚寒的源头是血分伏热，要先解决伏热，而血分伏热的源头是阳明的失阖；下一步就要解决阳明为什么失阖，如果直接是 397 条竹叶石膏汤的阳明失阖导致血分伏热和脉外卫气失用的虚寒，那么就是用竹叶石膏汤；现在临床的难点不只是这样，阳明阖不回来是缘于阳明的土，按照《伤寒论》的 184 条讲的"阳明居中，主土也，万物所归，无所复传"，是在中间的，在至少三维时空里面是最核心的部位，这个核心部位，回到太师父李可老中医学术思想里面，这就是"中气如轴"，或者"一部伤寒论，一个河图尽之矣"。那么这个河图是什么呢？河图是以土为中心论，这个土在人身上，在六经辨证的体系里面，它的表达方式是太阴和阳明，包括了这两个界面。今天我们沟通的正是阳明阳土这个界面，为什么阖不回来，是因为这个居中主土阳明阳土，或者根据彭子的中气如轴，中气包括了太阴、阳明，反过来表达就是"如轴之中气阳明阳土"，它的本气不足了，本气虚生的是热毒，这样也是因为它虚了，因为属阳，二阳合明，最盛的阳这种情况下如果产生的邪热就会让这个土干涸、干枯，在人身上能够让这个土不出现这个情况，就回到《灵枢·决气》里面涉及人这个物种构成的三个概念：液、津、血。因此，这样就提出阳明的液津血本体不足是产生邪热以及阳明失阖的根本原因。今天的交流就到此为止，谢谢大家。

阳明血分伏热之纲目 2

大家好，我们接着交流阳明血分伏热相关的内容。上一次谈到了阳明的本体，即液津血，要恢复这一个重在化生功能，液津血的化生在人体就重在师父李可老中医说的后天胃气，也就是中气。因为是阳明阳土，要恢复这一个中气，通过在临床中参悟李东垣老先生的清胃散、调卫汤，仲景的炙甘草汤、黄土汤，以及《温病条辨》吴塘先生治疗下焦阴分受损所用的一甲、二甲、三甲复脉汤和大、小定风珠，恢复这一个阳明的本体，首选的这个药就是地黄。因为土虚而有邪热，又在血分并且液津不足，因此首选生地黄。这样结合《神农本草经》地黄逐血痹这一个作用，我们能够明白阳明阳土，本体液津血的重要性。

首先，中轴不稳，四维的轮肯定是失常的，阳明界面有燥热火，但是最相近的、相表里的太阴可以是虚寒的。立足大的营卫，血分伏热，脉外卫气失用，即虚寒，这个虚寒可以在全身任何一个地方。

还有一个，立足主气规律，阳明在五之气，它阖不回来，终之气是太阳寒水之气，也就是坎卦元气这个地方阴阳俱损，这样能够明白吴塘先生治疗下焦阴分受损（阴少、阴枯、阴竭）所用的一甲、二甲、三甲复脉汤和大、小定风珠的用意，他立足的这一个点依然是阳明阳土，靠土的增强、借助《内经》营卫复这个脉，增强血是靠津和液的，通过津和液的增强继而化生出血，阳明一阖，下焦阴抱阳的力量就增强。

因为阳明燥热这个热必耗肾水，这是最普遍的一个规律。在温病体系，既然叫温病，温热邪气本身耗的就是津和液，或者本身由于液津的耗损形成的郁热或者邪热同在上中下三焦，因此下焦的阴分不足，利用的是《伤寒论》的复脉汤，利用这个把风、阳、还有已经用了东方的甲胆（用芍药治疗），把这个气阖回来，阖回来之后就化生出了元气，当然对于吴塘先生而言重在下焦的阴分，阴分一足，阴能抱阳，抱阳回家，增强二阴抱一阳，这个元气就是阴阳同时增强。

我们固有的观点是邪热耗损阴分，我们清解邪热（滋阴润燥生津）觉得恢复的是这个受损的阴，其实只要用对了，恢复的就是那个元气，因为阴抱阳是天地、自然、生命的规律。

当然阳的不够，我们要通阳、温阳、益阳、扶阳，扶阳的同时（也要通过土伏火大法）。其实《伤寒论》的体系它并不是直接用辛温燥烈的药，借助的也是河图运行"以土为中心论"，中间这个土，因此四逆汤的君药是炙甘草，那么复脉的方名叫炙甘草，说的是同一个道理。回这个阳，炙甘草为君药的四逆汤，复这个脉解决阳明的邪热，以及阴分的干燥、干涸、枯竭，方名也是用炙甘草，只不过方里面炙甘草汤的君药，最大的药量用的是生地黄，但是这个方师父李可老中医已经给我们留下了他的解释，最经典的就是因为清酒和桂枝的使用，配伍生地黄在复脉的同时解决脉内的营血的不足，同时达到了春之发陈、夏之蕃秀之力，因此恢复的是阴阳和合一气，即元气，这个方的方名用的河图运行以土为中心论的"炙甘草"。

炙甘草跟大家沟通交流过，扶益的是太阴，同时它能够预防或者截断阳明阳土除了它本位本气，前一天交流的燥热火化，炙甘草用上去，防止了因为阳明从中而发生虚化寒化，一味炙甘草可太阴阳明同治，但是它理解的时空是不一样的，从伤寒体系，阳明这道防线是人体的第二道防线，它的前面一个最大的防线叫太阳，邪气往里走就叫作阳明。因此麻黄汤用了炙甘草，不止是一个简单的调和诸药，它已经把河图中间这个土——太阴阳明同时增强，而且在太阳界面麻黄汤证，不会再往里陷到阳明，是人身第二道防线，因为它已经截断这个邪气往里的势了，直接对治表邪阳郁，里面全是元气，炙甘草撑起来这个防线之后，麻桂杏就把麻黄汤证的邪气解决了。这样我们讲这个话题就不是在同一个时空来讲的，这一种中医的思维是需要大家建立起来的，第二次就交流到这里，谢谢大家。

阳明血分伏热之纲目 3

大家好，接着交流阳明血分伏热的话题。通过前面两次交流，一个总的纲和它相应的目其实就已经出来了。

主药已经出来了，就是生地。但是我们都知道这个药它是偏凉的。如果太阴己土之气不够强壮，一点凉的都吃不了的这一类病人出现的问题，就必须考虑到师父李可老中医说的"阳明之燥热永不敌太阴之寒湿"，这是临床最常见的病机规律。但是对于这一类病人，在用生地的时候，第一个需要考虑到太阴的虚寒，常配的药，因为有仲景的黄土汤，加上我们这么多年老中青三代人临床的体悟，首选的药是白术，至于药量的多少是根据你看的病人阳明和太阴之间的关系来匹配的。这个没有一个固定的量，但是对于白术的用药量，我们已经进行过总结，一旦重剂使用，相对而言普遍规律大于 45克，因为仲景的理中汤是三两（45克），一旦大于 45克，重剂白术就可以达滋液通便、亦脾主散精之意。我们总结出了通过健运太阴而对治阳明，也就是同一个药，两个战场同时能够起到相应的作用。大家在临床当中就根据你看病的患者来确定了，如果说可以吃凉的，少吃没问题，多吃不行，那么太阴的兼顾就不需要这么大的剂量，以生地黄为主，生地黄的药量大于白术，这只是一个普遍的规律。

常见的另外一种情况，就在阳明这一个界面，因为它多气多血，本体不足之后出现了血分的伏热、液津的不足，燥热火邪的深伏或者是直接往上走。这种情况下非常难理解的一个是阴分不足产生的邪热在这个土里面，既然是真阴的不够，那么就必有一个邪的阴会出去。因为我们常规就理解为地下水、河流，也就是说水不够了、被伤了，那么就有邪水往上走，邪水往上走不一定是水液代谢障碍最常见的临床症状，像仲景提到的就是小便（利、不利）及汗（少汗、多汗、汗家），反而是出现了水少、水热邪气逆上去之后形成的气结，这个也是规律，那么（对应的）这个药就是猪苓。猪苓汤在《伤寒论》里面的阳明（篇）和少阴篇，它可以治疗睡觉不好，不一定有小便不利。一旦有生地黄、猪苓（对治）的这样一个邪气，那么这种情况下，因为水邪的逆上必然会导致下焦肾水不足所出现的相应的寒热邪气。我们通过参悟东垣调卫汤里面的病机线路和对治每一条病机线路的组药列出了生地黄、猪苓、五味子这三个药一组对治本体不足、水热邪气逆上，以及元气不够。下焦元气的不够，人会觉得非常的累。因此五味子在引火汤、全真一气汤里面是必用之药。

另外一个，如果从温病这一个体系出发，这样的邪热导致了在表太阳界面的虚寒，比方说汗多怕风，在这一个刚刚讲的三个药对应的病机线路里面出现了这个症状，可加用一个药，即麻黄根。麻黄根这个药，我看了部分医家及我们历代以来的药物学家写的作用，以及我个人在临床中的体会，这个药虽然是叫麻黄根，用的是根部，但它还是有像麻黄一样的宣通的作用，但它宣通的部位不在毛皮，而是在肌表往里到阳明居中主土这个核心所有六合之内腠理的不通，通了这些腠理，那么在表的毛皮的腠理自然而然就通了，所以他治疗的是汗症，而且是多汗，这一个是（我）个人的参悟，仅供大家参考。

因此这样就列了生地黄、猪苓、五味子、麻黄根四个药一组治疗这种温热邪气，但是因为麻黄根的作用力能够到肌，加上猪苓这个药，可以达表通腠理，可以开表，这样就做到了温病体系的托透法。这个也是临床的难点，但是这几年这一条病机线路是疑难杂病当中非常重要的一个点，这个点不突破，最终影响的是阳明主阖功能，这一条道路不通，元气始终是不够的，其他的问题总是时好时坏。

那么第三次的交流就到此为止，谢谢大家。

阳明血分伏热之纲目 4

接着交流阳明血分伏热相关的内容。第三次，讲到了太阴的虚寒，今天第四次讲厥阴寒。

因为阳明居中主土，从 184 条我们可以参悟到阳明这个界面它是在里在内在深的。但是按照《伤寒论》的排序，从太阳到厥阴，厥阴这个界面它同样是在里在内在深。疑难杂病中邪气会同时内陷于在里在内在深的阳明厥阴两个界面。依据同气相求，如果是燥热直接进来，陷在阳明界面，如果是寒邪就陷在厥阴界面，这样就导致了在里在内在深的一个阳明一个厥阴，一个是热极了，一个是寒极了，同时在这个界面形成了寒热气结。这只是一个方面。因为邪气在身体里面，并不是说我来的时候是燥热火，到这里我就不动了，来的时候是寒到这里我还是寒。依据阳明和厥阴它的变化规律都是从中。阳明一从中虚化、寒化是太阴，厥阴一从中热化、实化就是少阳，因此很多疑难杂病非常重要的一条病机线路就是：在里在内在深同时出现了厥阴和阳明两个界面寒热虚实胶结在一起。这样一个病机是临床突破的重点。

我们还是顺着前面三讲的思路，生地黄这一个药对治的相应的证陷到了在里在内在深阳明这个界面，这个阳土出现了这个病机的前提下同时有厥阴掉下来之后的寒。如果是掉下来最浅的这个寒，之前我们沟通过，就是桂枝这个药对治的厥阴风木之气（下陷）的寒。一旦形成久寒，那就是吴茱萸对治了。这样我们在太阴界面虚寒首选是白术。但是在厥阴界面要有所区分了，如果是表浅的寒用桂枝，一旦是久寒就是吴茱萸。临证时这两个药的使用还涉及一个药量。

桂枝：2 克，3 克，5 克，10 克，一直到 45g，以及我们要起陷、增强厥阴风木原点起步之力用的药量是《伤寒论》的五两，即 75 克。吴茱萸 0.5 克，1 克，3 克，5 克，10 克，一直到 50 克，它对治的厥阴界面的寒是不一样的。药量不同是根据病人的本气而决定的。这一块需要大家在临床中依据实际经验大量地去体会，自然而然就会明白。

　　桂枝这个药，通过炙甘草汤来理解，主要依据太师父写给我们的分析，我们知道用桂枝可以发挥一部分春之发陈和夏之蕃秀的功用。因此一旦这个病人吃不了凉的，或者不能吃太寒凉的，用生地时厥阴界面表浅寒用桂枝，就是生地黄、桂枝的搭配，炙甘草汤配伍法度如此。久寒用吴茱萸就是生地黄配吴茱萸了。这两个药就要比桂枝、生地黄组药难理解。因为寒热虚实阴阳营卫刚好是反的，因此一般很少这样去配药。今天我们把这个病机说清楚了，只要出现的是这一个病机，有是证用是药。那可不可以桂枝和吴茱萸一起用？当然可以。临证用药恢复圆运动是需（要）一层一层接力。久寒如果不宜直接去破冰通阳，先用少量的吴茱萸可以达到温益厥阴风木这个萌芽的状态。每一个起步厥阴界面这个久寒就温化掉一点点，它就少一点，少一点那么它和缓有序的升发、即人的生机就会好一点，接着形成厥阴吴茱萸久寒前面的气就是桂枝。那这样就是桂枝和吴茱萸配生地黄，这个是在厥阴界面。

　　临证这种情况下还需考虑另外两个方面：

　　第一个方面因为（用）生地黄有增液汤：生地黄、玄参、麦冬。吴茱萸有温经汤，温经汤配的脉内外的这两个药，是一个组药叫作"冬夏"──麦冬和生半夏。一旦用到吴茱萸对治厥阴久寒、脉内外的液津血都不够，这个时候可以借助冬夏降肺胃之气、增强液津血的化生，然后就可以增强元气。

　　第二个方面吴茱萸对治这个寒，需要配的药就是承载木气的这一个土，根据吴茱萸汤的配伍，重在土之气和土里面的汁膏类的液为主，津为辅，那么这就是人参和大枣了。

　　吴茱萸汤证形成的这个病机是土里面的寒水之气太重了，所以是六两生姜，但是现在土里面是生地对治的气的运行状态，因此就不再用生姜。这个是临床辨证和用药的关键。

　　如果病人是虚人、容易累，就可以在小剂量使用吴茱萸的同时搭配人参和大枣。

　　今天分析了厥阴寒的典型临床配伍用药的机理。第四次的交流就到此为止，谢谢大家！

阳明血分伏热之纲目 5

大家好，今天接着讲阳明血分伏热的相关内容，接着第四讲讲到的厥阴寒，表浅的用桂枝，久寒用吴茱萸。桂枝的搭配，经过我们一百多讲大家都很清晰了。关键是吴茱萸的配伍，那么也跟大家进行了交流。

这一讲，重点讲厥阴寒陷进去之后，因为它发生中化太过，那么就变成了热化、实化这样一个证，最常见的厥阴中化太过为火，按照伤寒体系，第一个药是乌梅，对治全身一切离位的相火。因此乌梅这个药，是一个双向的药，它是温的，但它对治的偏偏是火邪，尤其是厥阴中化太过为火，出现了离位的相火。因为厥阴一阖、开太阳是一日日出的规律，厥阴阖得不好，开到太阳，因为发生了厥阴中化太过为火，那么开到太阳所表现出来的就是火邪为害相应的症状，比方说临床常见的发热，一旦出现发烧，不管是常见病、多发病、疑难杂症，还是一些重大疾病的危重时刻，首选阖厥阴开太阳的方法，阖厥阴的这个药就是乌梅。乌梅的使用，必须要注意搭配护中土的药：要想让这个离位的相火回来，使用的方法遵循的是天地的规律，生命的规律，这个规律就是土伏火大法，这个大法也是河图运行以土为中心论在临床的一个使用。因此关键就是这一个"土"了。

那么我们还是顺着前面生地这一个线路来讲，生地本身就是一个补土的药，这样生地和乌梅的搭配，两个药就形成了一对组药，对治的刚好是阳明阳土本体不足，如果出现了离位的相火，那么借助生地厚了这个土或者益了这个土，乌梅把离位的相火敛降回来，增强的就是生命的根本——元气。如果这样理解，乌梅的作用不是我们简单地理解，例如酸、敛、温、治疗久泻，不是如此的简单，而是这么简单的配伍就能够增强元气。

但是乌梅这个药增强元气之后因为是厥阴的升（生）发力不够，因此如果增强元气之后再进一步考虑到初之气生机的体现，即厥阴风木的升发，一定要再配一个助厥阴风木升发的药，或者给足了乙癸同源（肝肾同源）这一块的阴精的力，这个也是我们在临床常常忽略的，一定要注意。如果顺着刚才生地、桂枝、吴茱萸，现在又加了乌梅，这样一搭配，因为有桂枝起陷这个力，那么乌梅的这种酸敛的力回到生生之源，接着有力往出升发，那么就不会让这个气回去之后因为升发之力不够而导致病人的一些不舒服，这个是需要注意的。为什么呢？我们可以去参悟乌梅丸的配伍，这是乌梅。

另外一个就是五味子，五味子这个药，前面我们沟通过，纳五方不归位的气，能够借助土回到生生之源，我们不是有都气丸吗？都气丸就把这个气纳回来，回到生生之源，或者全真一气汤，或者引火汤，都能够起效。引火归原、导龙归海是指的原来的原，所以五味子这个药，对治的也可以是针对我们分析的火邪，但是它这样配伍增强的是元气，而且吴茱萸和五味子又是四神丸里面的两个药，一旦是病人容易出现比方说拉肚子这种情况，而且睡得又不好就可以这样搭配。庚子年的病有很多是这样的，因为寒热虚实胶结在一起，用药一定要分析得既解决标又能解决本。

还有一个药，厥阴中化太过，这个药是黄连，那么黄连对治这个火是其中的一个作用，它又能够对治湿热。黄连的作用能够通打三焦，上中下的湿热火，黄连都能够对治，那么道理是什么呢？是因为阳明燥热，这个病机线路是在的，它有这样一个线，但它同时也出现了从中，从中就虚化寒化，在太阴，太阴己土之气不足就是一个寒湿，那么厥阴本来就是一丝微阳，里面阴寒很盛，但是它又出现了中化太过的火，大家想这样陷到一个在里在内在深，这两个界面里面就会出现土中形成了湿热火秽毒邪，它的源头可以是找到阳明阳土本体不够，也可以找到厥阴下陷为寒，但是目前的主要问题，需要解决土里面的湿热火秽毒，比方说既可以有口腔溃疡、睡得不好，同时有口臭、腹痛，大便可以黏腻不爽，肛门有灼热感，甚至痔疮出血，在这种情况下配的药就是黄连。那么大家想一下，清胃散，当归、黄连、生地、丹皮、升麻，本身就是生地和黄连的搭配，那么这一次的沟通重在厥阴中化太过为火常见的三个药在临床的（应用），它们跟生地黄、吴茱萸配伍，第五次的沟通就到此为止，谢谢大家！

阳明血分伏热之纲目6

　　大家好，今天交流一下阳明血分伏热与少阴的关系，这是这个话题的第六次交流。前面讲了太阴的虚寒、厥阴寒，今天讲到少阴了，就不止是一个寒了。因为少阴涉及坎卦元气二阴抱一阳，一旦出现了阳明主阖功能的失常，立足一年四季春夏秋冬的圆运动，阳明是在五之气，那么终之气太阳寒水也就是少阴坎卦元气，这一个表达就是二阴抱一阳，一团和气不分阴阳。因此五之气如果阖得不好，终之气坎卦元气往往出现的是阴阳俱损，尤其是在阳明有邪热、阴分不足、推导出来是本体液津血化生不足的前提下，主要的对治药物是生地黄。在这种情况下对于少阴坎卦元气而言，阴不足容易理解，阳不足在临床其实这些年更常见，在《伤寒论》里面最典型的一个代表方就是黄土汤，方中有附子，同时也有白术，这个方兼顾了太阴的虚寒和少阴阳气的不足所生的寒。那么还有一个配伍——明医堂的炙甘草汤，在重剂使用生地黄的同时合了30g的熟附子就已经兼顾到了元阳的不足了。

　　现在临床的难点是为什么阳明阳土会出现刚刚讲的邪热、阴虚、本体不足这三个相互之间的关系。立足"凡病皆为本气自病，一首四逆汤通治百病，此论先天肾气"。因此我们必会找到生命的根本的源头。生命的根本是在少阴坎卦元气，这里面因为元气的表达是二阴抱一阳，阴的不足——师父李可老中医把它表达为水浅不养龙，阴不足会导致火出去；阳不足师父李可老中医表达为水寒龙火飞，这个火一样是飞出去，这个时候就把元气的二阴抱一阳理解为水火一家，这个认识、表达是因为先天乾坤两卦化合为后天坎卦，坎为水，中间那个阳爻就是生命的起点，来源于先天乾卦，是纯阳，属火。因此会出现阴阳都不够，都会导致中间这个阳爻出去，这个火出去（离位），针对我们今天讲的内容，它刚好飞到了阳明这个界面，也就是五之气这个界面，这样导致阳明的燥热火气盛，伤阴、壮火食气、液津血化生不足。这样分析就推断出了一旦身体形成阳明界面的伏热，这个伏热与少阴水浅、水寒三者之间互为影响，这个病机的理解是一个难点。

　　阳明那一块我们还是讲生地黄对治的病机。少阴界面水浅首选的药物是熟地黄，水寒首选的药物是附子，我们现在都是用熟附子。第一组药假如以水寒为主，配伍的就是生地黄与附子了；假如以水浅为主，配伍的是生地黄和熟地黄；假如都有那就是生地黄、熟地黄和附子，这是三种配伍方法。如果是水浅不养龙，要让这个火回家（归位或归原），临床利用的是引火汤里面常见的病机线路对治的组药，那么配伍的药是五味子；如果是离位的相火，前面我们沟通过，厥阴中化太过为火，配伍的药就是乌梅；如果两个都有就合在一起，也就是五味子和乌梅；如果是生地、熟地、附子这样配伍刚好化合为患者所需的坎卦元气，因为附子是通行十二经的，那么我们不用担心有了元气之后厥阴风木初之气升发的这个力不够。但是临床常常遇到在有生地、熟地、附子或者是生地、附子这两组药的前提下，还有厥阴风木掉下来的寒是需要桂枝这个药对治的，那么就需要再合桂枝接续这个圆运动。这是其中的几条病机线路和对治的方药。

　　临床还有一个难点，虽然简单却是根本。既然坎卦元气阴阳俱损，那么除了熟地和附子，形成这一个坎卦元气它的源头是"火生土，土伏火"，土伏火的这个力并不是生熟地，而是炙甘草，因此即使配伍当中已经有生地和熟地，但是临床判断出来是先天坤卦伏火的力不够，这个时候在前面几组药的基础上还是要加炙甘草的。第六次的交流重在少阴坎卦元气，包括阴也包括阳，那么今天的交流到此为止，谢谢大家。

温阳补阴药的临床运用 1

大家好。今天交流一个弟子问的问题：同样是温育元阳的药物，附子和补骨脂、巴戟天、仙灵脾、肉桂这些药物有什么不同？如果元阳不足，理论上用附子即可，是否需要加上其他补阳的药物以起到增效的作用？同理，补阴的药物如山萸肉、熟地黄、枸杞子、菟丝子、女贞子这些药物，在补肾阴上有何不同？临床应用有没有区别？

1. 首先讲温阳药，先讲附子，立足气一元论，先天肾气与后天胃气实是混元一气，先后天两本互为其根，这个药是启动原动力的，这个原动力就是我们每个人生命的根本。这个根本需要回到先天八卦的乾坤两卦，乾卦是纯阳属火，坤卦是纯阴属土。附子我们在临床是用于治疗乾坤两卦化合生成后天的坎卦（二阴抱一阳）的阳不足。太师父把坎卦中一阳爻叫作先天起点。先天起点指的就是纯阳属火的乾卦，附子发挥的作用正是这一个特点，也对应"大哉乾元，万物之始，乃统天"，"天行健，君子以自强不息"。临床理解的关键是人身坎卦元气既包括阳也包括阴，但人身的阴阳不是半斤对八两，是以阳为主。

2. 一旦判断出病人身体里面启动力不足，用的是四逆汤，附子量的大小对应的这个力，我常常把它比喻成点火量，就好像你要发动一个机器，一定是有一个点火力的，它温阳指的是这一个。因此救命的时候附子无上限，就是因为没有这个阳，生命之火就慢慢熄灭了，不管你有多大的一个身躯都是没意义的。

应用这个药在这里就涉及对少阴的理解。同样的一个少阴，不同情况下内涵是不一样的，一个是六经辨证体系里面本气要比厥阴多的少阴，另一个少阴代表的就是人这个物种命根所在的地方：即生生之源，阳根之所。这是我们经常叨的几个字。因此附子的温阳作用首先得把这两个分清楚。

3、如果这个人出现了连启动的力都没有的话，这个时候肯定是要用到附子，但是我们不是单纯用一个药。因为这个坎卦，它是靠火生土、土伏火形成的，即使用附子，也是用的少阴篇的四逆汤，是用土来伏这个火的。

　　那么在临床遇到的问题是用多少附子的量恰好对应这个人的点火力？又要用到多少土的力来伏这个火？这是难点，也正是大家所争论的药量的问题。太师父他一辈子花了很大的精力研究这一个问题，四逆汤中生附子的量是一枚破八片。常规生附子大的重量是 20-30g，小的是 9-10g，中间在 15-18g，最大的就像橙子一样大，这就非常重了。太师父临床的体会是：生附子（的力量）是熟附子的 2 ～ 3 倍，如果是 10g 的生附子，乘以 3 倍熟附子就是 30g，如果是 15g 生附子乘以 3 倍就是熟附子 45g。我们这个流派老中青三代人体会总结出来治疗急重症（时使用）四逆汤中熟附子用 45 克是起步量，即点火量，炙甘草守原方是 2 两，即 30g，这个就是伏火的力。二者药量比是 45：30。这是按照《伤寒论》原方我们分析体会的药量给出的一个配比。目前常用的炙甘草与附子的药量比是 2：1。

　　临床如果治疗常见病，需要大的点火量，可以用到 30 克，同时把炙甘草的量按《伤寒论》的量同比例往下撤，就能达到"火生土，土伏火"增强人的元气。当然这个是需要在临床中去体会的。说到附子真正在临床的灵活运用是需要看太师父的书的。因此附子的使用这个理解是关键，还不是简单的一个温阳作用，重在先天，如果没有先后天两本的概念，只知道温阳、通行十二经是不全面的。在急危重（症）生死顷刻的时候必须明白作用点为先天起点。太师父的原话"立足凡病皆为本气自病，一首四逆汤通治百病。此论先天肾气"，就是立足刚刚讲的这个点。因为讲到了附子又把相应的理论进行了交流。附子这个药就交流到这里。谢谢大家！

温阳补阴药的临床运用 2

大家好今天接着交流药物的讲解，再补充一下附子在临床的应用。

1. 临证时配伍附子的量刚好达到了点火量，并且整个方刚好契合这个病人所需要的坎卦元气，因为附子通行十二经，那就不需要再加其他温阳的药，病人的圆运动会自行建立、运转。

如果能够让元气增强，但还少了一点力量，那这个时候还需要一个拉的力，就像一部车（的）油不是很够，如果再给一个推动力，依据圆运动运行规律，临床接它的这个力就叫初之气厥阴风木了，而且临床大多数是这种情况，就需要增强一部分厥阴风木起步的力，而扶益厥阴风木的药首选是桂枝。

2. 如果是老人、小孩，或者是劳损虚人，既有原动力不足，又有肾精、肾气的不足，则需要同时用到附子、肾四味。临床治病用药重在病机而并不是每一味药各自的功效。即使是每味药的功效也应该回到这个药禀赋的天之气、地之味、天地一气的和气偏气来参悟，这样你的思维永远在气的一元论（框架下）思考问题，先格物才能致知。这种"气一元思维"的建立是学习中医的捷径。

3. 在我的《气一元论与中医临床参悟集》一书中用勾股定理详细分析了天圆地方之数理，缘于此种参悟经人量临床体会，治疗常见病四逆汤中炙甘草与附子的药量比为 2∶1 是最稳健的一种配伍。因增强的是元气，启动的是原动力，那么针对后天的阴阳，在有了元气之后，生命圆运动首先需要元气的蓄健生发，这个时候就对应到了萌芽，而肝又为元气萌芽之脏，这就对应了后天八卦的艮卦阴阳一气的运行状态，那么对于虚人，接续启动力的是张锡纯氏的来复汤，这个就是在心衰亡阳时太师父重用山萸肉的道理了。大破格救的是人身的元气，包括阳、阴、气、津。

挽垂绝之阳，救欲竭之阴。这时山萸肉、附子的应用是需要这样来理解的。

4. 问题里面有提到肾四味里面的药，这四个药增强的是乙癸同源这个力，属后天，与附子的作用点不同。后面问的枸杞子、菟丝子这就是肾四味里面的两个药，还有补骨脂、仙灵脾放在了补阳那里。肾四味重在增强的是乙癸同源之力，指的是肾精、肾气。为什么说它们鼓舞肾气呢？因为这些药禀赋的天之气和地之味里本身有少火生气的力，所以说它们是补益肾精，鼓舞肾气。

补骨脂在四神丸方中有，如果病人肾阳虚大便容易烂，在这种情况下，需要的是补益肾精，鼓舞肾气，又能对治四神丸的病机对应的大便稀烂，那就应该用补骨脂。

仙灵脾我们有一个故事，它有兴阳的作用，在临床上常用 120g 仙灵脾，羊油炒配伍。

巴戟天是引火汤中的一个药，全真一气汤也用它，它温而不燥，阴阳俱补，两个都能补，因为引火汤对治的水已经少了，甚至枯了，这个时候要把这个火引回来。陈士铎和傅青主他们两个的观点是既然水少甚至枯了，那我引火归元的时候不应该那么快（用）上附子跟肉桂，担心那会很快把水又耗干了。因此在引火汤里面用的阳药就是巴戟天。

肉桂它纯粹就是温补命门火，温补命门火的目的还不是单纯的温阳，它是加强坎水的气化。凡是在临床遇到三衰的患者，少尿甚至无尿，阳气将亡，这个时候大破格救心汤配 90g 茯苓，10-15g 紫油桂（后下 5 分钟），可以救治这一类病人。肉桂它能够接着附子这一个先天起点原动力启动之后，增强发挥命门火，把这种寒水气化，从而达到一气周流之效。

学习太师父《专辑》里温氏奔豚汤，有吴茱萸、沉香、砂仁、紫油桂，这里面肉桂重在灵动下焦。这是附桂的不同。

如果在临床上附子不去点这个火，其他的温肾阳、鼓舞肾气的药在阳亡生死顷刻一点意义都没有，所以临床一定要判断需不需要附子来点火。

如果属后天阳气的损伤，需分清阳虚的病机是什么，还需判断出目前矛盾的轻重缓急，需要附子点火就用，因为那个是原动力，因此附子和其他温阳的药发挥的作用是不一样的，粗略解释如上。今天的交流就到此为止，谢谢大家。

温阳补阴药的临床运用 3

肉桂的临床应用及药量：

1. 温肾阳、温命火，加强气化，配附子，一般用 10 克。

2. 心衰亡阳水肿严重者配大破格救心汤，因肉桂直入命门而补火，可用到 15 克。

3. 若厥阴久寒，配大剂量吴茱萸，最大量用到 15–30 克。

4. 有开放性创口，如术后临床需要大剂量黄芪益气托腐生肌，防药物的呆滞之力加强元气之周流，最大量 30 克。

5. 中阳虚，一般用 3–5 克，比如理中汤加肉桂。

6. 引火归元时，用小剂量打粉，米丸先吞服。用 1.5–3 克

7. 交泰丸作汤，肉桂用小剂量焗服，反佐的目的是针对苦寒药伤中败胃之弊，师父提出的临证时保护脾胃为第一要义，也就是保护后天胃气。

8. 三阴病虚化、寒化的同时发生了热化，并且热化至阳明界面形成阳明经大实热证，出现了壮火食气之竹叶石膏汤证，加 3–5 克肉桂沸水泡 15 分钟后兑入，临床常同时加等量刨附片，防阳根被拔之弊。

9. 师父自创方三畏汤中有肉桂、赤石脂，在其专辑 179 页曰："肉桂补命火，益阳消阴，开冰解冻，宣导百药，温中定痛，引火归元。"肉桂用 10 克。此方可治"脾肾虚寒导致的久痢、久带、慢性溃疡出血、五更泻、久泻滑脱不禁、脱肛、各型溃疡性结肠炎"。

10. 常规药物剂量根据病机而定，因小儿、老人、虚人，本气本自不足，其用量宜酌减。

肉桂引火归元，相当于引路人，引回来之后，一方面阴抱阳增强元气，一方面命门火的增强后，三焦的气化作用就能够走到身体那些缝隙里面，即拓宽元气之使者走的水火道路。

附子直接作用于原动力，通行十二经是指大的康庄大道，借大道的力量作用于小的腔隙、缝隙。这样附桂的区别就清晰了。

如果格物致知，用一气驾驭六气，药物的使用是依据病机而定，不是加法思维的增效问题。

比如补阳，须先知道病人身上的阳是虚在哪里，虚在补骨脂的这个阳、还是巴戟天的阳、仙灵脾的阳、肉桂的阳，附子的阳、桂枝的阳、干姜的阳、黄芪的阳，然后辨证用药。因此，这就要回到师父李可老中医提倡的"汉代以前的中医之路，《内经》《难经》《神农本草经》《伤寒杂病论》四部经典指导下的形成的完备的中医理法方药"，用病机统万病，执万病之牛耳，药方法理与理法方药互相贯通，避免了对药物的单一认识而引起的误用问题。

温阳补阴药的临床运用 4

大家好！接下来讲补阴药，第一个是熟地黄，通过引火汤讲此药。引火汤中增强肾水的主药是熟地黄，但是熟地黄不是直接增强肾水的，熟地黄是先入土的。

因为生地黄经过九蒸九晒后，这个纯阴的药里面就已经含有了坎卦中那一丝阳爻了，因此只要临床用对了，它能够进到地下水阴中，能够作用到这个点。

但是临证的时候并非如此简单，我们该怎么理解它？首先它的作用是补土之专精，进到了土里。因为它含有坎卦中间那一丝阳爻，就能够有一种渗灌裹撷之力，这个是理解的难点。如何发挥这种力使药物作用到阳根所在的地方？除了你驾驭得好，另外一种方法就是借助化合作用。

我个人是通过参悟全真一气汤和引火汤两个方及大量临床应用的体会。当时的问题就是"怎么才能让地黄补土之专精后，再往地下渗到水阴中"想到这个过程，就像我们生活中挖井要挖到一定的深度才有水。这个化合的力就要靠五味子了。当然下压的这个力是要靠金气的。这也是引火汤和全真一气汤里面用药的规律。

另外一个逆向思维是真水不够就有邪水。邪水在身体里面，表现的就是水湿、湿邪，像引火汤选用的药物是茯苓。这个是许多疾病的一条病机线路——熟地黄、茯苓，合前面的五味子便是临床常用的一组对药。

真水不够整个火都在上，在上焦就会影响肺，肺为水之上源，火热伤阴，需要滋阴润肺，引火汤里它用的是天麦冬，这是引火汤中又一条病机线路。

师父李可老中医就在陈士铎、傅青主这个方的基础上用了紫油桂小剂量打粉，小米制丸、先吞服。那么这样做的目的是什么呢？因为小米益中土脾胃，是甘、凉，中性偏凉一点，小米就养住这个中气，紫油桂刚好温这个中气，同时向下引导药力渗灌到地下水阴中，进一步借土伏火之力把离位的火引回每个人应有的地下水阴中。这是熟地黄的养阴作用之主要参悟和应用。

太师父引领我们走的这条医路中有关于山萸肉的认识，这个药对治的就是萌芽，就是蓄健萌芽，如同生活中的存钱、理财，让这个萌芽（艮卦这一块）存的钱越多越好，所以太师父说山萸肉"敛正气而不敛邪气"，那么这个萌芽指的是厥阴，对应中医基础的肝体阴而用阳，它主要是增强肝体的，但是因为它本身具有条畅之性，它把这个气拉回来定住了，它自己就可以和缓有序地升发，所以不能把山萸肉理解成单纯的补阴，山萸肉同时具有扶益风木之气和缓有序的升发作用，这个相当于"体阴而用阳"的阳的作用。因此山萸肉一药二者兼具。

枸杞子、菟丝子、补骨脂、仙灵脾，是师父的肾四味，前面已讲了补骨脂、仙灵脾。现在讲一下枸杞子，此药偏热一点，广东人煲汤经常放这个，但是如果中气、中阳不足的人吃了往往会上火，上火是因为气滞在了土里面。另外妇科常用，详见明医堂清养方的方解。

菟丝子这个药在临床用得最多，它第一是补益肾精，第二是鼓舞肾气，第三味辛，归肺，所以能够开表，那么所有体虚的、劳损虚人感冒之后都可以用，包括妇女产后、药流、人流后都可以用。

还有一个作用，我们经常与淮山搭配能够达到土生金金生水之功，从而治疗便秘。

菟丝子这一个药，依据"君火之下，阴精承之"，临床当中一旦遇到南方有异常的邪火，但病人又是虚人，凉也不行，热也不行，不补自觉虚，一补又上火，那么这个火可以用承降的方法，用熟地黄的话就有点呆滞，这时可用菟丝子。如果病人容易拉肚子，用这个药的时候配五味子、乌梅都可以。如何区分？"君火以明"，如果你觉得是君火不明，比方说睡得不好是以生活梦多，或者心阴虚有一点心烦，或者肺虚容易有痰、咽干咳嗽，那就是五味子。如果做打杀的梦、睡眠当中不安踢脚、睡觉滚到地板上、口腔溃疡、眼屎多，那就是离位的相火，可以配乌梅。我的方里面经常跟这两味药同时配伍。

女贞子在临床的应用一般是至儿，我曾经用它治疗女孩子相对而言性早熟，就是月经提早来，来了之后又很难止住。其实这类小孩她反而是天癸至之后体内有虚火，不是一个体质壮盛的表现。那么这个火你也不能打压、又不能折杀，所以就用了二至丸，当然对于出血要考虑脾主统血，加白术。至于女贞子其他的作用我用得不多。

温阳益阴这些药，到目前为止基本上是这样参悟的。药物治病以偏纠偏，是利用药物禀赋的天之气地之味化合而成的和合一气之偏，以纠患者的病气之偏。运用之妙，存乎一心。那么这一次把温阳补阴药（的问题）就全都讲完了，谢谢大家。

伤寒一元解病机规律1讲
（年之所加、阳明、益土伏火）

大家好，今天交流伤寒一元解，即对《伤寒论》中的疾病规律加以总结。

从2013年至今，我在临床工作中深刻体会到年之所加对人体的影响，焦点集中在阳明病，但是临床表现却是寒热虚实夹杂，尤其是三阴虚寒证，之前的方法取效不佳，这些年经过不断参悟吴鞠通提出的"阳明阳土"及《温病条辨》在下焦篇阴分不足采用的方是复脉汤和大小定风珠汤，再加上《伤寒论》阳明病篇184条"阳明居中主土也，万物所归，无所复传"，以及师父提出的"一部伤寒论，一个河图尽之矣，河图运行以土为中心论，中气如轴，十二经（五脏六腑）四维如轮，轴运轮转，轴停轮止。无土不成世界，土能生万物，而人身之中土——脾胃中气，中气左升右降，斡旋运转不停，五脏得养，生生不息，此即运中土、溉四旁、保肾气法"。而且师父直接说了轴停轮止，生命终结。这说明就轴与轮而言，运轴是根本。这就明白了：这些年天地间运行的气有一个共同的规律为阳明燥热气偏盛。

依据本位本气，"阳明之上，燥气治之"，但阳明开阖枢是主阖的，一旦不阖，不往下降，必然逆上，由燥化火。那么这些年每年客气的形成同样遵循的是先天乾坤两卦火生土、土伏火的规律而化合为后天坎卦二阴抱一阳的和合之气。这个规律是一样的，这些年不同的是这个和合一气有了偏性，这个偏性就在阳明。

那么在临床，分析病机依据的一个规律是天地间的自然规律，即同气相求。（依据这一规律）分析会受年之所加影响，而患病的人必然是因体内出现了太过的阳明燥气。但就每年的客气与患病的患者相比较，必然是以天地的力为主。当然，我们刚才讲的二阴病，出现了常规方法解决不了的要考虑到这个病机，这只是临床的一部分。

规律1：彭子的"中气如轴"与钦安的"坎为水，坎中一点真阳乃人身立命之根"的内涵是一样的，均指元气。他们只是从不同角度对天地自然生命的一种认识，那么将这两个人的观点融会贯通就是师父李可老中医提出的"先天肾气与后天胃气实乃混元一气"。

规律2："体现如轴之中气对应的是太阴阳明这一个中土之气"，也就是在伤寒六经辨证里面包括了六经里面的太阴和阳明。这样中轴运行稳健与否，关系到太阴己土之气与阳明戊土之气两方面；而且二者本身密不可分，那么患了病更是难解难分，就形成了寒热虚实夹杂。

规律3：对于包涵太阴阳明的中土之气不足时，参悟《伤寒论》所用方药，太阴己土不足生寒用的是炙甘草；阳明戊土不足生热时用的同样是炙甘草，只有在《伤寒论》397法中少阴篇311条咽痛用的是生甘草。这说明是先有中轴当中对应的阳明的土气不足，之后生了热，从而导致肾水不足，出现的症状是咽痛这一热证。当然肾水不足也可理解为人身水火一家，阳根之所的阴不足，恢复的方法依然是益土伏火。

生甘草的使用说明肾水不足可借增强阳明土气的虚而对治，而甘草桔梗汤之使用说明病情进一步发展，在益阳明土气的基础上借中气之升和肺之化源两条途径，可以加强更不足的肾水。

规律3的参悟在临床有助于我们分析疑难杂病中"阳明伏热与肾水不足互为影响"这一病机线路。

那么今天的交流到此为止。

伤寒一元解病机规律 2 讲（阳明）

大家好，今天接着交流伤寒一元解的病机规律 4。

1. 阳明的多维空间，这个含义首先要明白的是阳明是构成中轴的一部分，这样就帮助我们参悟《伤寒论》184 条"阳明居中主土"，这个概念对临床的帮助很大。如果说天地之间阳明气是偏盛的，而且阳明既然是居中主土，这个中它是指的六合之内的在里、在内、在深这样一个界面。而气的运行方式首先是初之气，人的生机显现就是厥阴风木和缓有序的升发，升发最简单的理解就是向上、向外，那么一旦不向上、向外就会向下、向内，一掉下来厥阴这个气就掉到了这里，从而形成了这个邪气出现在里、在内、在深的这个界面，既包含了阳明也包含了厥阴，而阳明是最热的一个气，厥阴是最冷的一个气，这样就必然导致在里、在内、在深的寒热虚实夹杂，这个在临床非常之难（解决），基地最近源于一部分病人出现了这样的病机，参悟出了一组药，即吴茱萸、乌梅、黄连，那么创出了一个方（名）厥阴寒热源薮方。

2. 接下来阳明需要明白它是位于西方，这个方位对应《内经》四季之秋、五脏之肺。肺是手太阴肺经辛金之气，对应秋，它气机的运行方式就是敛降，一旦这个金气不往下，那就必然逆上，在临床当中因为肺为娇脏，如果是温热之邪逆上，（医者）最担心的就是肺热叶焦，因为"肺者，脏之长也，为心之盖也"，肺脏一焦，其他四脏皆焦，因此我们要记得《内经》说的一句话"治痿独取阳明"，是指的这个大的阳明。但是在临床根据《内经》42～45 篇风、痹、痿、厥，临床痿证的病人往往是这四篇当中相应的症状同时出现在一个病人身上。这样这个阳明的参悟其实是将寒温熔于一炉。这个也是临床的难点。

3. 阳明属五之气，这是立足主气规律，主气规律的初之气是厥阴风木之气，五之气就是阳明燥金之气，主气规律是对一年春夏秋冬的概括，也就是地球公转一周，自转一周就是我们生活的一天，但是在临床上病了的人他身上气机运行的失常既有一天也有一年。两个运行失常同时出现，这样就是中医学"大而无外、小而无内"这样一个时空观，那么到底关于这个病人，我们医者是用一天认识还是用一年认识，这要根据临床症状而定的。

4. 我们讲了三个最主要的阳明，不管阳明是在中央、西方、西北方，这个阳明的功能是一样的，它在六合圆运动当中主阖、主降、从中，这是指正常，一旦生病了异常了，阳明不主阖、不主降、从中太过，阳明实热证就变成了太阴的虚寒证，这个就是师父李可老中医提出的"阳明之降乃人身最大的降机"，如果气机不降要恢复这个降机，脑袋里面第一个出现的是先要阖阳明，但是另外一个"阳明之燥热永不敌太阴之寒湿"，就是指的因为阳明从中太过之后虚化、寒化，那么进入三阴病形成了寒热虚实夹杂，这个时候三阴是人身之根本，一定是在充实三阴里气的前提下来对治阳明的燥热火。

临床还有一个常见的情况，一旦阳明失阖、失降，因为它是水之上源，必然导致水之向下流得不够，下源的匮乏，而下源对应的是元气，而元气的表达是二阴抱一阳，阴阳都有，这样必然出现阴阳俱虚，那应该以哪个为主？不同的病人病机是不一样的，根据你诊治的当下的病人去分析就可以了。那么这样就会出现不只是阳明逆上之燥热火与肾水不足互为影响，这是规律 3 讲到的一条病机线路。更为重要的是出现了元阳不足亦互为影响，这个时候就是临床常见的一个病机规律，生生之源处，水浅水寒产生的火邪，就是师父李可老中医说的"水浅不养龙""水寒龙火飞"，阳根之所的阳飞出去了，变成了火邪，与阳明界面的热火二邪同气相求，如果这个病机没有突破，就形成了一个恶性循环。

伤寒一元解病机规律 3 讲

大家好，今天接着交流伤寒一元解的病机规律。

规律 5：阳明影响厥阴。

在上述第点几水之上源匮乏的基础上，发展为"水之源、木之根"不足，依据肝肾同源（乙癸同源），此时既存在水不涵木，又存在土不载木，必然导致一系列的症状——体现人之生机的初之气厥阴风木之气疏泄失常，首先是萌芽生机萎顿，生发和升发均无力。第二出现肝体不足的直升，常说的肝风动、肝阳亢即源于此，严重者则出现风火相煽、疏泄无度的重危急症，如中风（脑出血、脑梗死）。

依据《内经》"左右者，阴阳之道路也；金木者，生成之终始也"，因阳明之降影响厥阴之升，人身圆运动的轴运轮转的四维之轮就会乱转。

在第四点我们讲过人身之气大而无外、小而无内，任何一点均存在四季五方、一元气的左升右降，如此临床所见必是乱象丛生。

规律 6：有是气，有是证，用是药。

本气强弱的判断是抓主症、定病机的关键。《伤寒论》中三阳三阴的排序规律为本气越来越少，因此在临证时必须明白三阴三阳六个界面在不同时空的内涵是不一样的，只有这样的认识才能指导精准地用药。六气是一气的变现，用病机统万病，执万病之牛耳。用药以偏纠偏，是用禀赋天之气、地之味药物的和气一气之偏去纠患者的病气之偏。

这一理论让我们知道太阳为人身的藩篱，即第一道防线，那么阳明便成为人身第二道防线，因阳明变化规律为从中太阴，一旦阳明界面本气不足，为了防止邪气入里向三阴方向发展，阳明从中发生太阴虚化、寒化，因此必须加强这一个土气，这就是为什么 113 方中用炙甘草的方有 77 个。

规律 7：《伤寒论》首论太阳病，其中一个规律为"太阳"表达的是水火一家的元气，也就是终之气太阳寒水之气。故其病脉证涉及四个要素：太阳、寒、水、气。第二个规律为太阳体现人身初之气的厥阴风木和缓有序地升发。因此太阳病了，其病首先为厥阴风木之气的下陷，在这一基础上圆运动不圆。在临床体现东方甲乙木和合一气的失常，就是厥阴风木之气下陷的第一步，对治这一病机的代表方就是桂枝汤。

规律8：太阳病篇麻黄汤对治的是风寒表实证，桂枝汤对治的是风寒表虚证，故太阳病对治的邪气主要为风与寒二邪。依据标本中之理，太阳之上，寒气治之，故太阳本位本气即为寒。关键是对风气的理解，在自然界中空气的流动形成风气，风属阳邪的内涵主要是指其有向上向外、宣通、善行数变，并非指风一定是温热之气。在上一条规律中提到太阳病反映人之生机——初之气厥阴风木和缓有序升发的失常，同样是标本中之理，厥阴之上，风气治之，故太阳病必与风邪相关，此乃风寒二邪与太阳表证的关系。风寒二邪密不可分，只不过麻黄汤证以寒邪为主，桂枝汤证以风邪为主。

规律9：太阳病篇前6条仲景论述了伤寒、中风、温病、风温四大类疾病，依据上一条规律风寒是导致太阳病发生的主要邪气，但临床中人体尽管感受风寒之气，其表现并非只是风寒表证典型的麻黄汤证或桂枝汤证，为什么呢？因为人体患病遵循的规律是本气自病。正如《黄帝内经·素问·评热病论第三十三》所说"邪之所凑，其气必虚"。因患者个体禀赋的差异，邪气侵入人体后，必随体质的差异而发生变化，偏实热者易发生热化、实化，偏虚寒者易发生虚化寒化，若先天禀赋元气不足者，因六气为一气的变现，正虚无力抵抗，邪气直中三阴，三阴本气不足除了虚化寒化的本证外，同时会发生热化变证。此种认识与彭子《圆运动的古中医学》所说："中气不足，故荣卫偏郁。中气败甚，故表病入里。里气偏寒之人，故脏病。里气偏热之人，故腑病。名曰表病入里，其实乃脏腑里气自病。自病二字解决，全部伤寒论解决。一切外感病解决。"其理一致。

而师父李可老中医融合了彭子与钦安的学术思想，提出"人的本气为先天肾气与后天胃气，先后天两本互为其根，二者实是混元一气，先天肾气全赖后天胃气的滋养灌溉"。这里先天肾气反应的是先天八卦乾坤两卦火生土、土伏火形成的后天坎卦，而坎卦反应的是人身元气二阴抱一阳的和合之态，因此师父总结出"立足凡病皆为本气自病，一首四逆汤可通治百病，此论先天肾气"。四逆汤既对治了人身元阳的不足，又对治了人身中气的不足，并非简单地用姜附辛温燥烈药对治阴寒证。因为《伤寒论》太阳病篇第61条用的是干姜附子汤，附子用量与四逆汤等量，症状为"昼日烦躁不得眠，夜而安静，不呕，不渴，无表证，脉沉微，身无大热者"，但病情远较四逆汤为轻。再一次说明中医学对疾病的认识、对治的方法、应用的方药，均遵循天地的规律。师父一直强调学中医明理是第一关。今天的交流到此为止，谢谢大家。